# Estética Facial
## A Cirurgia Ortognática
Passo a Passo para Ortodontistas e Cirurgiões

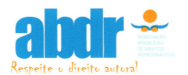

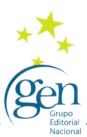

# Estética Facial

## A Cirurgia Ortognática

Passo a Passo para Ortodontistas e Cirurgiões

José Nazareno Gil
Jonathas Daniel Paggi Claus

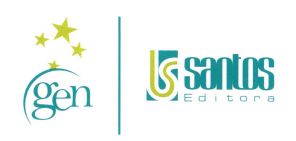

| | |
|---|---|
| *Título:* | ESTÉTICA FACIAL – A Cirurgia Ortognática Passo a Passo para Ortodontistas e Cirurgiões |
| *Autores:* | José Nazareno Gil<br>Jonathas Daniel Paggi Claus |
| *Revisão:* | Elvira Castanon e Márcia Abreu |
| *Diagramação:* | Luciano B. Apolinário |
| *Capa:* | Gilberto R. Salomão |
| *Desenhos:* | Reinaldo Uezima |

*Copyright* © 2013 by
**LIVRARIA SANTOS EDITORA LTDA.**
Uma editora integrante do GEN | Grupo Editorial Nacional

1ª edição, 2009
1ª reimpressão, 2013

CIP-BRASIL. CATALOGAÇÃO-NA-FONTE
SINDICATO NACIONAL DOS EDITORES DE LIVROS, RJ

---

G392e

Gil, José Nazareno
   Estética facial : cirurgia ortognática : passo a passo para cirurgiões e ortodontistas / José Nazareno Gil, Jonathas Daniel Paggi Claus. - [Reimp.] - São Paulo : Santos, 2013.
   328p. : il.

   Inclui bibliografia
   ISBN 978-85-7288-796-0

   1. Face - Cirurgia. 2. Face - Anomalias. 3. Dentes - Cirurgia. 4. Maxilares - Cirurgia. 5. Mandíbula - Cirurgia. I. Claus, Jonathas Daniel Paggi. II. Título. III. Título: Cirurgia ortognática.

| | | |
|---|---|---|
| 09-3953. | CDD: 617.522059 | |
| | CDU: 617.31-089 | |

---

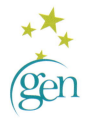 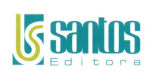

Rua Dona Brígida, 701 | Vila Mariana
Tel.: 11 5080-0770 | Fax: 11 5080-0789
04111-081 | São Paulo | SP
www.grupogen.com.br

# Sobre os Autores

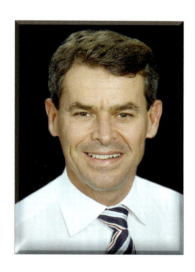

## José Nazareno Gil

– Mestre e Doutor em CTBMF – UFSC
– Residência em CTBMF no Hospital de Ipanema, RJ
– Professor das Disciplinas de CTBMF I, II, III e IV
– Professor dos Cursos de Especialização, Mestrado e Doutorado em Implantodontia da UFSC
– Coordenador da Residência em CTBMF HU/UFSC
– Coordenador de Cirurgia Oral Menor EAP-ABOSC
– Coordenador do Curso de Cirurgia Avançada para Implantodontia UFSC
gil@ccs.ufsc.br

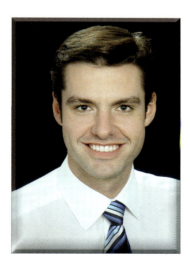

## Jonathas Daniel Paggi Claus

– Especialista em CTBMF – UFSC
– Professor da Residência em CTBMF HU/UFSC
– Professor do Curso de Cirurgia Oral Menor EAP-ABOSC
– Professor do Curso de Cirurgia Avançada para Implantodontia UFSC
jonathasdaniel@hotmail.com

# Dedicatória

*Dedico à minha filha Ana Clara, pois a sua presença me inspira e estimula na conquista dos meus sonhos e ideais. Ana Clara, você é a razão da minha vida. Eu te amo.*

**José Nazareno Gil**

*A autoria deste livro eu dedico aos autores da minha história, a Sra. Dalva (em memória) e o Sr. Neldo. Mãe, nenhum mérito e nenhuma glória irão cobrir este vazio, esta saudade...*

**Jonathas Daniel Paggi Claus**

# Prefácio

Foi com grande satisfação e júbilo que recebi a tarefa de prefaciar esta obra sobre um tema apaixonante que é a cirurgia ortognática. Muitos profissionais, que não viam lugar para um novo livro sobre o assunto, irão se surpreender com a qualidade e a quantidade de novas e valiosas informações sobre o tema contidas nesta publicação.

A "moderna cirurgia ortognática" teve seu início no princípio da década de 1970, com os primeiros artigos sobre procedimentos cirúrgicos associados a tratamentos ortodônticos. Naquela década, assim como nos anos 1980, as bases científicas e os refinamentos das técnicas operatórias tiveram grandes avanços. A aplicação da fixação interna rígida, iniciada nos anos 1980, e desenvolvida através de inúmeros estudos nos anos 1990, trouxe estabilidade e conforto aos casos e pacientes tratados. A aceitação da cirurgia por parte dos ortodontistas e dos pacientes nos impõe a busca contínua de melhorias, como diagnósticos mais elaborados, recursos de plano de tratamento que aperfeiçoem o ato cirúrgico, além de técnicas operatórias mais seletivas.

*ESTÉTICA FACIAL – A Cirurgia Ortognática Passo a Passo para Ortodontistas e Cirurgiões* vem preencher as necessidades atuais dos profissionais envolvidos no tratamento das deformidades dentofaciais. A linguagem direta e simples com que os autores abordam os temas torna a leitura bastante agradável. Os capítulos foram dispostos de forma ordenada e didática, o que envolve o leitor à medida que os mesmos se sucedem. Assuntos muito interessantes e atuais, como o traçado predictivo digital, as aplicações da osteotomia vértico-sagital e as questões da sequência cirúrgica nas osteotomias combinadas, são abordados com muita propriedade.

A minha alegria em prefaciar esta obra foi ainda maior por tê-la como autor o Dr. José Nazareno Gil. Conheci o Dr. Gil nos anos 1980, quando iniciou seus estudos de pós-graduação no Rio de Janeiro. Percebi um imenso potencial e uma grande curiosidade científica naquele jovem cirurgião. Tive uma pequena participação, mas acredito que importante, na sua formação e participei dos contatos para que pudesse completar seus estudos na Northwestern University, em Chicago. No seu retorno ao Brasil, o Dr. Gil continuou no magistério, tendo inclusive publicado um livro sobre patologia oral. O programa de treinamento que o Dr. Gil iniciou e coordena está entre os mais conceituados do País. Fruto desse programa é o Dr. Jonathas Claus, coautor desta obra, que desde o início se mostrou um aluno diferenciado, e vem agora confirmar e superar as expectativas que tínhamos sobre ele.

Quero parabenizar os Drs. José Nazareno Gil e Jonathas Claus pelo brilhante livro que nos oferecem, ressaltando o orgulho que a cirurgia bucomaxilofacial tem por possuí-los em nossos quadros, desejando todo o sucesso nesta nova empreitada.

Sinceramente,

*Paulo José Medeiros*

# Prefácio

A odontologia nacional está enriquecida com a elaboração deste livro: *ESTÉTICA FACIAL – A Cirurgia Ortognática Passo a Passo para Ortodontistas e Cirurgiões*. Uma obra que revela a importância da interação entre cirurgia e ortodontia, que providencia a restauração estética facial através do tratamento das deformidades dentofaciais. Os seus capítulos, ordenados de modo didático, são descritos com linguagem objetiva e transparente. Dessa forma, a leitura torna-se agradável e proveitosa, satisfazendo o interessado, que pesquisa os avanços da ciência. O leitor, folheando este livro e observando suas ilustrações, tem sua vontade aguçada, sentindo-se estimulado a conhecer o conteúdo dos capítulos. Livros são como sementes, germinam e dão frutos, como revela o pensamento de Castro Alves, que diz: "Bendito o que semeia livros à mão cheia e põe o povo a pensar".

Com satisfação, trabalhei e cresci, cientificamente, ao lado do professor Nazareno, na disciplina de Patologia Bucal do curso de Odontologia da Universidade Federal de Santa Catarina (UFSC). Naquela época, o professor Nazareno buscou ampliação e aperfeiçoamento de sua formação na Universidade Federal do Rio de Janeiro, onde cursou mestrado e doutorado em Cirurgia e Traumatologia Bucomaxilofacial, constituindo-se um brilhante pós-graduando. Atualmente, leciona na disciplina de Cirurgia Bucal do curso de Odontologia da universidade federal catarinense.

O professor em tela criou e coordena o curso de Especialização em Cirurgia e Traumatologia Bucomaxilofacial, cujo desenvolvimento ocorre no Hospital Universitário da UFSC. Esse professor e pesquisador, ainda jovem, caracteriza-se por ser um estudioso, habilidoso, observador astuto, profissional sagaz. Assim, adquiriu uma rica experiência, vivida na clínica, no ensino superior e no pós-doutorado no exterior, que aplica com sabedoria e competência no atendimento aos seus pacientes.

O Dr. Jonathas cursou a Especialização em Cirurgia e Traumatologia Bucomaxilofacial na UFSC e participa, ativamente, com eficiência e dedicação da equipe do Dr. Nazareno. E como membro dessa equipe, está atento e ávido pelas novidades científicas, e assim, constitui-se em sentinela avançada em busca dos progressos da ciência da saúde, especialmente na área odontológica. Esse jovem talentoso estreia como autor de livro e, com certeza, dará ampla contribuição à Odontologia.

O trabalho da equipe do professor Nazareno tem tido significativa repercussão. Estou à vontade, por isso, uso a oportunidade para ressaltar duas contribuições desse grupo à cirurgia ortognática. Uma, consiste na criação de um novo cinzel, que facilita a técnica da osteotomia sagital da mandíbula. A contribuição é importante, já que essa técnica é a mais usada em cirurgia ortognática de mandíbula. A outra está alicerçada na modificação da técnica de reposicionamento da maxila, durante a cirurgia. Na técnica modificada, o ponto de referência para o posicionamento passa a envolver apenas a maxila e a mandíbula. Essa modificação torna a técnica mais prática e precisa. Essas conquistas têm tido boa aceitação nacional e internacional. Ainda, merecem menção honrosa, alguns artigos científicos publicados em revistas internacionais. Parece insignificante, mas quem navega nesses mares, sabe as dificuldades e a importância dessas publicações.

Estou feliz, alegre, com as conquistas dessa equipe, pois felizes são os homens que se sentem recompensados, quando contribuem para o bem da humanidade. Felizes também são aqueles que lutam pelo conforto e pela saúde de seus semelhantes.

Sinto-me orgulhoso pelo convite para prefaciar tão importante obra. Tenho a firme convicção de que o conteúdo deste livro contribuirá para o aperfeiçoamento e o desempenho clínico do cirurgião dentista.

Parabéns aos autores.

*Adercio Miguel Domingues*
Membro Emérito da Academia Catarinense de Odontologia

# Apresentação

A cirurgia bucomaxilofacial faz parte de nossa vida. Fazemos essa especialidade com muito amor e dedicação. Neste livro colocamos 22 anos de nossa experiência em cirurgia ortognática. Foram anos dedicados à busca de obter a estética facial associada à melhora funcional mastigatória, articular e/ou respiratória.

Temos este lema: DE NADA ADIANTA FAZER O PLANEJAMENTO, SE A POSIÇÃO DOS MAXILARES APÓS A CIRURGIA ESTÁ DIFERENTE DO PLANEJADO. Assim, o que fizemos ao longo dos anos foi um incansável exercício de comparação do planejado com o obtido no final. Melhoramos e padronizamos muito nossos resultados por conta disso. Este livro é a comprovação.

Vocês encontrarão também, nesta obra, com muitas ilustrações e com revisão bibliográfica atual, informações que ainda não foram contempladas em outros livros de cirurgia ortognática, como o traçado predictivo digital; cirurgia de modelos passo a passo para obter a posição tridimensional do mento e a posição vertical da maxila; osteotomia vértico-sagital do ramo mandibular. Discutimos em um capítulo a polêmica atual de iniciar pela mandíbula ou maxila a cirurgia ortognática combinada e em outro as relações entre implantodontia e cirurgia ortognática nas reconstruções totais das maxilas atróficas. Outros assuntos como osteotomias Le Fort I, sagital da mandíbula, traçado predictivo manual e cirurgia de modelos foram colocados de uma maneira bem detalhada, como nós os realizamos.

Em um capítulo inserimos o MANUAL CLÍNICO PARA PACIENTE que o cirurgião bucomaxilofacial e o ortodontista podem utilizar para explicar e orientar os pacientes, dando as informações necessárias para o entendimento do tratamento orto-cirúrgico. Casos clínicos solucionados são apresentados para ilustrar.

Chamamos a atenção em todos os capítulos para a ESTÉTICA FACIAL, aspecto mais importante da cirurgia ortognática. O cirurgião bucomaxilofacial deve assumir, perante a sociedade, que é o profissional responsável pela mudança da face dos pacientes que apresentam problemas estéticos relacionados às deformidades dentofaciais.

Ao final de cada capítulo apresentamos um caso clínico em que mostramos a queixa do paciente, o diagnóstico da deformidade, como tomamos as decisões, o plano de tratamento e o resultado pós-operatório.

Não teria condições de atingir esse meu sonho se não fossem os professores Ítalo H. A. Gandelmann, Ricardo Lopes da Cruz, Paulo José Medeiros e Roger H. Kallal. Eles me deram, incondicionalmente, os fundamentos cirúrgicos, as bases da cirurgia ortognática e a coragem para que, em 1990, realizasse em Florianópolis minha primeira cirurgia. A vocês muito obrigado.

Não posso deixar de citar a contribuição do Dr. Charles Marin, com quem nos últimos anos tenho discutido o planejamento dos casos. A dedicação, as ideias, a responsabilidade e a busca da perfeição têm tornado mais precisos os nossos resultados.

O Dr. Jonathas Daniel Claus, o outro autor desta obra, foi o grande incentivador e o responsável para que chegássemos ao final. Foi ele quem organizou e conseguiu colocar no papel os pensamentos e a filosofia de nosso grupo. Arduamente fez o levantamento e padronizou a documentação apresentada neste livro. Meu amigo Jonathas, muito obrigado, você tornou real o que provavelmente seria apenas mais um sonho meu.

Agradecimento especial gostaria de fazer a todos os pacientes que apresentamos nesta obra. Todos permitiram o uso de suas fotos e suas documentações sem impor condições, apenas na esperança de contribuir para a melhora do tratamento das deformidades dentofaciais.

Estamos certos de que este livro vai ser útil para ortodontistas, cirurgiões bucomaxilofaciais, pós-graduandos dessas especialidades e para os estudantes de Odontologia.

Para os ortodontistas, este livro dá uma visão espetacular, através de muitas ilustrações, sobre os procedimentos cirúrgicos e como o cirurgião faz o planejamento. Também mostra o que o ortodontista deve fazer para auxiliar na obtenção dos melhores resultados. Para os cirurgiões esta obra indica o que ele deve solicitar ao ortodontista e o que esperar da preparação ortodôntica. O livro ainda apresenta uma filosofia de planejamento diferente e novas técnicas cirúrgicas.

Aproveitem!

*José Nazareno Gil*

# Introdução

O cirurgião-dentista é o principal responsável pelo diagnóstico e tratamento de pacientes com deformidades dentofaciais. A cirurgia ortognática, por conceito, consiste no ato operatório do reposicionamento dos maxilares (*ortho = correto + gnathos = maxilar)*. Pacientes com essas deformidades precisam de *tratamento ortocirúrgico*. Por essa razão, os profissionais mais envolvidos são cirurgiões bucomaxilofaciais e ortodontistas.

Além dos conhecimentos sobre estética facial, o profissional capacitado para a execução de cirurgia ortognática deve ter um conhecimento mais amplo, que envolve materiais dentários, musculatura da mastigação, fisiologia da articulação temporomandibular, fisiologia óssea e alvéolo-dentária, oclusão dental, ortodontia e princípios de fixação interna rígida, dentre outros.

O maior entendimento de ortodontia por parte dos cirurgiões bucomaxilofaciais leva à evolução das técnicas com obtenção de melhores resultados. Da mesma forma, a compreensão das indicações e limitações da cirurgia bucomaxilofacial por parte dos ortodontistas determina o maior número de pacientes beneficiados pela cirurgia ortognática. Essa interação entre cirurgiões e ortodontistas já é uma realidade e só tende a aumentar. Esperamos que este livro inspire o jovem estudante de cirurgia bucomaxilofacial para investir mais nos conhecimentos de ortodontia, assim como melhorar a visão do ortodontista sobre a cirurgia ortognática.

Essa interação ainda envolve outros profissionais que ao longo do tempo vêm cooperando com o cirurgião bucomaxilofacial, são eles: anestesiologistas, fonoaudiólogos, fisioterapeutas, ortopedistas, cirurgiões plásticos, psicólogos entre outros. O trabalho conjunto com esses profissionais soma segurança, estabilidade e permite melhorar os resultados.

O assunto deformidades dentofaciais deve ser de domínio do cirurgião-dentista, desde o clínico geral até os especialistas. Assim, mais pacientes tomarão conhecimento do diagnóstico e mostrarão à sociedade que o cirurgião-dentista é o profissional que deve tratar esse tipo de condição.

O tratamento de pacientes com deformidades dentofaciais é muito complexo. É um procedimento que envolve as funções mastigatória, respiratória e articular, estabilidade e estética. Essa tríade (função, estabilidade e estética) deve estar em sintonia com a queixa do paciente e a morbidade do procedimento. Todos esses fatores devem ser automaticamente considerados durante as decisões sobre o plano de tratamento.

Neste livro gostaríamos de destacar a importância da participação do paciente nas decisões de tratamento. Mais de uma técnica podem estar disponíveis para atingir resultados semelhantes. O paciente tem de saber dos riscos, morbidade, vantagens e desvantagens das técnicas a serem empregadas. É inadmissível tomar decisões de tratamento sendo influenciado por fatores que não trazem benefício ao paciente.

Acima de tudo, cirurgia ortognática é um procedimento eletivo. Diferente de um procedimento de emergência ou de urgência, o paciente não precisa ser submetido à cirurgia ortognática em razão de uma condição à vida. Na área da saúde, em um procedimento eletivo não há necessidade de envolver riscos. Em outras palavras, o procedimento só deve ser executado quando o paciente estiver apto para recebê-lo, e a equipe cirúrgica, preparada para tal. O preparo da equipe cirúrgica envolve planejamento e é essa a principal mensagem que desejamos transmitir.

O planejamento objetiva solucionar a queixa principal do paciente, que deve estar resolvida no final do tratamento.

A motivação que levou a escrever este livro foi a maneira com que encaramos o planejamento. Vimos, por diversas oportunidades em congressos, cirurgiões movimentando maxila e/ou mandíbula, questionando a necessidade de traçado predictivo e cirurgia de modelos. Pensamos diferente. Atualmente, o traçado predictivo e a cirurgia de modelos são ferramentas por meio das quais planejamos e executamos cirurgia ortognática. Existem novos softwares que estão sendo desenvolvidos para substituí-los. Mas, enquanto não estiverem viáveis, o traçado predictivo e a cirurgia de modelos são as armas que temos em mãos para realizar o planejamento. Devemos fazer o número de traçados que sejam necessários, vamos repetir a cirurgia de modelos quando houver dúvida para, ao fim, decidir exatamente quantos milímetros será movimentado cada maxilar. Isso é possível com uma margem de erro bem pequena.

O objetivo deste livro é mostrar como planejamos nossos casos e o que fazemos para repeti-lo na sala de cirurgia. Acreditamos que esse é o diferencial da obra. De uma maneira geral, o leitor ainda vai encontrar uma visão conservadora por parte dos autores. Isso também faz parte do pensamento a respeito de um procedimento eletivo.

Por fim, um livro deve expressar ao máximo a opinião de seus autores, com embasamento científico. Inúmeros estudos fizeram parte desta escrita, muitos trabalhos serão citados, alguns serão recomendados e outros serão criticados.

Boa leitura!

# Sumário

# Manual Clínico para Pacientes

## 1. Introdução

Este capítulo tem o objetivo de servir como instrumento de comunicação entre os profissionais (ortodontistas e cirurgiões) e pacientes (Fig. 1). Isso facilitará ao paciente entender a deformidade, o que é a cirurgia ortognática, o porquê do preparo ortodôntico, a sequência de tratamento e quais os benefícios do planejamento proposto.

Os pacientes com grandes deformidades dentofaciais geralmente já sabem sobre o diagnóstico e possuem alguma idéia sobre formas de tratamento. No entanto, a grande maioria deles desconhece o que é a "cirurgia ortognática". Muitos ortodontistas têm dificuldades em passar a eles que a melhor forma de tratamento envolve um procedimento cirúrgico. A necessidade de ortodontia pré-operatória, cirurgia e ortodontia pós-operatória é outra questão que ilustramos a seguir para facilitar o entendimento do leigo.

Para facilitar a comunicação, a linguagem é simples e compreensível para os pacientes.

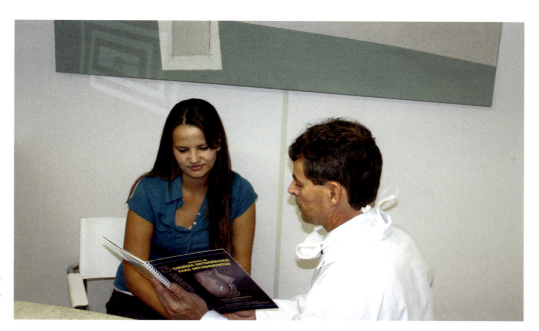

**Fig. 1** | *Profissional mostrando ao paciente exemplos da deformidade e sequência de tratamento.*

# Quais São as Anomalias Dentais e Ósseas que Precisam de Cirurgia?

São as deformidades onde os dentes estão malposicionados com diferença de posição e tamanho dos ossos maxilares.

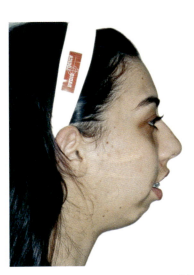 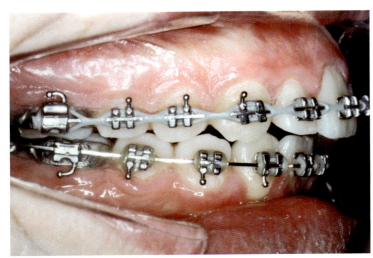

**Fig. 2** | *Retrognatismo mandibular.*

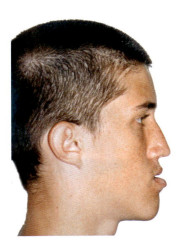 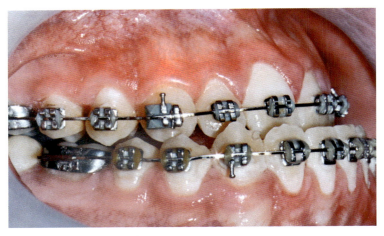

**Fig. 3** | *Prognatismo mandibular + deficiência maxilar.*

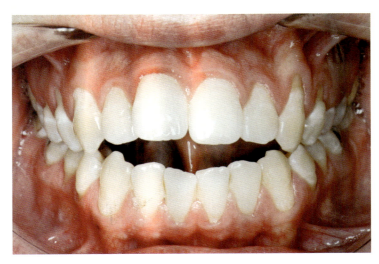 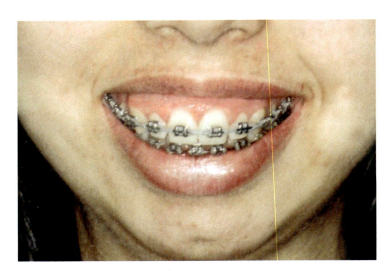

**Fig. 4A** | *Mordida aberta.*      **Fig. 4B** | *Sorriso gengival.*

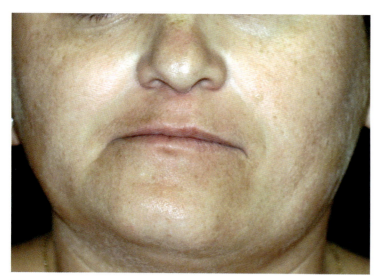

**Fig. 5** | *Assimetria.*

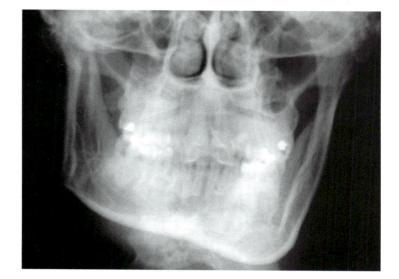

## Como Corrigir Essas Anomalias?

O tratamento envolve ortodontia e cirurgias dos ossos maxilares. A cirurgia só poderá ser realizada após os dentes estarem corretamente posicionados nos maxilares.

## Passos do Tratamento

**1º Passo:** Arrumar a posição dos dentes.

- Isso é realizado pelo ortodontista;
- Leva aproximadamente um ano e meio;
- Normalmente há uma piora na mastigação e posição dos lábios;
- Quando os dentes estiverem na posição ideal, o ortodontista encaminha para o cirurgião.

**2º Passo:** Cirurgia ortognática para corrigir a posição e tamanho dos maxilares.

**3º Passo:** Ortodontia pós-operatória para refinar a oclusão dentária.

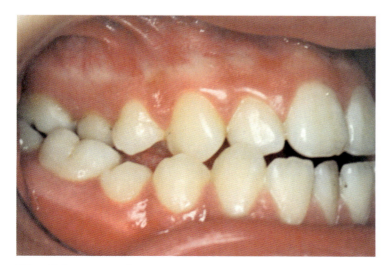

**Fig. 6A** | *Pré-ortodontia.*

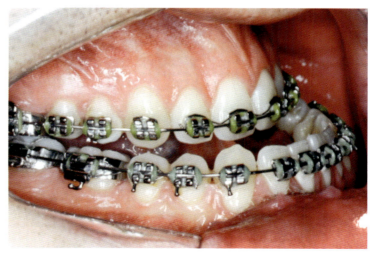

**Fig. 6B** | *Pós-ortodontia, pré-cirurgia.*

# O que é a Cirurgia Ortognática?

É a cirurgia realizada para corrigir a posição e tamanho dos maxilares com o objetivo de melhorar a oclusão, a mastigação, a fala e a respiração. Pacientes com dores na articulação também são beneficiados. Em alguns casos, o principal objetivo é a melhora da aparência estética.

# Quais são os Tipos de Cirurgia?

## *Maxilar inferior (mandíbula)*

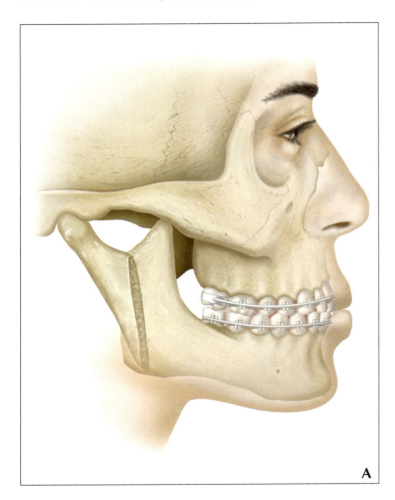 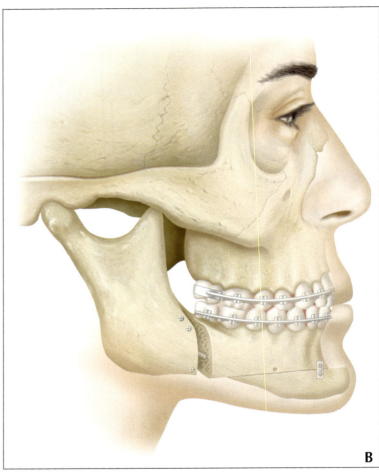

**Fig. 7** | *(A)* Osteotomia vertical do ramo mandibular. *(B)* Osteotomia sagital do ramo mandibular com mentoplastia de avanço.

## Maxilar superior (maxila)

## Ambos os maxilares

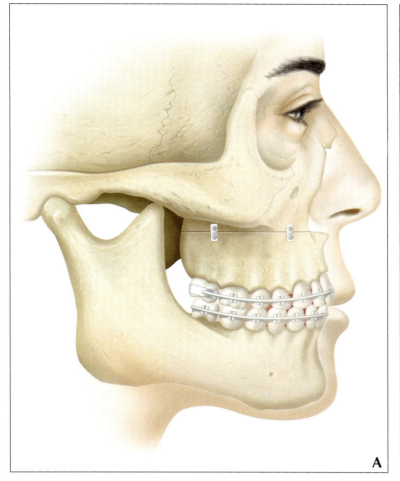

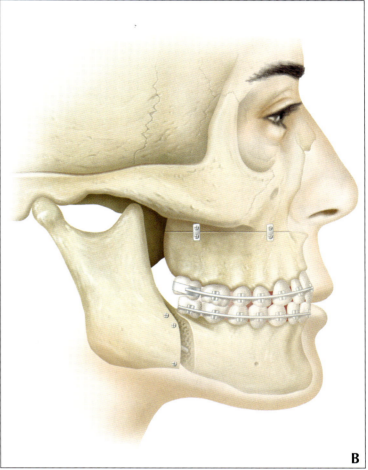

**Fig. 8** | **(A)** *Osteotomia Le Fort I da maxila.* **(B)** *Osteotomia Le Fort I da maxila e osteotomia sagital do ramo mandibular.*

## Características da Cirurgia Ortognática

- O cirurgião-dentista bucomaxilofacial é quem a realiza;
- É realizada sob anestesia geral. Exceção: alguns casos de disjunção palatina;
- Necessita de um ou dois dias de internação hospitalar. Em alguns casos, o paciente vai embora no mesmo dia;
- Nas cirurgias do maxilar inferior, dependendo da técnica escolhida pelo paciente, poderá sair de boca aberta. Não necessita sair de boca amarrada;
- Os acessos cirúrgicos são todos intrabucais;
- As cirurgias demoram em média de 3 a 4 horas;
- Exige, por parte do cirurgião bucomaxilofacial, um planejamento laboratorial extenso (modelos em gesso, articulador, radiografias, traçados predictivos e cirurgia de modelos). Essa etapa é importante e exige muita precisão;
- O paciente necessita em média de sete dias de recuperação, onde ele estará ocupado com as recomendações pós-operatórias.

## Riscos da Cirurgia Ortognática

Como qualquer procedimento, a cirurgia ortognática também tem riscos. Ainda que raros, os que consideramos de maior importância são:

- Dormência das áreas envolvidas (quase sempre reversível);
- Recidiva (tendência de o maxilar voltar à posição original).

# Custos da Cirurgia Ortognática

O paciente terá gastos com a equipe cirúrgica e com o hospital. Os valores variam conforme o tipo de cirurgia. Os gastos hospitalares são sempre cobertos pelo plano de saúde.

## *Equipe cirúrgica*

- Cirurgião
- Primeiro auxiliar
- Segundo auxiliar
- Instrumentadora
- Anestesiologista

## *Custos hospitalares*

- Internação
- Centro cirúrgico
- Miniplacas e miniparafusos para fixação óssea

# Casos Ilustrativos

Exemplos mais completos das deformidades e seu tratamento estão apresentados ao longo do livro. O final de cada capítulo é ilustrado com um tipo de deformidade e seu tratamento:

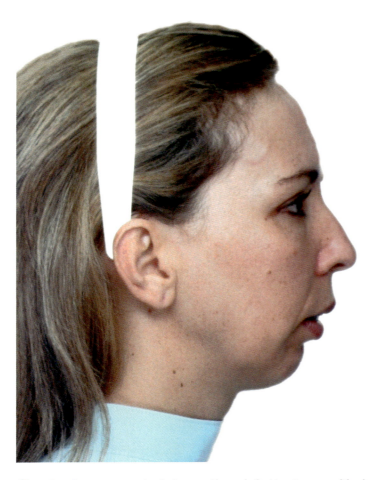 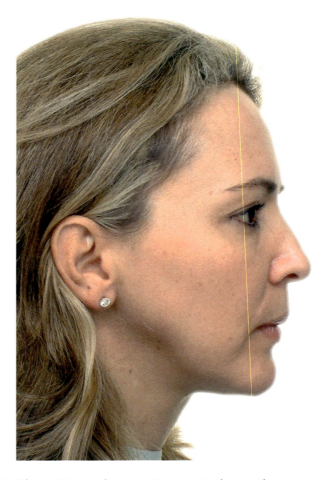

*Cap. 1 – Excesso vertical de maxila e deficiência mandibular (oclusão Classe II) tratados com impacção de maxila + avanço de mandíbula + mentoplastia.*

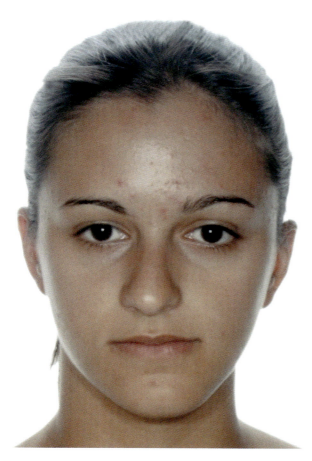
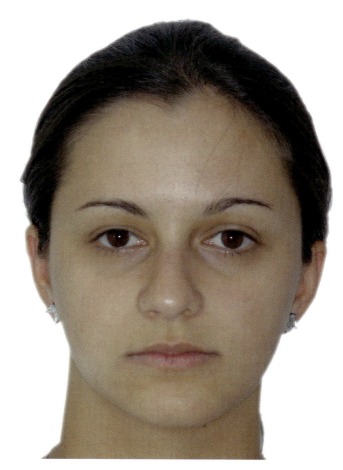

***Cap. 2*** – *Laterognatismo mandibular com deficiência maxilar (oclusão Classe III assimétrica) tratado com avanço e rotação de maxila + recuo e rotação de mandíbula.*

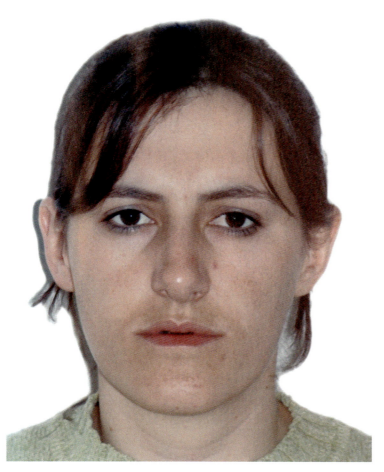
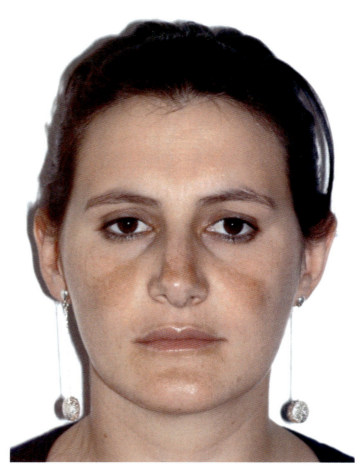

***Cap. 3*** – *Deficiência maxilar e prognatismo mandibular (oclusão Classe III) tratados com avanço de maxila + recuo de mandíbula.*

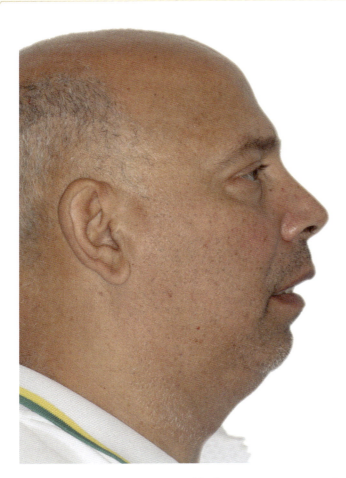
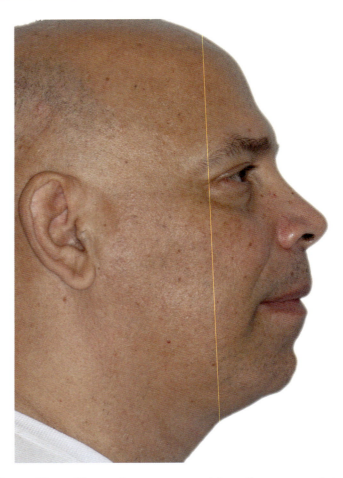

**Cap. 4 –** *Retrognatismo mandibular com excesso vertical de maxila (oclusão Classe II) tratado com avanço bimaxilar para corrigir problemas respiratórios.*

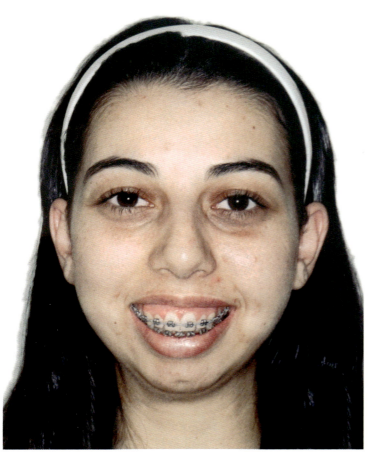
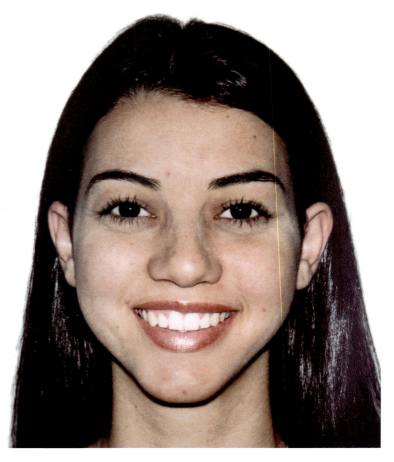

**Cap. 5 –** *Excesso vertical de maxila e deficiência mandibular (oclusão Classe II) tratados com impacção de maxila + avanço de mandíbula + mentoplastia.*

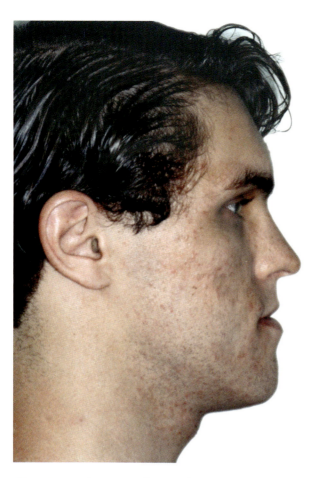
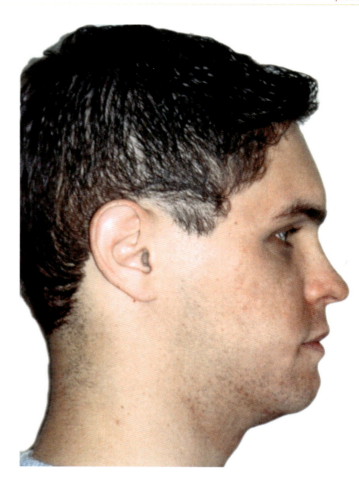

**Cap. 6 –** *Deficiência de maxila e prognatismo mandibular (oclusão Classe III) tratados com avanço de maxila + recuo de mandíbula + mentoplastia.*

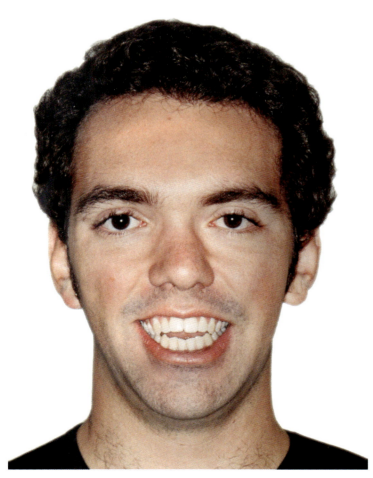
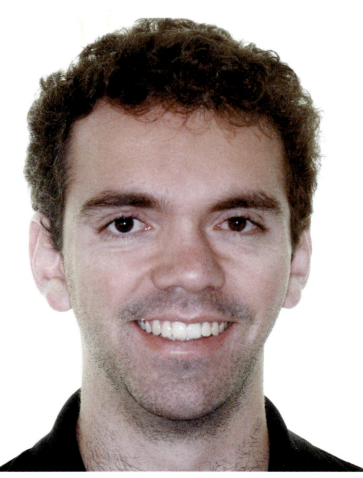

**Cap. 7 –** *Mordida aberta e deficiência mandibular (oclusão Classe II) tratadas com impacção posterior de maxila + avanço de mandíbula + mentoplastia.*

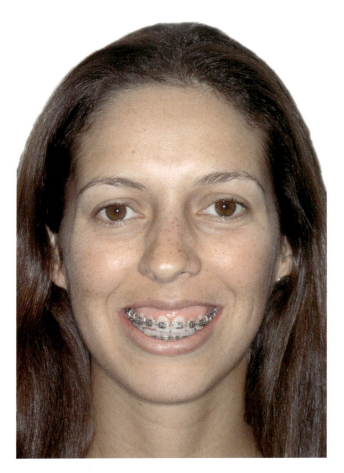
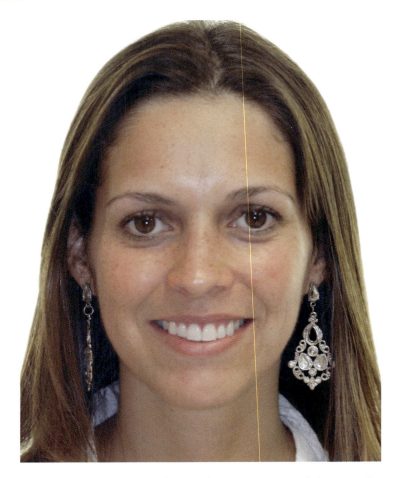

**Cap. 8 –** *Deficiência transversa e excesso vertical de maxila com deficiência mandibular (oclusão Classe II com mordida cruzada) tratados com segmentação e impacção de maxila e autorrotação de mandíbula.*

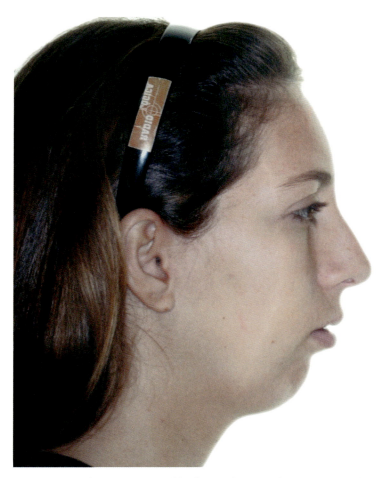
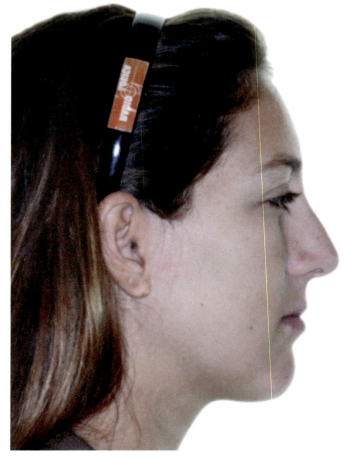

**Cap. 9 –** *Deficiência mandibular (oclusão Classe II) tratada com avanço de mandíbula + mentoplastia.*

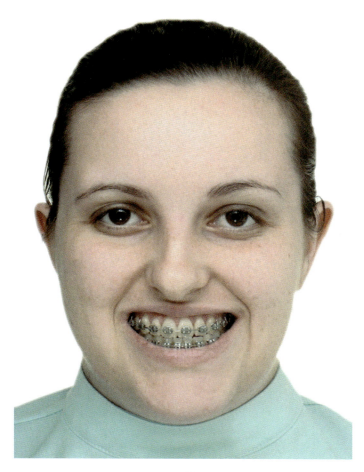
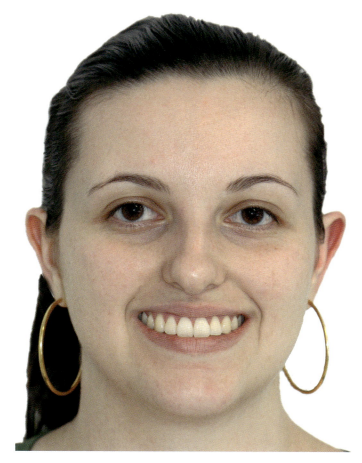

**Cap. 10 –** *Prognatismo mandibular (oclusão Classe III) tratado com recuo de mandíbula.*

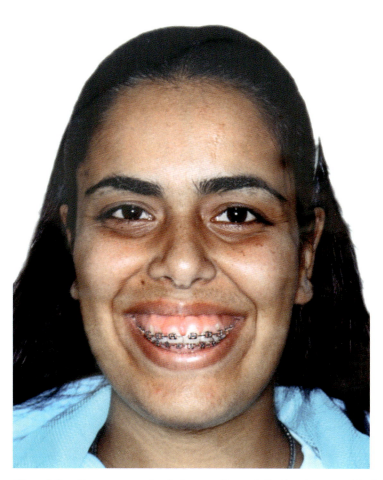
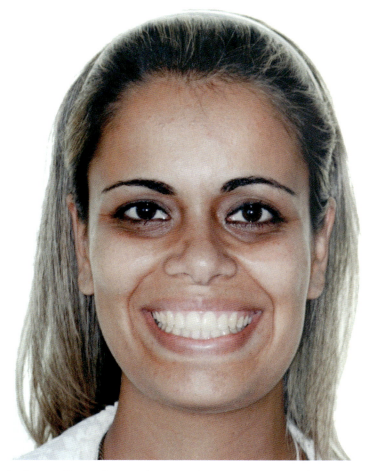

**Cap. 11 –** *Excesso vertical de maxila e deficiência mandibular (oclusão Classe I) tratados com impacção de maxila + avanço de mandíbula + mentoplastia.*

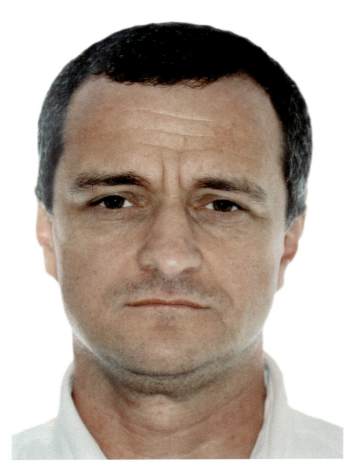
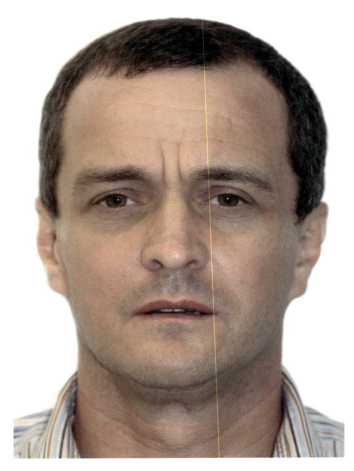

*Cap. 12 –* Deficiência vertical de maxila – face curta – (oclusão Classe I) tratada com reposição inferior de maxila e autorrotação da mandíbula.

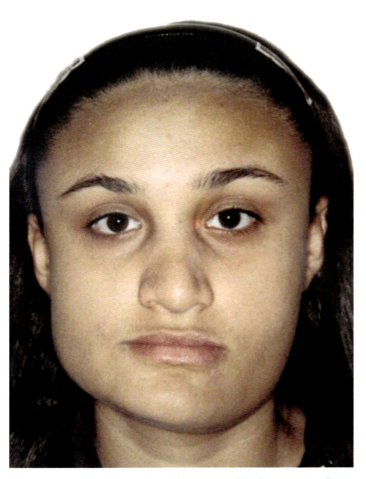
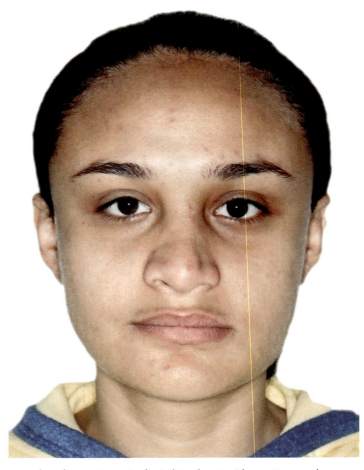

*Cap. 13 –* Hiperplasia condilar e mandibular com inclinação do plano oclusal e assimetria facial (oclusão Classe I) tratadas com impacção assimétrica de maxila + rotação de mandíbula + ostectomia da basilar do corpo mandibular.

# Diagnóstico e Decisões de Tratamento

## 1. Introdução

Um dos principais momentos durante o tratamento envolvendo cirurgia ortognática é a consulta pré-cirúrgica. É nela que o paciente vai expressar sua vontade de operar, sua queixa principal e suas expectativas com o tratamento. Desde as primeiras palavras, o cirurgião já inicia sua análise facial e psicológica do paciente. Nesse momento é importante que o diagnóstico da deformidade seja feito e explicado ao paciente, assim como o que a cirurgia ortognática irá corrigir.

Teremos sucesso no tratamento se resolvermos a queixa principal do paciente. Para isso, é necessário identificá-la e, desde o início, desencorajá-lo em relação às expectativas que não possam ser resolvidas pela cirurgia ortognática.

Levando em consideração a queixa principal, basicamente, encontramos três tipos de pacientes. O quadro a seguir relaciona o que o paciente quer, qual o tratamento a ser oferecido e as causas de insucesso.

| Objetivo do Paciente | Objetivo do Tratamento | Causas de Insucesso |
|---|---|---|
| **Tipo I**<br>– Correção do problema funcional<br>– Sem queixa estética | – Realizar a menor cirurgia possível<br>– Escolher as opções mais estáveis | – Não avisar sobre as alterações estéticas<br>– Corrigir a estética por opção profissional |
| **Tipo II**<br>– Queixa funcional<br>– Queixa estética moderada<br>– Não quer mudar muito | – Identificar qual a mudança desejada<br>– Escolher a opção entre função, estética, estabilidade e morbidade | – Alterar demais a estética |
| **Tipo III**<br>– A estética é o maior objetivo<br>– Espera grandes mudanças<br>– Grandes deformidades | – Focar na resolução estética<br>– Realizar cirurgia tão grande quanto necessária | – Prometer beleza<br>– Não avisar sobre as mudanças;<br>– Problemas psicológicos |

## 2. Queixa Principal

Ouvir o paciente é fundamental para entendê-lo. Na entrevista, o cirurgião deve interagir, perguntar e permitir que o indivíduo consiga expressar o que gostaria que fosse tratado. É normal que no início o paciente não consiga comunicar tudo, e omita que gostaria de mudança estética. A relação de confiança entre profissional e paciente nem sempre é alcançada na primeira conversa. Em alguns casos, é importante a participação do ortodontista, pois devido ao maior contato que tem com o paciente, este pode ajudar o cirurgião a entendê-lo. Sem dúvida, o ortodontista nos ajuda a entender o perfil psicológico do paciente.

A seguir listamos as expectativas mais frequentes que os pacientes relatam e o que podemos concluir a respeito das queixas mais comuns.

| Funcionais | | Estéticas |
|---|---|---|
| – Oclusão dentária<br>– Respiração (apnéia)<br>– ATM (sintomatologia) | Padrão III: | – Mandíbula muito grande<br>– Queixo para frente<br>– Rosto afundado<br>– Sulco nasogeniano acentuado<br>– Nariz muito grande |
| | Padrão II: | – Mandíbula muito pequena<br>– Queixo para trás<br>– Nariz muito grande<br>– Ângulo mandibular pouco marcado<br>– Acúmulo tecidual submentoniano (papada) |
| | Excesso Vertical: | – Sorriso gengival<br>– Incompetência labial<br>– Mordida aberta anterior |
| | Deficiência Vertical: | – Não mostra os dentes<br>– Rosto envelhecido |
| | Assimetrias: | – Rosto torto<br>– Queixo desviado |

## 3. Queixas Funcionais

### 3.1. Oclusão dentária

A correção da maloclusão dentária é um objetivo facilmente alcançado com a cirurgia ortognática. Isso pode ser dito ao paciente. Para tal, é necessário que o preparo ortodôntico esteja correto (veja Cap. 3), e que o cirurgião tenho domínio das técnicas cirúrgicas e princípios de fixação.

Dependendo da magnitude da deformidade, idade e cirurgias prévias é fundamental que o cirurgião atente quanto ao risco de recidiva.

### 3.2. Respiração

A Síndrome da Apneia Obstrutiva do Sono (SAOS) leva cada vez mais pacientes à realização de cirurgias ortognáticas. Muitas das modalidades de tratamento da SAOS apresentam eficácia questionável, sem evidências científicas, como, por exemplo, a palatouvuloplastia e amigdalectomia. A cirurgia de avanço dos maxilares tem se apresentado como uma das modalidades cirúrgicas mais eficazes no tratamento da SAOS. Isso se deve ao aumento do espaço das vias aéreas devido ao avanço da maxila e/ou mandíbula. Podemos oferecer esse benefício ao paciente, com evidências, principalmente quando o planejamento incluir avanços bimaxilares.

Nos pacientes com queixa de dificuldades respiratórias, como a SAOS, não se deve realizar procedimentos de recuo.

### 3.3. Sintomatologia da ATM

A disfunção da ATM (DTM) é uma doença moderna, resultado da influência do estresse, que é uma característica da sociedade atual. Também é cada vez maior o número de pacientes candidatos à cirurgia ortognática com queixa principal ou secundária nas ATMs.

A simples correção da oclusão dentária pode favorecer a redução dos sintomas. As osteotomias verticais do ramo da mandíbula possuem evidência científica dos seus benefícios para a ATM, com redução e até eliminação dos sintomas. Então, a cirurgia ortognática é um procedimento que pode ser indicado para ajudar no tratamento da DTM.

Os capítulos 9 e 10 abordam as técnicas de osteotomia na mandíbula e seus efeitos na ATM. Na nossa rotina, quando o paciente apresenta queixa na ATM e necessita uma cirurgia de mandíbula, a preferência é pela osteotomia vértico-sagital do ramo mandibular.

As cirurgias de ATM, como a recaptura do disco articular, não possuem evidência, na literatura, de sua necessidade e eficácia.

# 4. Queixas Estéticas

## 4.4. Prognatismo mandibular

O tamanho maior da mandíbula em relação à maxila é uma queixa comum e é facilmente resolvida pela cirurgia ortognática. Recuo de mandíbula, avanço de maxila ou ambos associados são as modalidades mais comuns de tratamento (Fig. 1.1).

Devido ao padrão dos conceitos estéticos da sociedade é cada vez mais aceitável indivíduos com mandíbulas grandes. Isso é encarado como um sinal de força, competência; já as pessoas retrognatas são tidas como fracas e indecisas. Isto é importante ser levado em consideração durante o planejamento. Cada vez menos indicamos cirurgias de recuos isolados. No caso de deformidades que exigem cirurgias combinadas, tem-se preferido corrigir a discrepância mais com o movimento do avanço da maxila do que recuo da mandíbula. Isso também se deve ao conhecimento atual sobre a influência dos movimentos dos maxilares na permeabilidade das vias aéreas.

Raramente indicamos mentoplastia de recuo para correção da projeção acentuada do mento. O recuo mentoniano retifica o sulco mentolabial trazendo um aspecto esteticamente desfavorável (Fig. 1.2).

## 4.5. Retrognatismo maxilar

As queixas comuns dos pacientes com retrognatismo maxilar geralmente são expressas de maneira indireta: rosto afundado, ausência da "maçã do rosto", nariz muito grande, sulco nasogeniano pronunciado. Isso é facilmente corrigido com os avanços da maxila. Alguns pacientes não vêem o problema na maxila, acham que a mandíbula é grande demais.

Em geral, avanços maxilares entre 5 mm a 7 mm apresentam os melhores resultados, pois promovem um aspecto natural no preenchimento da área paralateronasal (Fig. 1.3).

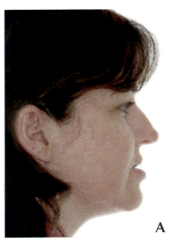 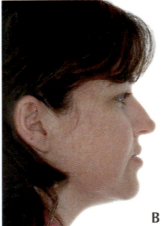 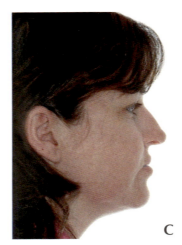

A           B           C

**Fig. 1.1** | **(A)** Paciente com prognatismo mandibular. **(B)** Simulação de um avanço de maxila. **(C)** Simulação de um recuo de mandíbula. Esta foi a cirurgia escolhida, pois a paciente tinha um laterodesvio mandibular e baixa queixa estética.

## 4.6. Retrognatismo mandibular

Os pacientes com deficiência horizontal na mandíbula geralmente reclamam da projeção do queixo. É uma condição com várias opções para correção: avanço mandibular, rotação anti-horária maxilomandibular e mentoplastia (Fig. 1.4).

Essas movimentações tendem a alongar a região submentoniana, diminuindo a flacidez ("papada"). Porém, antes de prometer o resultado, o diagnóstico diferencial deve ser feito entre o acúmulo tecidual causado pelo retrognatismo ou acúmulo de gordura na região submentoniana.

A posição do mento, preferencialmente, deve ser alcançada pelo avanço da mandíbula ou através do reposicionamento maxilomandibular. Se a posição tridimensional da mandíbula for corrigida, a projeção do mento provavelmente também será, e assim a região terá o seu desenho natural, sem necessidade de mentoplastia. O resultado das mentoplastias é melhor visto no perfil, em vista frontal o aspecto não é o mesmo.

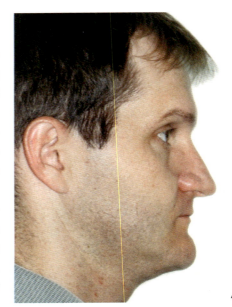

A

## 4.7. Excesso vertical

Essa é uma das condições que apresentam os melhores resultados estéticos após a correção. O diagnóstico e planejamento são feitos sobre a exposição de ICS em repouso. O paciente raramente se queixa do excesso de exposição do ICS, mas sim do sorriso gengival (Fig. 1.5).

É necessário tomar cuidado ao prometer o resultado ao paciente que tem queixa de sorriso gengival. A cirurgia irá corrigir a posição vertical do ICS. O sorriso gengival pode estar envolvido a uma causa muscular, que não é corrigida com a cirurgia ortognática. Na grande maioria dos casos, a correção da exposição do ICS corrige o sorriso gengival.

## 4.8. Deficiência vertical

Essa condição raramente é expressa pelo paciente. Alguns se queixam que não mostram os dentes. O diagnóstico da exposição reduzida do ICS geralmente é feito pelo ortodontista e/ou cirurgião.

A correção da exposição do ICS e da altura do terço inferior da face também são alcançadas com cirurgia ortognática (Fig. 1.6). Entretanto, a promessa de resultado deve ser comunicada ao paciente da mesma forma que a possibilidade de recidiva a que está sujeito esse tipo de correção.

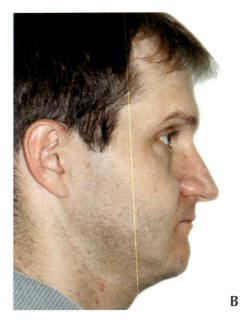

B

**Fig. 1.2** | **(A)** Paciente apresentava a projeção do mento, que era uma das queixas principais. **(B)** Simulação durante o planejamento de uma mentoplastia de recuo. Note como o desenho do mento perde o detalhe do sulco mentolabial com resultado não desejável.

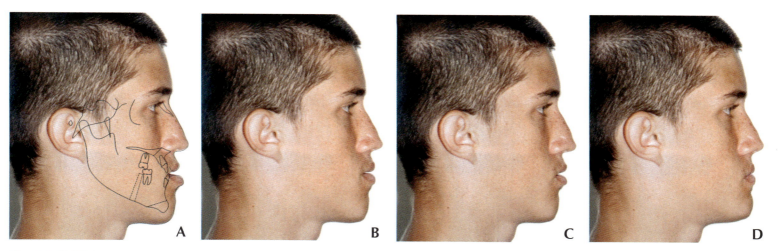

**Fig. 1.3** | *(A)* Paciente com retrognatismo maxilar. *(B)* Simulação de uma cirurgia de avanço de 6 mm da maxila. *(C)* Simulação de uma cirurgia de recuo de mandíbula. É importante mostrar isso ao paciente, para que ele possa entender a deformidade. *(D)* Simulação de um avanço de maxila e recuo de mandíbula.

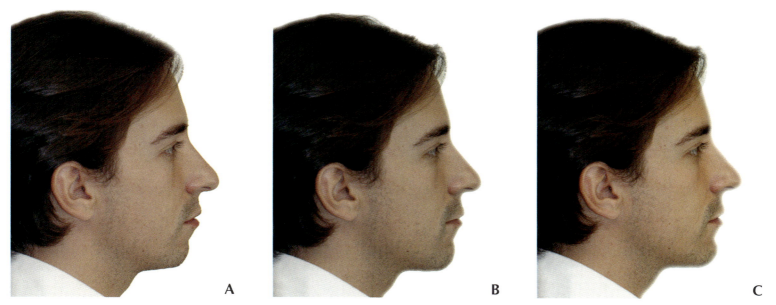

**Fig. 1.4** | *(A)* Paciente com retrognatismo mandibular. *(B)* Simulação de uma compensação dentária e mentoplastia de avanço. *(C)* Simulação de uma cirurgia de avanço de mandíbula + mentoplastia de avanço.

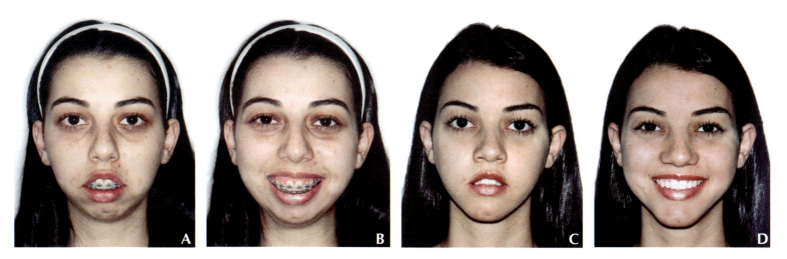

**Fig. 1.5** | *(A)* Paciente em repouso, observa-se o excesso vertical de maxila, exposição aumentada de ICS e incompetência labial. *(B)* Paciente sorrindo caracterizando o sorriso gengival. *(C)* Pós-operatório mostrando a correção do excesso vertical, com proporcionalidade dos terços faciais e competência labial. *(D)* Diminuição do sorriso gengival.

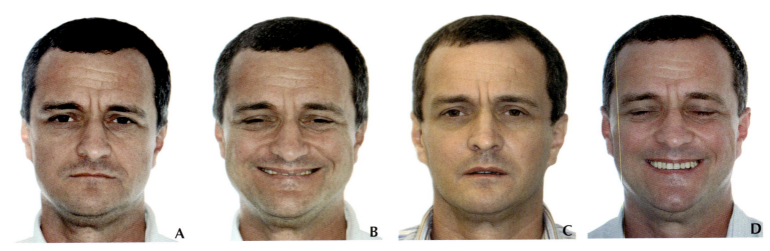

**Fig. 1.6** | *(A)* Paciente em repouso, observa-se a deficiência vertical de maxila, sem exposição de ICS, lábios evertidos. *(B)* Paciente sorrindo. *(C)* Pós-operatório mostrando a correção da deficiência vertical, com proporcionalidade dos terços faciais e relação labial. *(D)* A foto sorrindo mostra o aspecto de jovialidade alcançado.

## 4.9. Assimetrias

A correção das assimetrias é provavelmente o maior desafio para os cirurgiões. A complexidade do tratamento das assimetrias deve-se ao fato de que tanto os maxilares como os tecidos moles desenvolverem-se assimetricamente, e a cirurgia ortognática só corrige a parte óssea.

Nas assimetrias, é aconselhável nunca prometer simetria final ao paciente. "Casos assimétricos terminam assimétricos" – essa é uma frase que não deve ser esquecida.

O giro dos maxilares para correção das assimetrias resulta em mudanças na posição da linha média do mento. O controle do posicionamento do mento em cirurgias combinadas é discutido no Capítulo 13.

Nas assimetrias causadas por prognatismo mandibular com laterodesvio, a correção das linhas médias dentárias geralmente resulta em simetria (Fig. 1.7). Para isso, é necessário um entendimento do posicionamento das linhas médias durante o preparo ortodôntico (veja Cap. 3).

As assimetrias mandibulares comumente estão associadas a uma inclinação do plano oclusal maxilar. Uma vez diagnosticada, a correção da assimetria pode necessitar de uma cirurgia bimaxilar (Fig. 1.8). A indicação baseia-se principalmente na repercussão clínica dessa inclinação.

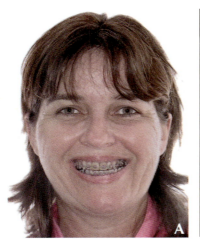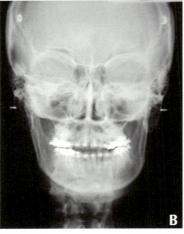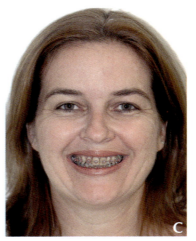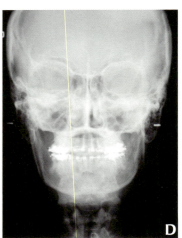

**Fig. 1.7** | *(A)* Paciente com lateroprognatismo. Notar o desvio do mento em relação à face. O desvio do mento acompanha o desvio da linha média mandibular. *(B)* Radiografia frontal pré-operatória. *(C)* Pós-operatório mostrando a simetria facial. *(D)* Radiografia do pós-operatório de um ano de recuo e giro mandibular.

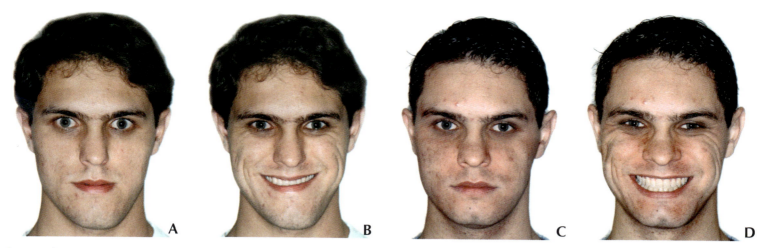

**Fig. 1.8** | *(A) Paciente com assimetria facial, com forte repercussão clínica. Notar a assimetria dos ângulos e desvio da sínfise mandibular. (B) O desvio das linhas médias dentárias é discreto, a causa da assimetria está na inclinação do plano oclusal. (C) Vista após a cirurgia de impacção assimétrica da maxila e recuo de mandíbula. (D) No sorriso vê-se a simetria facial.*

O diagnóstico da etiologia da assimetria deve ser estabelecido. Nos casos de hiperplasia condilar, uma cintilografia óssea deve ser solicitada para saber se a atividade óssea já encerrou. Além disso, uma TC é realizada para se decidir que tipo de intervenção será realizada (Fig. 1.9).

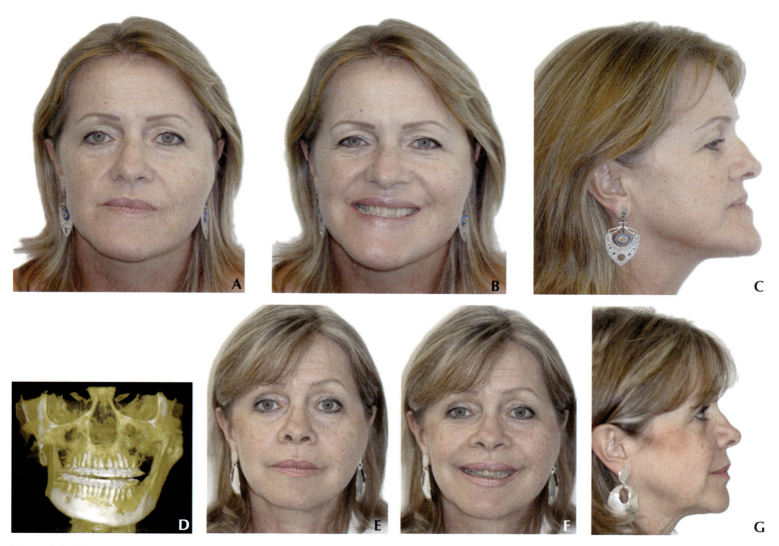

**Fig. 1.9** | *(A) Pré-operatório em repouso de uma paciente assimétrica devido hiperplasia condilar no lado esquerdo. (B) Sorriso evidenciando inclinação do plano oclusal e maloclusão Classe III. (C) Perfil mostrando retrognatismo maxilar e prognatismo mandibular. (D) TC volumétrica cone beam. (E) Pós-operatório de um ano, em repouso. (F) Pós-operatório, sorrindo; o resultado estético foi obtido mas com a permanência da assimetria devido ao aumento de volume na região articular. (G) Perfil evidenciado a melhora.*

## 5. Exame Clínico

A rotina do exame clínico e coleta dos dados com o paciente é feita de acordo com a preferência e experiência do cirurgião. A sequência das figuras 1.10 a 1.18 ilustra a nossa rotina, que inclui as informações necessárias e que influenciam as decisões de tratamento.

Paciente:_____ idade:_____

Ortodontista:_____ Data:_____

**Queixa Principal:**_____
_____
_____
_____
_____

**Linhas Médias**                    **Overjet/Overbite**

**Terços**                            **Toques Dentários**

**Distância Intercantal =**

**Base Nasal =**

**Plano Oclusal Maxilar**
      Lado D =
      Lado E =

**Fig. 1.10** | *Ficha da avaliação pré-operatória com os dados clínicos observados para o planejamento da cirurgia.*

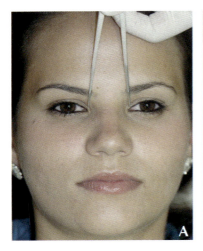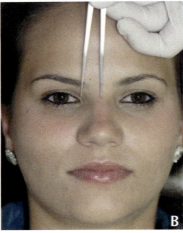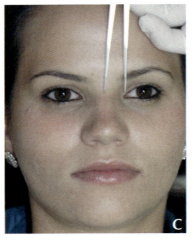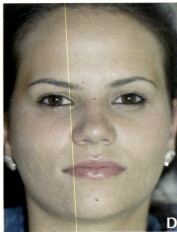

**Fig. 1.11** | *Determinação das linhas médias. (A) Distância intercantal, também usada como referência para a largura da base nasal. (B e C) A distância intercantal é dividida ao meio. A checagem dessa medida é feita bilateral para se determinar o ponto médio. (D) Ponto médio no nariz, filtro labial e mento determinados.*

**Fig. 1.12** | *Determinação dos terços médio (A) e inferior da face (B).*

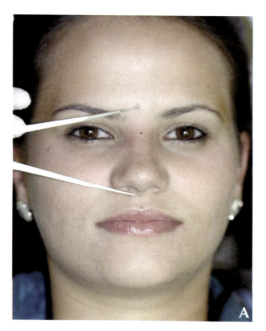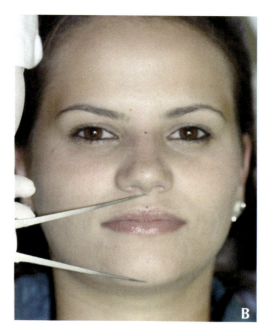

**Fig. 1.13** | *Linha média da face. (A) Com o paciente em relação cêntrica checamos a relação da linha média da face com a linha média do mento. (B) O paciente continua em RC, mas mostrando os dentes para que se possa avaliar a relação entre as linhas médias dentárias e a linha média da face.*

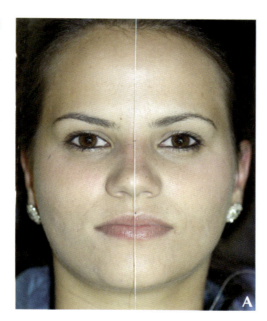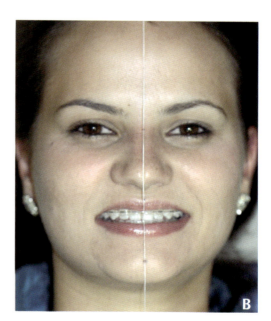

**Fig. 1.14** | *Determinação da inclinação do plano oclusal maxilar. A paciente mantém uma espátula pressionada contra os dentes superiores enquanto o profissional mede a distância entre a espátula e a pupila, bilateral.*

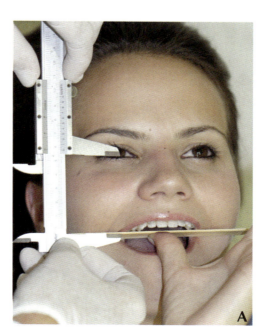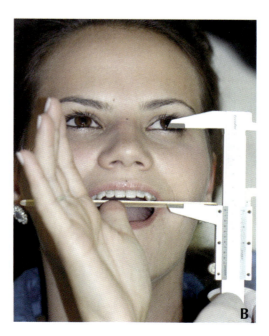

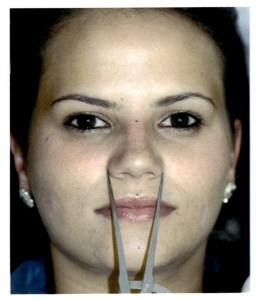

**Fig. 1.15** | *Largura da base nasal. Nesse momento realizamos o diagnóstico, pois a largura da base nasal deve ser semelhante à distância intercantal. Nas cirurgias que envolvem a maxila, essa medida deve ser restabelecida durante a plicatura da base nasal (Cap. 7, Fig. 7.16).*

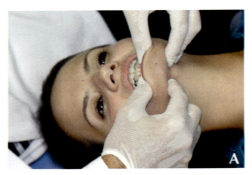
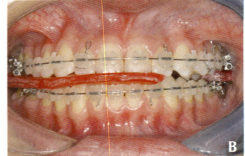

**Fig. 1.16** | *(A) Os toques dentários são anotados para facilitar a conferência dos modelos montados no ASA. Essa é a posição do operador para obtenção da relação cêntrica. (B) É importante checar que o toque dentário em RC seja o mesmo durante a obtenção do registro em cera.*

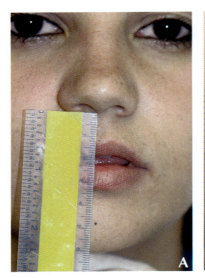
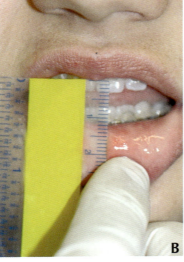

**Fig. 1.17** | *Com o paciente em pé e os lábios em repouso, são tomados o comprimento do lábio e a exposição do ICS.*

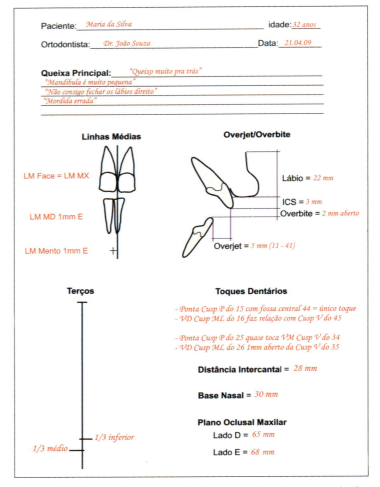

Paciente: *Maria da Silva*          idade: *32 anos*

Ortodontista: *Dr. João Souza*          Data: *21.04.09*

**Queixa Principal:** *"Queixo muito pra trás"*
*"Mandíbula é muito pequena"*
*"Não consigo fechar os lábios direito"*
*"Mordida errada"*

**Linhas Médias**

LM Face = LM MX

LM MD 1mm E

LM Mento 1mm E

**Overjet/Overbite**

Lábio = *22 mm*

ICS = *3 mm*

Overbite = *2 mm aberto*

Overjet = *5 mm (11 - 41)*

**Terços**

1/3 inferior

1/3 médio

**Toques Dentários**

- *Ponta Cusp P do 15 com fossa central 44 = único toque*
- *VD Cusp ML do 16 faz relação com Cusp V do 45*

- *Ponta Cusp P do 25 quase toca VM Cusp V do 34*
- *VD Cusp ML do 26 1mm aberto da Cusp V do 35*

**Distância Intercantal** = *28 mm*

**Base Nasal** = *30 mm*

**Plano Oclusal Maxilar**
Lado D = *65 mm*
Lado E = *68 mm*

**Fig. 1.18** | *Exemplo de uma ficha de avaliação preenchida.*

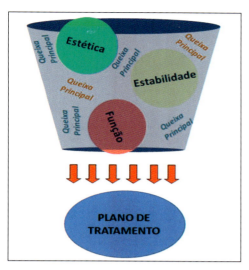

**Fig. 1.19** | *Desenho esquemático dos fatores que decidem o planejamento ortocirúrgico.*

## 6. Considerações Finais

Embora a análise cefalométrica seja uma importante ferramenta para o diagnóstico e estabelecimento do plano de tratamento, ela possui limitações. A maioria dos indivíduos com deformidades dentofaciais apresenta variações anatômicas dos pontos cefalométricos usados como referência (sela, násio, etc.). Isso geralmente leva a conclusões erradas das análises. O profissional precisa reconhecer essas limitações, assim como as vantagens, e correlacionar as análises com os achados clínicos. A clínica é soberana!

Exame clínico, análises cefalométricas e estudo de fotografias são exercícios importantes para entender a deformidade e planejar cirurgias. Mas a análise clínica é o melhor momento para entender o paciente. Não basta conhecer a doença, é necessário conhecer o doente!

Por fim, a cirurgia ortognática é um procedimento eletivo e, portanto, deve visar o bem-estar geral do paciente como um todo. O plano de tratamento deve ser estabelecido para resolver a queixa principal, baseado na tríade estética, função e estabilidade (Fig. 1.19).

## CASO CLÍNICO

MGS, 40 anos, nos procurou para uma mudança em sua estética facial. Ela estava especialmente interessada na correção do sorriso gengival, na falta de selamento labial e falta de projeção do queixo. Achava sua mandíbula muito pequena.

Clinicamente observamos que a paciente apresentava desproporção entre os terços médio e inferior da face, falta de selamento labial, exposição exagerada do ICS (7 mm) mesmo com seu lábio superior medindo 22 mm. Havia uma importante falta de projeção do mento determinando uma linha mento-pescoço diminuída. A mandíbula retraída causava um perfil convexo, o que aumentava a projeção do nariz. Constatamos um overjet de 5 mm, pequeno para a grande discrepância horizontal entre os maxilares.

Diagnosticamos como face longa determinada por excesso vertical de maxila associado à deficiência horizontal de mandíbula.

O objetivo cirúrgico foi diminuir o terço inferior da face para eliminar o sorriso gengival e permitir o selamento labial, e aumentar a projeção do mento.

A cirurgia objetivou reposicionar a parte superior anterior da maxila, mantendo os molares sem movimentação vertical para rotação anti-horária do plano oclusal, e maximizar o avanço mandibular. Avançamos a mandíbula através da osteotomia sagital, e para aumentar a projeção do mento executamos a mentoplastia.

# Fase Pré-ortodontia

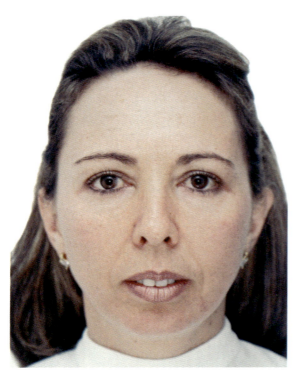
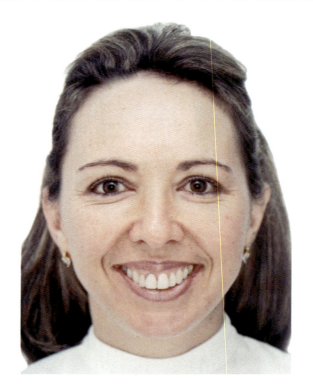
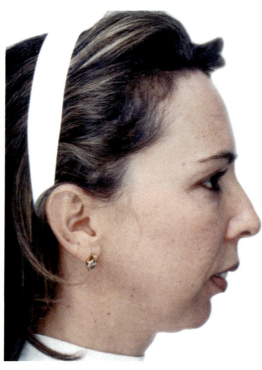
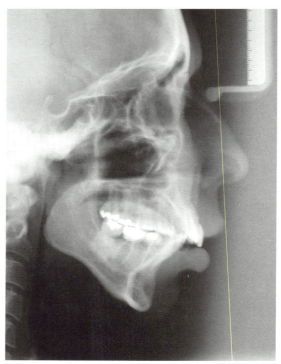
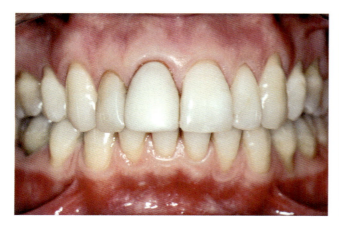
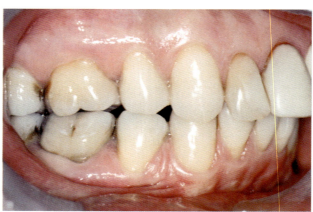

# Fase Pré-operatória

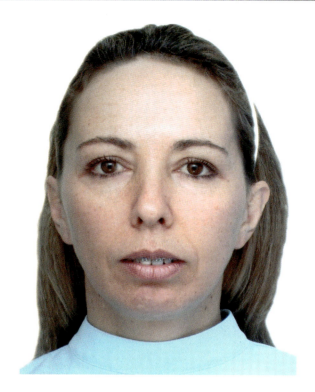
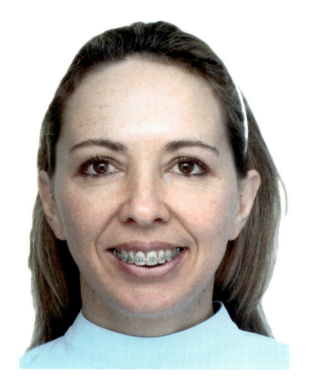

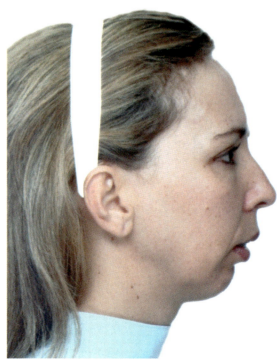
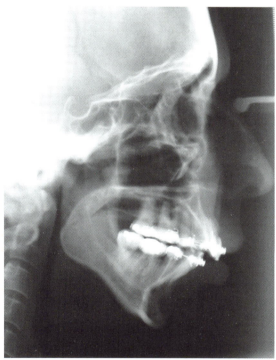

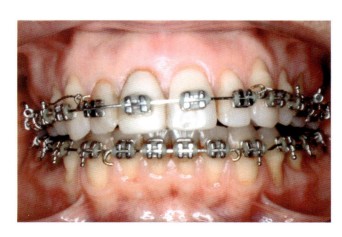
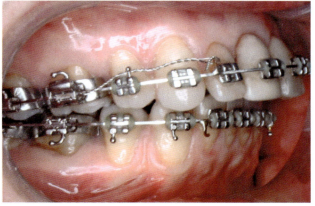

# Planejamento

Paciente: *M. G. S.*        idade: *40 anos*

**Queixa Principal:** *Sorriso Gengival*
*Queixo muito pra trás*
*Falta de selamento labial*
*Mandíbula muito pequena*

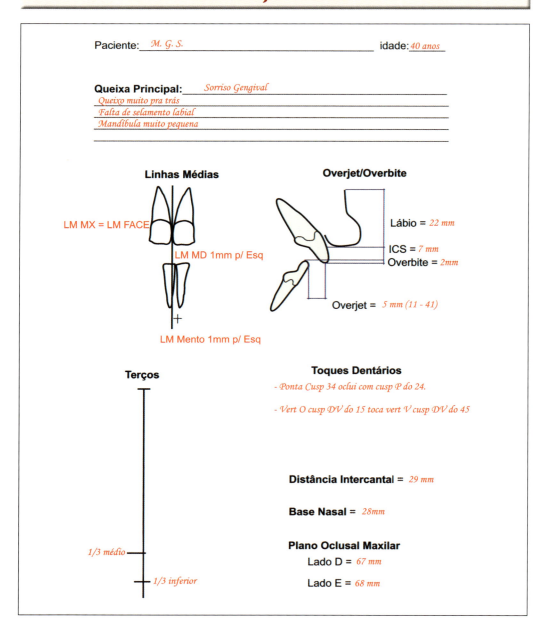

**Linhas Médias**

LM MX = LM FACE

LM MD 1mm p/ Esq

LM Mento 1mm p/ Esq

**Overjet/Overbite**

Lábio = *22 mm*
ICS = *7 mm*
Overbite = *2mm*
Overjet = *5 mm (11 - 41)*

**Terços**

1/3 médio
1/3 inferior

**Toques Dentários**
- *Ponta Cusp 34 oclui com cusp P do 24.*
- *Vert O cusp DV do 15 toca vert V cusp DV do 45*

**Distância Intercantal** = *29 mm*

**Base Nasal** = *28mm*

**Plano Oclusal Maxilar**
Lado D = *67 mm*
Lado E = *68 mm*

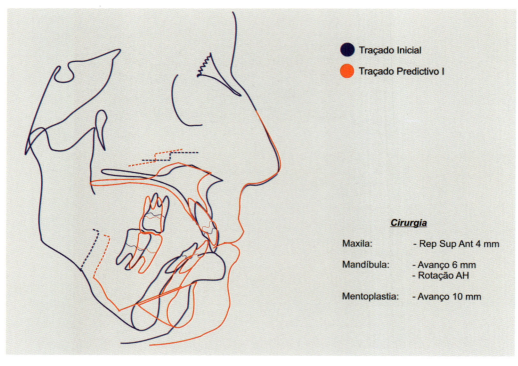

● Traçado Inicial
● Traçado Predictivo I

***Cirurgia***

| | |
|---|---|
| Maxila: | - Rep Sup Ant 4 mm |
| Mandíbula: | - Avanço 6 mm |
| | - Rotação AH |
| Mentoplastia: | - Avanço 10 mm |

# Fase Pós-operatória – 1 Ano

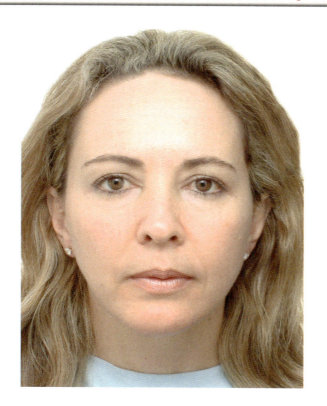
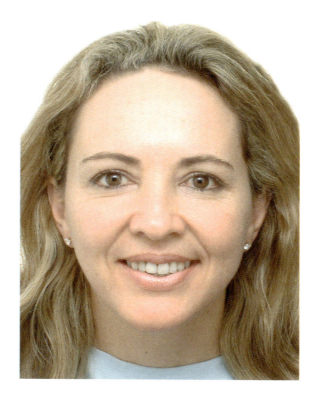
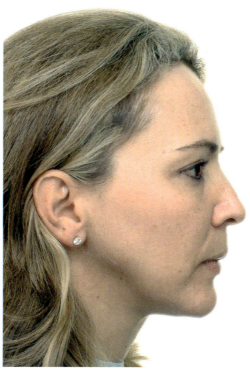
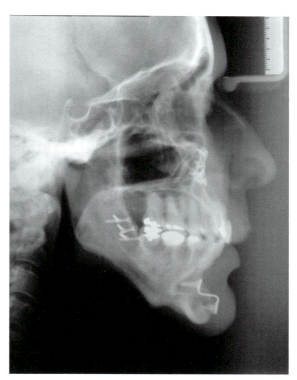
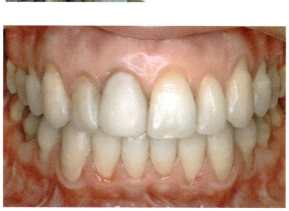
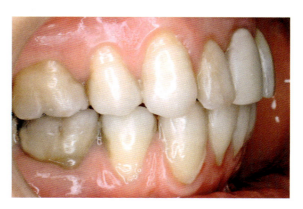

## Fase Pós-operatória – 3 Anos

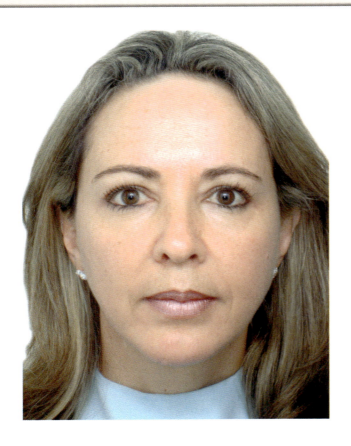
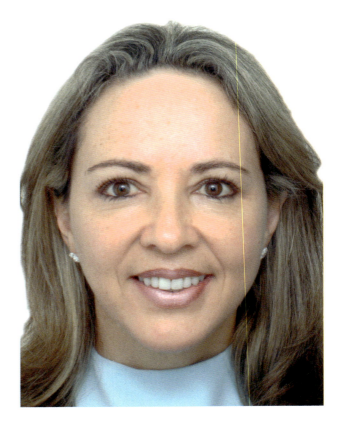
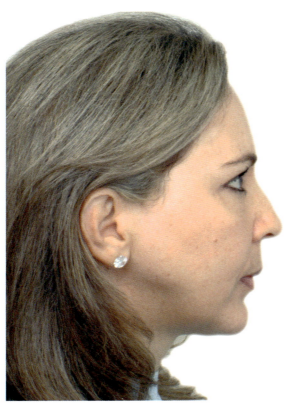
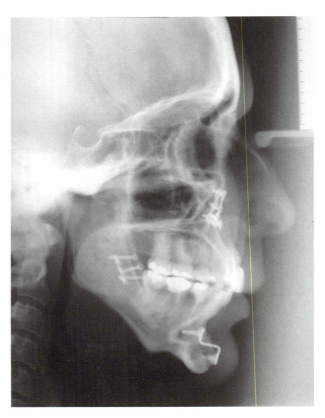

# Referências

1.  Arnett GW, Bergman RT. Facial keys to orthodontic diagnosis and treatment planning part II. Am J Orthod Dentofacial Orthop. 1993; 103:395.
2.  Arnett GW et al. Soft tissue cephalometric analysis: Diagnosis and treatment planning of dentofacial deformity. Am J Orthod Dentofacial Orthop. 1999; 116:239-53.
3.  Bryan DC, Hunt NP. Surgical accuracy in orthognathic surgery. Br J Oral Maxillofac Surg. 1993; 31:343.
4.  Cohen AM. Uncertainty in cephalometrics. Br J Orthod. 1984; 11:44.
5.  Proffit WR, White RP Jr, Sarver DM. Contemporary treatment of dentofacial deformity. St Louis: C.V. Mosby; 2002.

# Estética Facial em Cirurgia Ortognática

*Capítulo* **2**

## 1. Introdução

Os objetivos do tratamento ortocirúrgico são o estabelecimento de uma oclusão funcional e estável com a concomitante melhora na estética facial. Enquanto os resultados oclusais podem ser alcançados de maneira bem objetiva, as conclusões sobre a estética facial ideal são muito subjetivas e podem ser vistas de diferentes maneiras pelos profissionais e pacientes. A definição dos objetivos e as expectativas comuns do planejamento cirúrgico proposto e do paciente são, portanto, cruciais no processo de tratamento.

A estética é a principal razão pela qual os pacientes procuram tratamento ortocirúrgico e, consequentemente, é a maior preocupação de ortodontistas e cirurgiões. As mudanças na estética, na cirurgia ortognática, são as alterações dos tecidos moles causadas pelas osteotomias. Os valores de correspondência entre a movimentação dos maxilares e dentes e as alterações do tecido mole são baseados em médias estabelecidas em trabalhos científicos.

É um desafio prever as alterações que ocorrerão após a cirurgia. Além dos estudos apresentarem muitas diferenças de metodologia, existem alguns fatores que contribuem para a falta de uniformidade como, espessura, tonicidade e postura dos tecidos que recobrem o esqueleto facial.

A maneira mais convencional de predizer os resultados dos tecidos moles durante o planejamento em cirurgia ortognática é através dos traçados predictivos manuais em perfil. Recentemente, foram desenvolvidos *softwares* para realizar essa função. Os traçados digitais oferecem maior rapidez e flexibilidade, além de permitirem uma visualização das alterações na fotografia de perfil do paciente ou até mesmo em uma imagem 3-D. No traçado digital as alterações nos tecidos moles são feitas automaticamente, baseadas em um banco de dados dos softwares (que utilizam médias obtidas de trabalhos científicos). Ambos, traçado predictivo manual e digital, são discutidos nos Capítulos 4 e 5, respectivamente. Neste capítulo apresentaremos de maneira esquemática a rotina que usamos para prever as alterações dos tecidos moles durante o traçado predictivo.

| 19

## 2. Alterações Causadas pelas Osteotomias

### 2.1. Exposição do incisivo central superior (ICS)

A quantidade de coroa do ICS que aparece com o lábio em repouso é o principal parâmetro estético vertical e serve como referência inicial para o tratamento. A exposição do ICS ideal é de 3-4 mm para homens e de 4-5 mm para mulheres. As movimentações verticais da maxila resultam em uma alteração de 1:1 na exposição do ICS. A cada 1 mm de reposição superior da maxila se esconde 1 mm da coroa do ICS, e a cada 1 mm de reposição inferior se expõe 1 mm (Fig. 2.1).

Para os avanços da maxila, a relação é de 1:0,4 mm, ou seja, a cada 1 mm de avanço se aumenta a exposição do ICS em 0,4 mm. Não existem valores estimados para o recuo da maxila, pois esse é um movimento raramente indicado e que não foi incluído na amostra dos trabalhos (Fig. 2.2).

É sempre importante relacionar a estética com a idade. Após a parada do desenvolvimento maxilar, estima-se que a cada 10 anos ocorra uma diminuição de 1 mm na exposição de ICS. Isso se deve à flacidez tecidual que ocorre com o tempo, diminuindo a tonicidade do lábio superior e aumentando o seu comprimento. Essa informação deve ser usada durante o planejamento de cada caso. Por exemplo, em um paciente jovem, com 7 mm de exposição de ICS, a operação da maxila pode não ser indicada, se considerarmos que com o passar do tempo essa exposição deve diminuir aos poucos (Fig. 2.3). Da mesma forma, recuperar a exposição de ICS em adultos é interessante porque traz um aspecto mais jovial (Fig. 2.4).

### 2.2. Sorriso gengival

O sorriso gengival pode ocorrer em quatro situações:

- Excesso vertical da maxila;
- Lábio curto;
- Excesso gengival cobrindo a coroa dos dentes anteriores;
- Atividade muscular acentuada (Quadro 2.1).

Assim, a correção do sorriso gengival começa pelo diagnóstico. Dados clínicos como a quantidade de exposição do ICS com o lábio em repouso, comprimento do lábio superior e comprimento das coroas dos dentes anteriores devem ser atentamente anotados e analisados.

**Quadro 2.1** | Sorriso gengival.

| | | |
|---|---|---|
| Exposição ICS aumentada<br>Comprimento do lábio normal<br>Tamanho da coroa ICS normal | Excesso vertical de maxila | Cirurgia ortognática |
| Exposição ICS normal<br>Comprimento do lábio normal<br>Tamanho da coroa ICS menor | Excesso gengival | Gengivectomia ou Aumento de coroa |
| Exposição ICS normal<br>Comprimento do lábio normal<br>Tamanho da coroa ICS normal | Contração muscular acentuada | Miotomia ou Toxina botulínica A |
| Exposição ICS aumentada<br>Comprimento do lábio curto<br>Tamanho da coroa ICS normal | Lábio curto | Fonoterapia ou Cirurgia labial |

Os excessos verticais da maxila são corrigidos pela cirurgia ortognática. Quando o sorriso gengival se manifesta devido a um lábio curto (normal = 20 mm), fonoterapia ou cirurgia para alongamento labial pode ser a melhor solução. No caso de coroas dentais encurtadas (o normal da coroa do ICS é 9,5 mm – 11,5 mm) por excesso gengival, as gengivectomias são a solução.

No sorriso gengival causado pela contração acentuada dos músculos elevador comum do lábio superior e canto da boca, as miotomias podem ser a solução, mas não apresentam prognóstico confiável. A toxina botulínica A tem sido utilizada por alguns profissionais, todavia, há poucos relatos na literatura.

Como já citado, a análise vertical da região anterior da maxila é conseguida pela exposição do ICS em repouso. A exposição da gengiva durante o sorriso é uma análise relativa, pois isso depende muito da tonicidade dos músculos da expressão facial que não é controlada durante a cirurgia ortognática. Há pacientes com exposição normal de ICS, tamanho de lábio normal e que apresentam queixa de sorriso gengival. É muito difícil resolver esses casos apenas com cirurgia ortognática.

Se considerarmos que a exposição normal de ICS varia de alguns milímetros (normal de 3-5 mm), podemos usar essa margem e aplicá-la baseada na queixa principal do paciente. Por exemplo, na paciente da figura 2.5, a exposição de ICS era de 8 mm (apenas 3 mm fora da margem) mas sua queixa principal era o sorriso gengival. Nesse caso, durante o planejamento, optamos por deixar a paciente com exposição de 3 mm (limite inferior) para corrigir ao máximo o sorriso gengival, pois essa era a queixa dela. Lembre-se de que a exposição de ICS em repouso é que determina a posição vertical da maxila, mas o objetivo do tratamento é resolver a queixa do paciente, desde que esteja ao nosso alcance. Os pacientes geralmente sabem quando têm um sorriso gengival, mas poucos irão se queixar pelo excesso de exposição do ICS com o lábio em repouso.

## 2.3. Lábio superior (LS) e área subnasal (Sn)

Essa área de alto impacto estético corresponde à região mais difícil de prever alterações no tecido mole, variando muito conforme tipo racial e formato do lábio. Lábios finos tendem a responder mais às alterações dento-ósseas. As alterações previstas para o LS são baseadas na movimentação do ICS. Já as alterações do Sn estão relacionadas à movimentação da espinha nasal anterior (ANS). Ambas as relações de movimentação são feitas na relação de 1:0,5 mm. Por exemplo, um avanço de 4 mm do ICS vai repercutir em um avanço de 2 mm do LS (Fig. 2.6). Vale ressaltar que essa relação é assim mantida quando a sutura da osteotomia Le Fort I for do tipo VY. Caso isso não seja realizado, o lábio poderá ficar encurtado e retraído. Nossa experiência mostra que essa proporção é bem fiel com a sutura VY.

O estudo de Schlosser et al. (2005) avaliou a percepção estética de ortodontistas e leigos, após manipulação, em programas digitais, da retração e projeção do ICS na foto de perfil de uma modelo sorrindo, que melhor contemplava as medidas normais da posição dos tecidos moles. Os autores encontraram a pior avaliação estética para a retração do ICS, sugerindo que essa informação seja observada durante o planejamento.

Um avanço de mandíbula isolado proporciona um suporte aos tecidos moles da porção superior do terço inferior da face, principalmente lábios superiores. Então, após um avanço de mandíbula, espera-se uma projeção do lábio superior (Fig. 2.7).

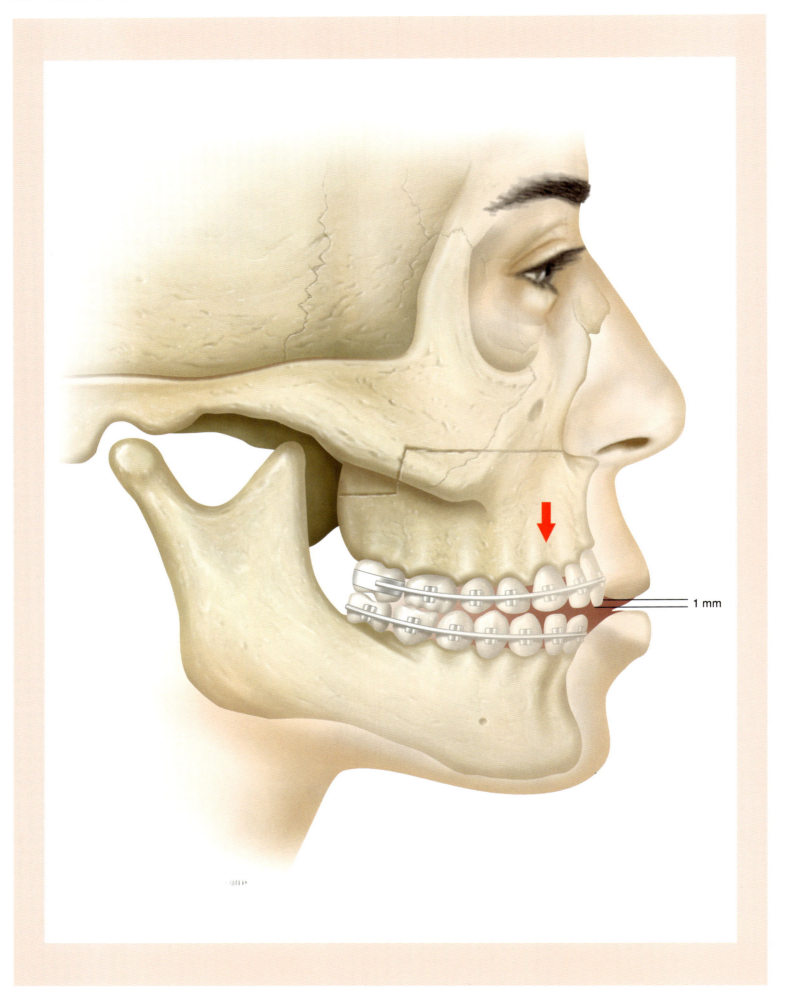

**Fig. 2.1A** | *Desenho demonstrando o aumento da exposição do ICS, em uma relação 1:1, após uma reposição inferior da maxila.*

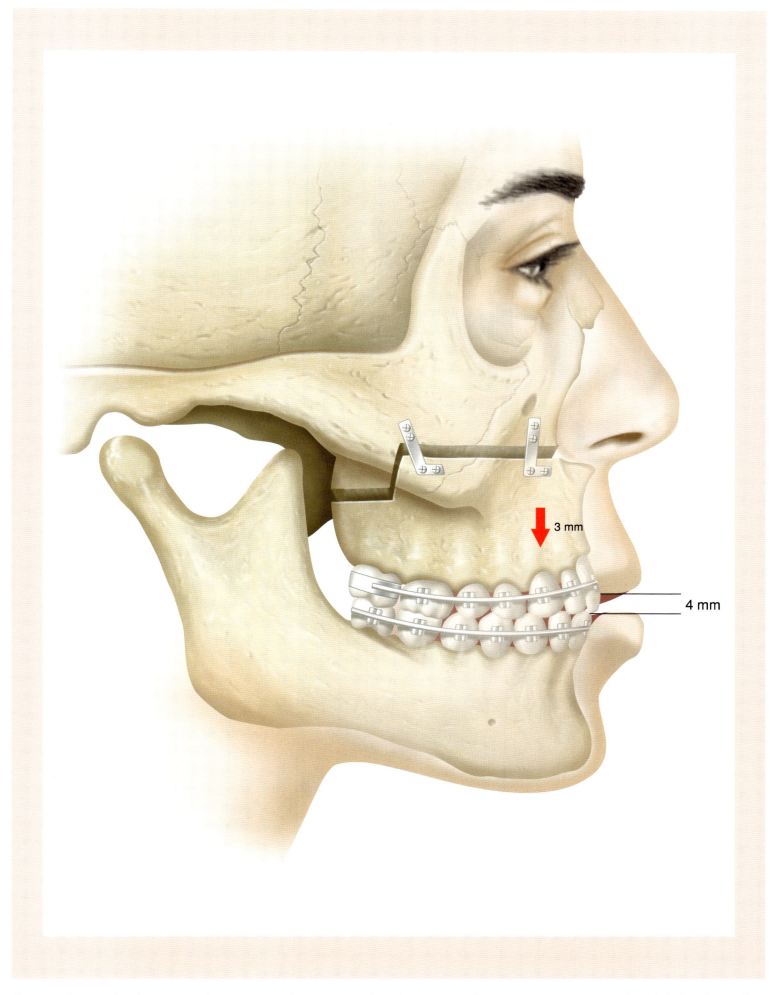

**Fig. 2.1B** | *Desenho demonstrando o aumento da exposição do ICS, em uma relação 1:1, após uma reposição inferior da maxila.*

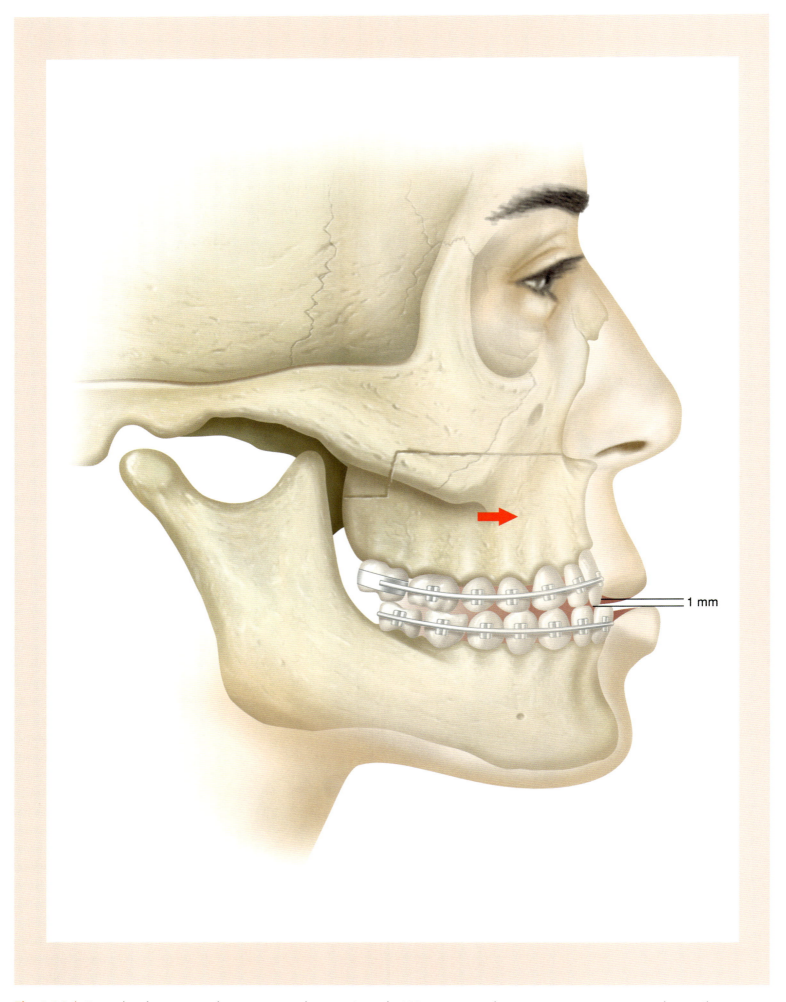

**Fig. 2.2A** | *Desenho demonstrando o aumento da exposição do ICS, em uma relação 1:0,4, após o avanço de maxila.*

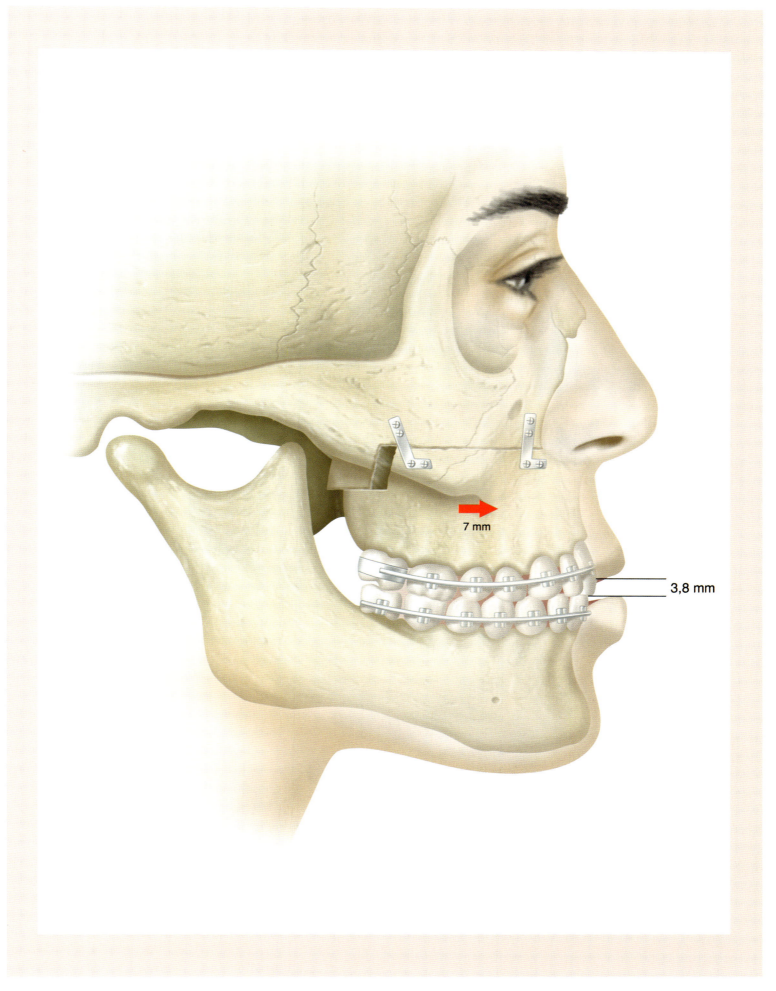

**Fig. 2.2B** | *Desenho demonstrando o aumento da exposição do ICS, em uma relação 1:0,4, após o avanço de maxila.*

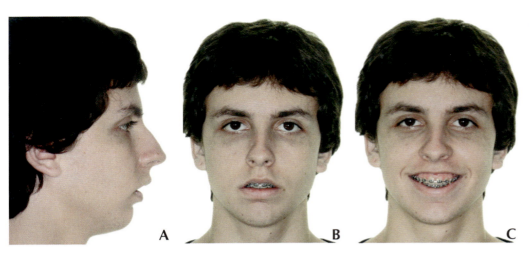

**Fig. 2.3** | *(A) Perfil do paciente com retrognatismo mandibular, candidato à cirurgia ortognática. (B) Vista frontal em repouso. Note que o paciente apresenta um discreto excesso vertical de maxila (7 mm de exposição de ICS) mas é um paciente jovem. (C) No sorriso, novamente notamos o excesso vertical. Mas, tendo em vista a idade e a queixa principal do paciente, optamos apenas por um avanço de mandíbula.*

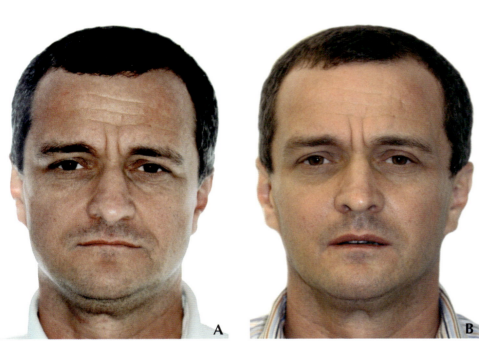

**Fig. 2.4** | *(A) Pré-operatório de um paciente adulto que apresenta pequena discrepância dentária. A queixa principal e razão do tratamento é a deficiência vertical da maxila com exposição negativa de 2 mm do ICS. (B) Seis meses após a cirurgia de reposição inferior de 6 mm da maxila. Note que o paciente apresenta 2 mm de exposição de ICS, o que seria esperado para sua idade. Observe que esse tipo de movimentação leva o paciente a ter aparência mais jovem.*

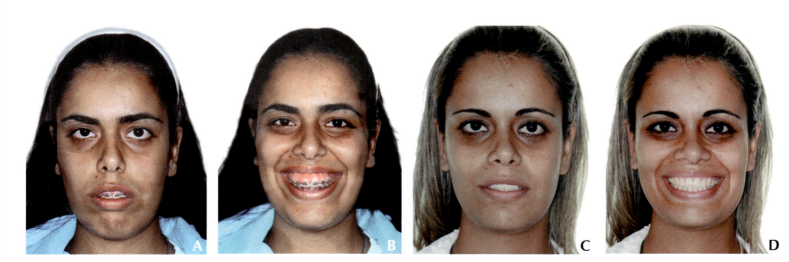

**Fig. 2.5** | *(A) Pré-operatório em repouso de um excesso vertical de maxila com exposição de 8 mm de ICS. (B) A queixa principal era o sorriso gengival, o que mostrava ainda mais o componente vertical da deformidade. (C) Pós-operatório de um ano após impacção da maxila de 5 mm, avanço de 3 mm de mandíbula, mentoplastia de 5 mm de avanço com redução vertical de 5 mm. Note que a exposição de ICS mudou para 3-4 mm e o lábio foi mantido com o mesmo tamanho. (D) No sorriso observa-se que alcançamos o objetivo da paciente.*

Uma observação interessante foi levantada por Chew et al. (2008) a respeito da linearidade das alterações dos tecidos moles em reposta aos movimentos dos maxilares. Todos os trabalhos até então descreviam essas proporções de 1:1 ou 1:0,5, por exemplo, de maneira linear, independente da quantidade da movimentação. Chew et al. (2008) avaliaram se houve diferença nessas proporções, quando consideradas diferentes quantidades de movimentação óssea. Os autores encontraram linearidade para todos os movimentos de maxila e mandíbula exceto para a região subnasal. Os resultados mostraram que o tecido mole do Sn respondeu em uma menor relação com o aumento do avanço do ponto ANS.

As melhores relações estéticas entre lábio superior com o nariz e lábio inferior com mento são obtidas pela correta inclinação dos incisivos superiores e inferiores, respectivamente, com os planos oclusais da maxila e mandíbula. Quando essas inclinações não são atingidas com o preparo ortodôntico, a correção pela cirurgia ortognática é limitada.

## 2.4. Área paralateronasal e ponta do nariz

Essas duas regiões da face apresentam modificações após cirurgias de maxila. Essas alterações são transições entre a região do maxilar movimentado e o esqueleto facial intacto. Isso ocorre principalmente em cirurgias de avanço e reposição superior da maxila. Em geral, essas mudanças são favoráveis esteticamente, atenuando o sulco nasolabial e elevando a ponta do nariz (Fig. 2.8).

## 2.5. Base nasal

O alargamento da base nasal é uma ocorrência frequente quando se realiza osteotomia Le Fort I devido ao descolamento dos tecidos. Infelizmente, essa mudança é quase sempre desfavorável esteticamente (Fig. 2.9). Não há como mensurar o quanto vai alargar, mas há como prevenir. A plicatura da base nasal, tanto interna como externa, é uma manobra cirúrgica utilizada nessa prevenção (descrita no Capítulo 7 sobre osteotomia Le Fort I). Medir a base nasal no pré-operatório para que, no transcirúrgico, esta seja restabelecida é importante para a obtenção do resultado ideal.

## 2.6. Lábio inferior (LI) e pogônio (Pog)

Dentre os tecidos moles do terço inferior da face, a projeção do pogônio é uma das mais importantes para a estética facial e é quase invariavelmente modificada em qualquer tipo de cirurgia ortognática. Além da resposta dos tecidos moles, para conseguir a projeção final do mento, é necessário entender também sobre cirurgia de modelos, pois com ela há como prever com bastante precisão onde ficará o pogônio (vide Caps. 6 e 13).

Os tecidos moles da mandíbula, em geral, respondem aos movimentos ósseos em uma relação de 1:1. O trabalho de Chew et al. (2008) mostrou que a região do Pog é a que apresentou a maior linearidade da resposta do tecido mole. Isso provavelmente deve-se ao fato de que não é necessário o descolamento na região anterior para a execução das cirurgias mandibulares, com exceção da mentoplastia (Fig. 2.10).

Nos casos de recuo da mandíbula, essa resposta dos tecidos moles pode ser menor na região do Li. A razão é que os dentes superiores anteriores encostam-se no lábio e limitam essa movimentação (Fig. 2.11).

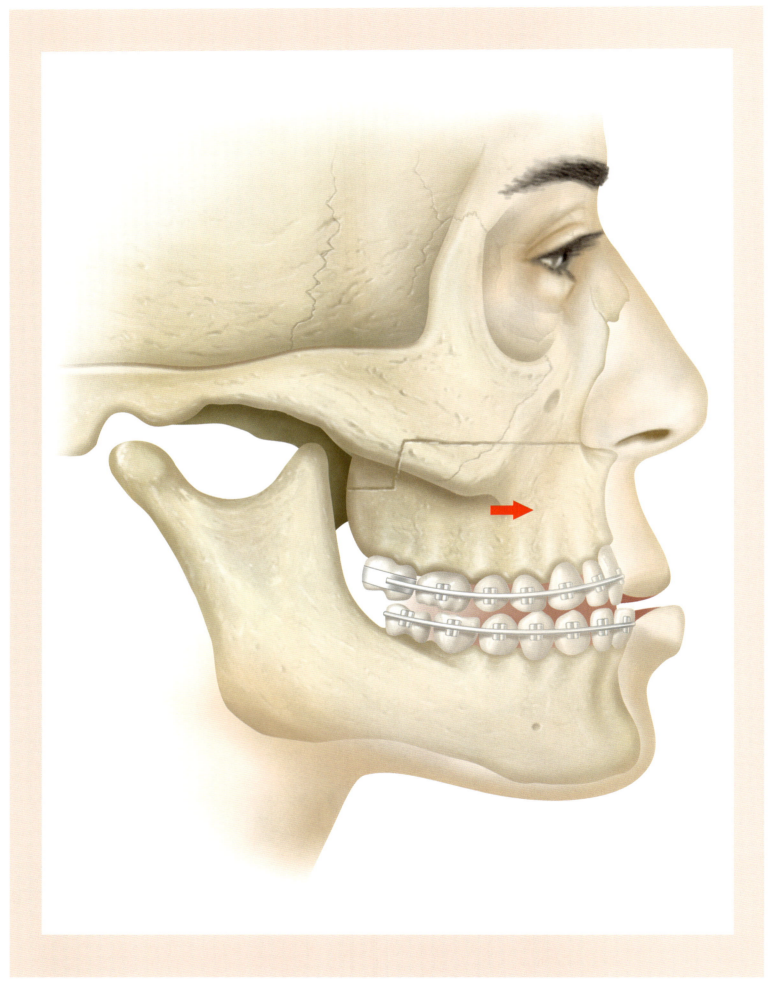

**Fig. 2.6A** | *Desenho demonstrando a resposta dos tecidos moles após um avanço de maxila.*

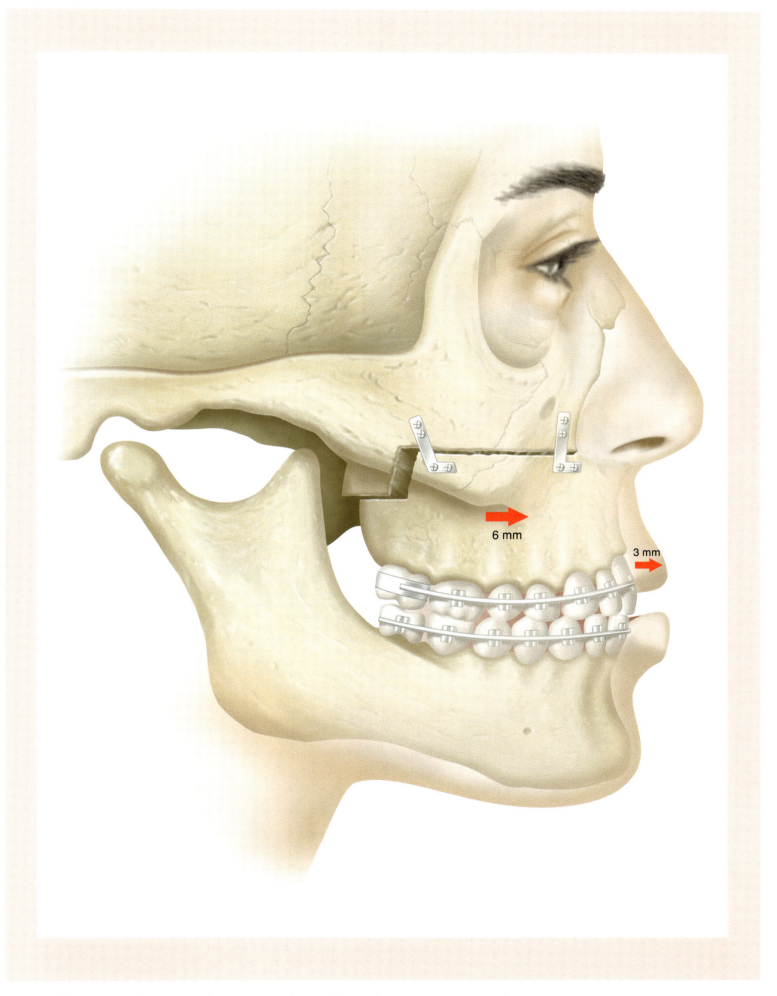

**Fig. 2.6B** | *Desenho demonstrando a resposta dos tecidos moles após um avanço de maxila.*

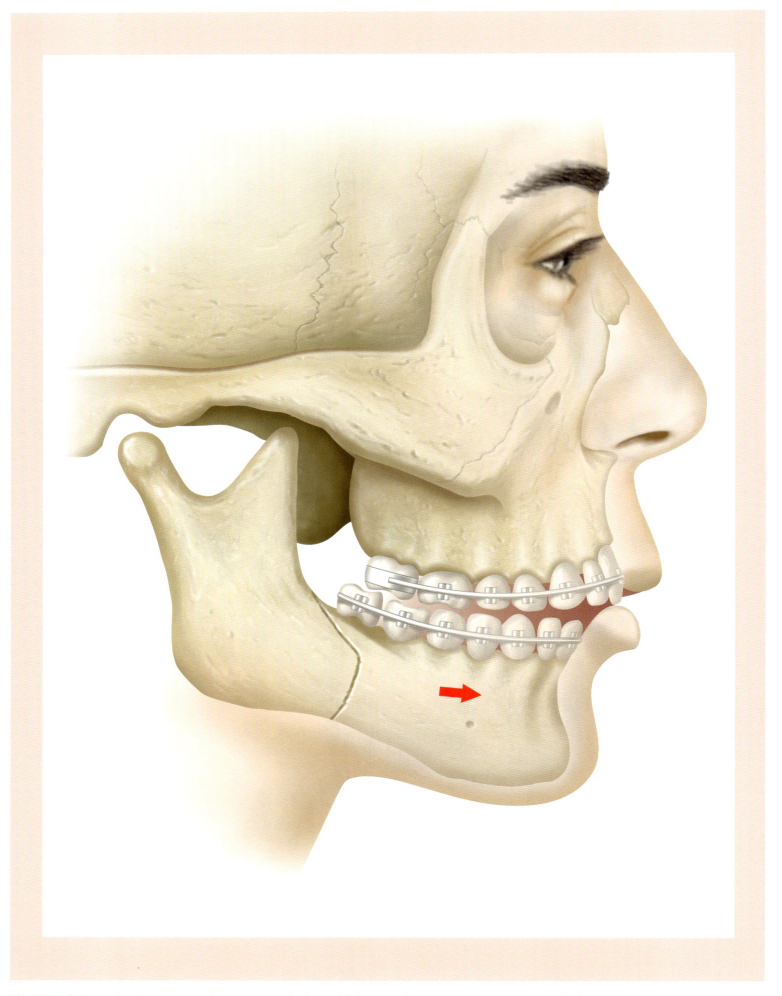

**Fig. 2.7A** | *Desenho demonstrando o suporte dado ao lábio superior após um avanço mandibular.*

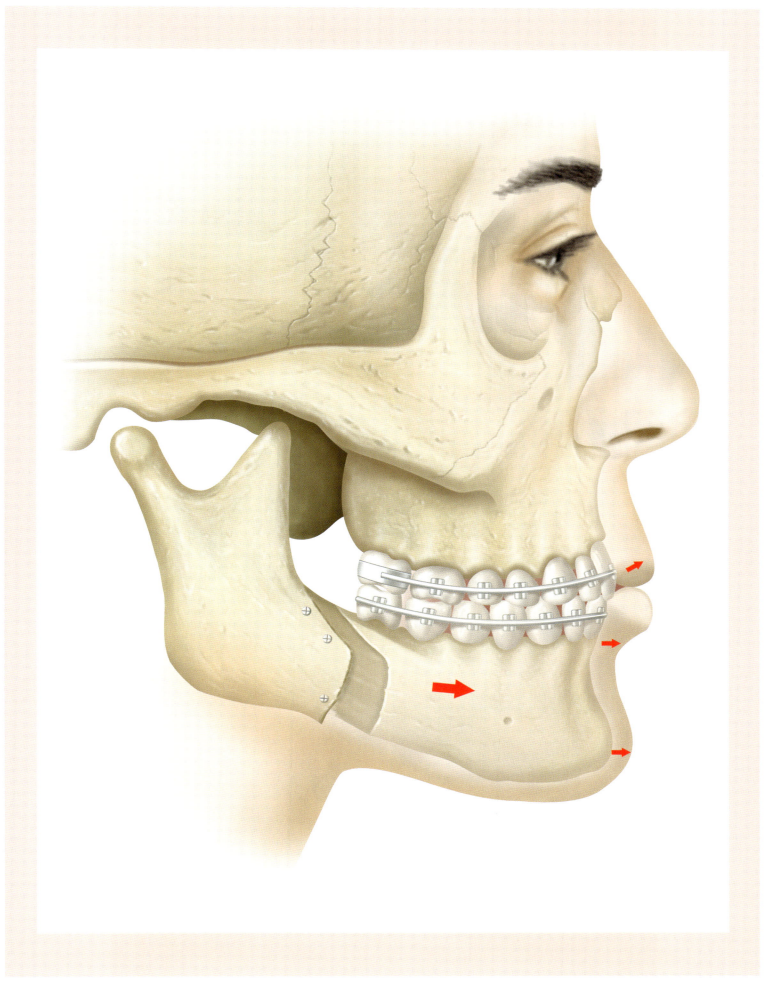

**Fig. 2.7B** | *Desenho demonstrando o suporte dado ao lábio superior após um avanço mandibular.*

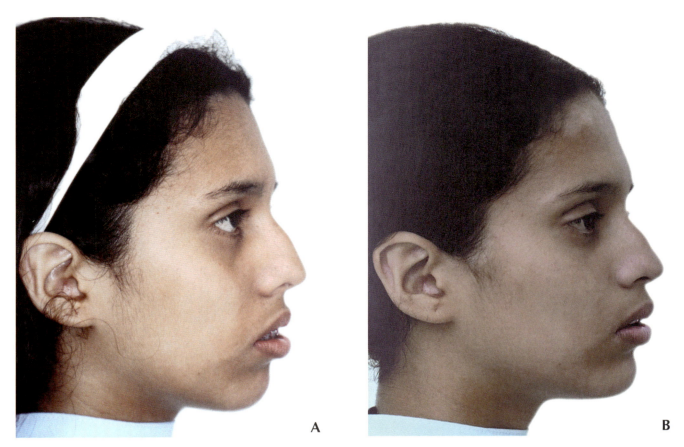

**Fig. 2.8** | *(A)* Pré-operatório de paciente com excesso vertical de maxila. *(B)* Pós-operatório de um ano da reposição superior de maxila e autorrotação de mandíbula. Note o preenchimento da área paralateronasal e elevação da ponta do nariz, ambos favoráveis esteticamente.

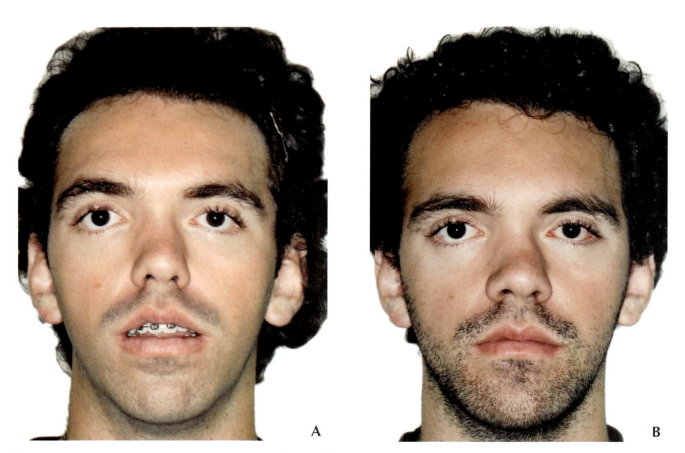

**Fig. 2.9** | *(A)* Pré-operatório – paciente queixava-se de mordida aberta e falta de selamento labial. Apresentava excesso vertical de maxila e padrão II de desenvolvimento facial. *(B)* Pós-operatório de seis meses da reposição superior de maxila (2 mm anterior e 4 mm posterior), rotação de mandíbula, mentoplastia de avanço de 5 mm e redução vertical de 4 mm.

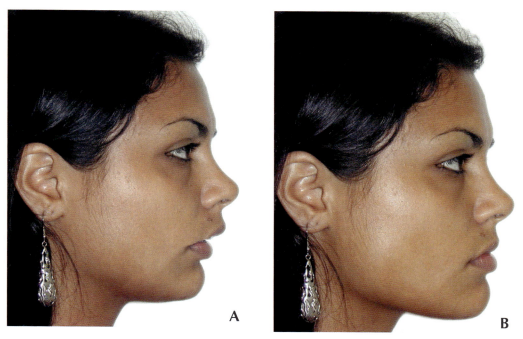

**Figs. 2.10A-B** | *Paciente com avanço de mandíbula mostrando que o Pog movimenta na relação de 1:1.*

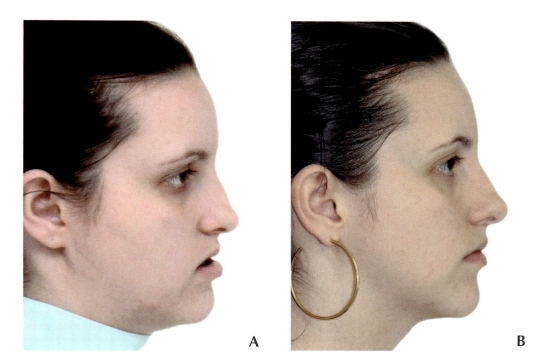

**Fig. 2.11** | *(A)* Pré-operatório de paciente com prognatismo mandibular. Queixas principais: oclusão dentária e lábio inferior muito para a frente. *(B)* Pós-operatório de um ano de recuo mandibular de 5 mm. Compare a posição do lábio inferior em relação ao mento em ambas as imagens. Note que a porção superior do lábio inferior fica apoiada nos incisivos superiores fazendo com que o lábio recue menos que o mento.

Para as mentoplastias, a resposta do tecido mole do mento (Pog') é de 80%–100% para os casos de avanço, redução ou aumento vertical. Nos casos de recuo a resposta pode ser menor, de 70%–100%, pois a porção acima da osteotomia (próxima aos dentes) mantém certo suporte aos tecidos moles do mento (Fig. 2.12).

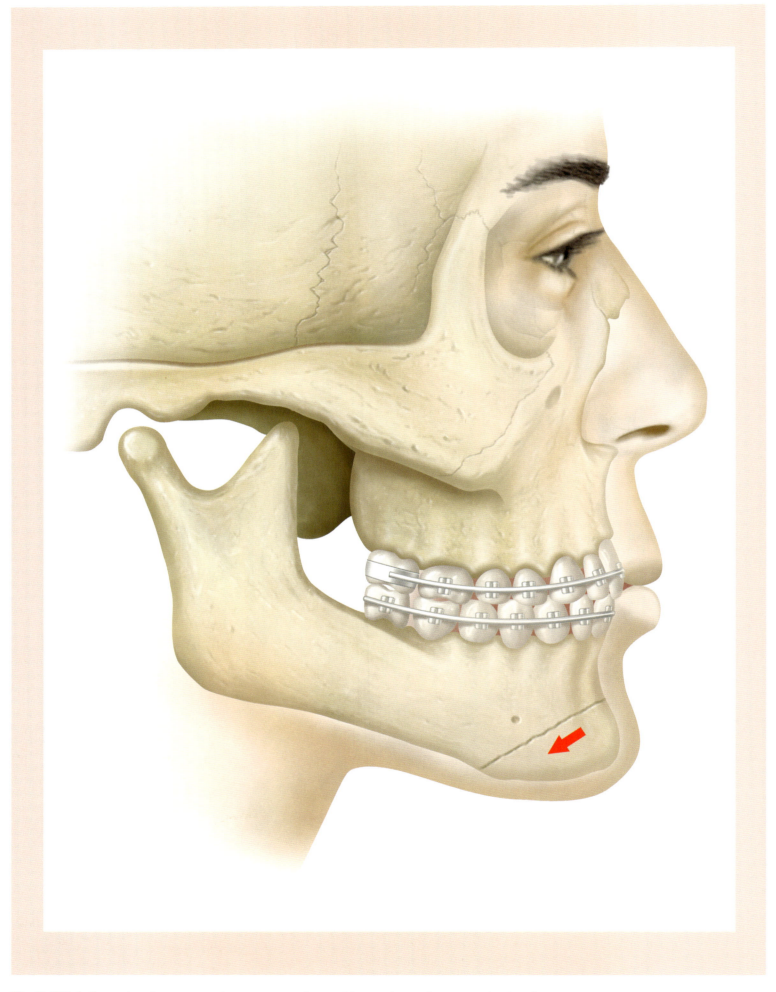

**Fig. 2.12A** | *Desenho demonstrando a resposta dos tecidos moles após mentoplastias de recuo.*

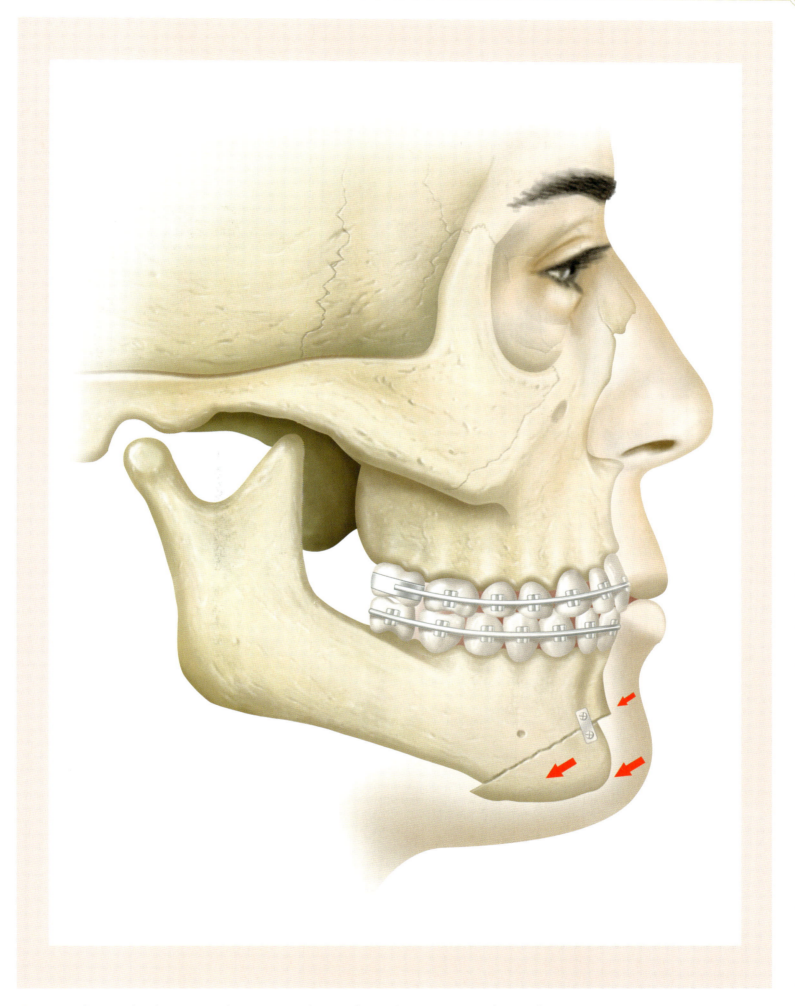

**Fig. 2.12B** | *Desenho demonstrando a resposta dos tecidos moles após mentoplastias de recuo.*

## CASO CLÍNICO

Paciente JK, de 16 anos, não gostava de sua estética e de sua mordida. Esteticamente reclamava do rosto torto causado pela assimetria mandibular, e da projeção acentuada da mandíbula e do nariz. Também se queixava de dor de cabeça em região temporal. A paciente e os pais preferiram diminuir o risco de parestesia relacionada ao NAI.

Examinando a face da garota, observamos que a linha média do mento estava deslocada 3,5 mm para esquerda da linha média da face. Havia ainda desvio de 2 mm para direita da linha média dentária da maxila. O ICS apresentava 1 mm de exposição, mesmo tendo um lábio superior com 17 mm de comprimento. Notamos 1 mm de mordida aberta anterior.

Observamos também um afundamento da região paralateronasal.

O diagnóstico foi de deficiência maxilar horizontal e vertical e lateroprognatismo mandibular. Nosso objetivo cirúrgico foi acertar as linhas médias dos dentes e do mento com a da face, projetar a região paralateronasal e aumentar a exposição do ICS.

A cirurgia envolveu os dois maxilares. Na maxila, através de osteotomia Le Fort I, realizamos avanço com rotação para a esquerda associado às reposições inferior anterior e superior posterior. Na mandíbula o principal movimento foi a rotação para a direita, realizada pela osteotomia vértico-sagital do ramo mandibular, pois havia queixa de DTM e a expressa vontade de evitar ao máximo a possível alteração de sensibilidade relacionada ao NAI.

## Fase Pré-ortodontia

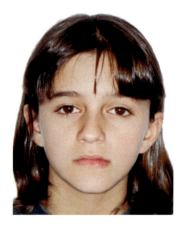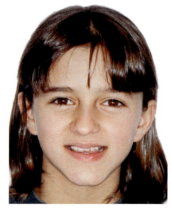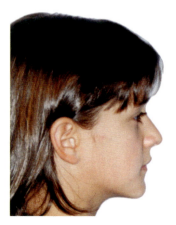

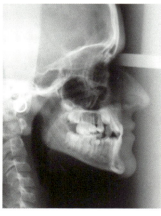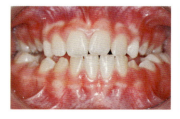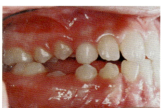

# Fase Pré-operatória

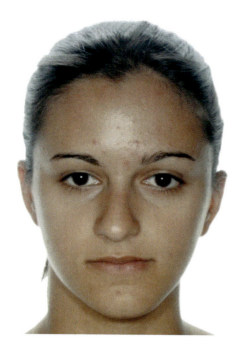
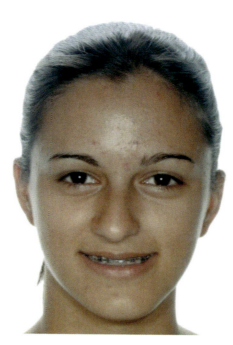
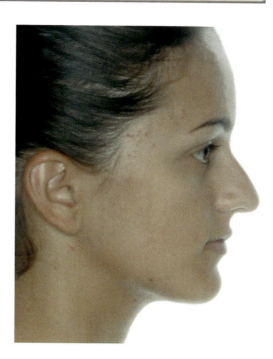

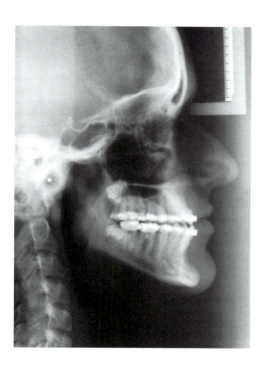
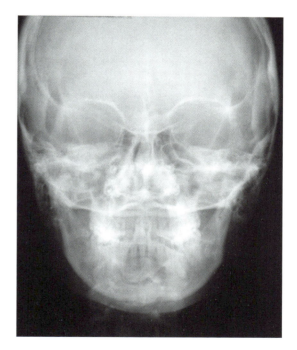

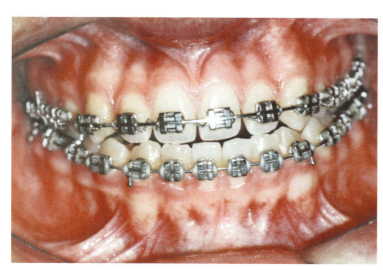
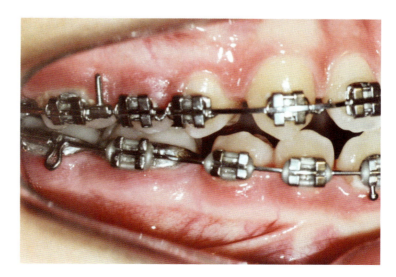

# Planejamento

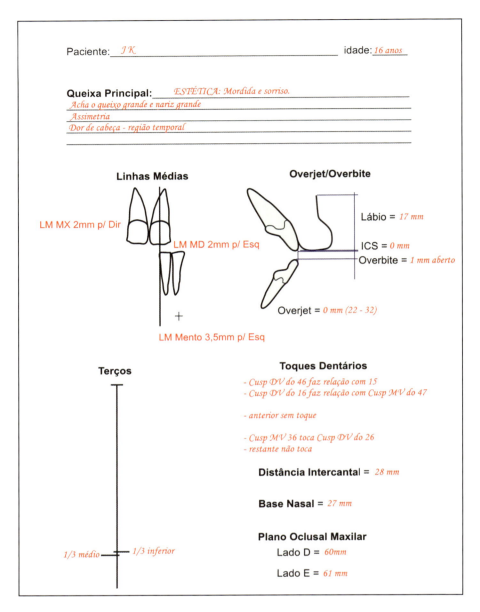

Paciente: _J K_____ idade: _16 anos_

**Queixa Principal:** _ESTÉTICA: Mordida e sorriso._____
_Acha o queixo grande e nariz grande_____
_Assimetria_____
_Dor de cabeça - região temporal_____

### Linhas Médias

LM MX 2mm p/ Dir

LM MD 2mm p/ Esq

+

LM Mento 3,5mm p/ Esq

### Overjet/Overbite

Lábio = _17 mm_

ICS = _0 mm_

Overbite = _1 mm aberto_

Overjet = _0 mm (22 - 32)_

### Terços

1/3 médio — 1/3 inferior

### Toques Dentários

- *Cusp DV do 46 faz relação com 15*
- *Cusp DV do 16 faz relação com Cusp MV do 47*

- *anterior sem toque*

- *Cusp MV 36 toca Cusp DV do 26*
- *restante não toca*

**Distância Intercantal** = _28 mm_

**Base Nasal** = _27 mm_

**Plano Oclusal Maxilar**
Lado D = _60mm_

Lado E = _61 mm_

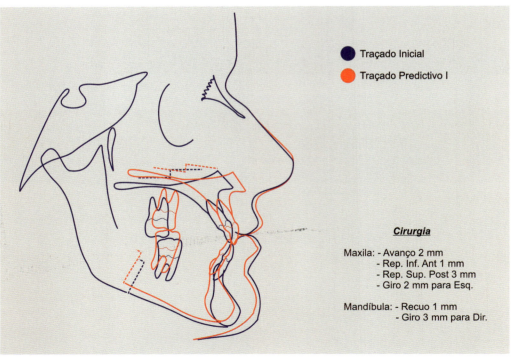

● Traçado Inicial

● Traçado Predictivo I

### *Cirurgia*

Maxila: - Avanço 2 mm
- Rep. Inf. Ant 1 mm
- Rep. Sup. Post 3 mm
- Giro 2 mm para Esq.

Mandíbula: - Recuo 1 mm
- Giro 3 mm para Dir.

# Fase Pós-operatória

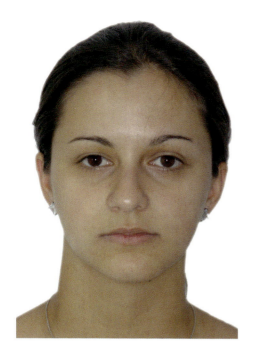
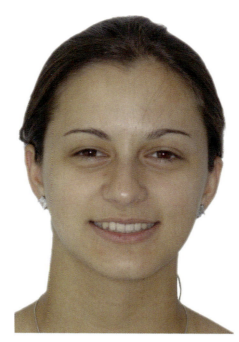
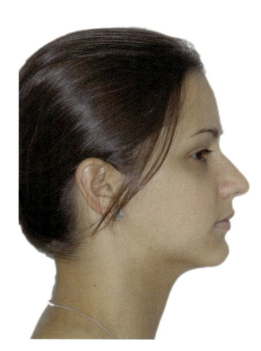

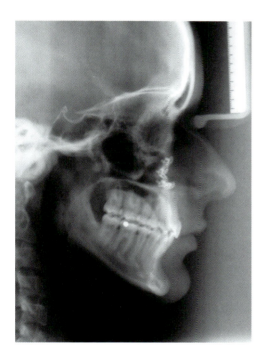
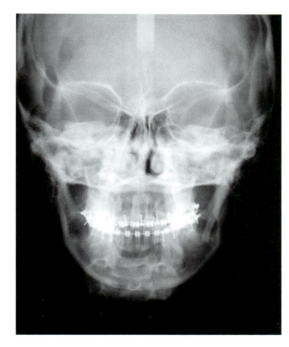

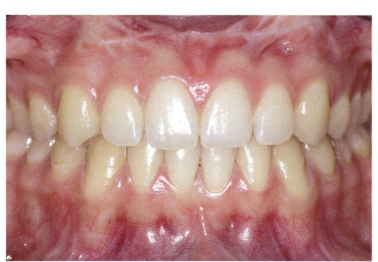
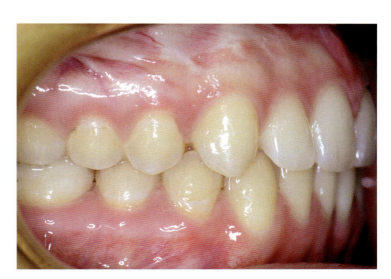

# Referências

1. Arnett GW, Bergman RT. Facial keys to orthodontic diagnosis and treatment planning part II. Am J Orthod Dentofacial Orthop. 1993; 103:395.
2. Arnett GW, et al. Soft tissue cephalometric analysis: Diagnosis and treatment planning of dentofacial deformity. Am J Orthod Dentofacial Orthop. 1999; 116:239-53.
3. Bryan DC, Hunt NP. Surgical accuracy in orthognathic surgery. Br J Oral Maxillofac Surg. 1993; 31:343.
4. Chew MT, Sandham A, Wong HB. Evaluation of the linearity of soft- to hard tissue movement after orthognathic surgery. Am J Orthod Dentofacial Orthop. 2008; 134:665.
5. Cohen AM. Uncertainty in cephalometrics. Br J Orthod. 1984; 11:44.
6. Csaszar GR, Bruker-Csaszar B, Niederdellmann H. Prediction of soft tissue profiles in orthodontic surgery with the Dentofacial Planner. Int J Adult Orthod Orthognath Surg. 1999; 14:285.
7. Gerbo LR, Poulton DR, Covell DA, et al. A comparison of a computer-based orthognathic surgery prediction system to postsurgical results. Int J Adult Orthod Orthognath Surg. 1997; 12:55.
8. Joss CU, Vassalli IM, Thüer UW. Stability of soft tissue profile after mandibular setback in sagittal split osteotomies: a longitudinal and long-term follow-up study. J Oral Maxillofac Surg. 2008; 66:1610.
9. Koh CH, Chew MT. Predictability of soft tissue profile changes following bimaxillary surgery in skeletal class III Chinese patients. J Oral Maxillofac Surg. 2004 ; 62:1505.
10. Mankad B, Cisneros GJ, Freeman K, et al. Prediction accuracy of soft tissue profile in orthognathic surgery. Int J Adult Orthod Orthognath Surg. 1999; 14:19.
11. Peled M, Ardekian L, Krausz AA, Aizenbud D. Comparing the effects of V-Y advancement versus simple closure on upper lip aesthetics after Le Fort I advancement. J Oral Maxillofac Surg. 2004; 62:315.
12. Proffit WR, White RP Jr, Sarver DM. Contemporary treatment of dentofacial deformity. St Louis: C.V. Mosby; 2002.
13. Schlosser JB, Preston CB, Lampassoc J. The effects of computer-aided antero-posterior maxillary incisor movement on ratings of facial attractiveness. Am J Orthod Dentofacial Orthop. 2005; 127:17.
14. Sinclair PM, Kilpelainen P, Philips C, et al. The accuracy of video imaging in orthognathic surgery. Am J Orthod Dentofac Orthop. 1995; 107:177.
15. Stella JP, Streater MR, Epker BN, Sinn DP. Predictability of upper lip soft tissue changes with maxillary advancement. J Oral Maxillofac Surg. 1989; 47:697.
16. Syliangco ST, Sameshima GT, Kaminishi RM, et al. Predicting soft tissue changes in mandibular advancement surgery: A comparison of two video imaging systems. Angle Orthod. 1997; 67:337.
17. Talebzadeh N, Pogrel MA. Upper lip length after V-Y versus continuous closure for Le Fort I level maxillary osteotomy. Oral Surg Oral Med Oral Pathol Oral Radiol Endod. 2000; 90:144.
18. Upton PM, Sadowsky PL, Sarver DM, et al. Evaluation of video imaging prediction in combined maxillary and mandibular orthognathic surgery. Am J Orthod Dentofac Orthop. 1997; 112:656.

# Quando o Paciente está Pronto para Cirurgia Ortognática?

## 1. Introdução

O objetivo deste capítulo é discutir e orientar os ortodontistas como o paciente deve estar para ser encaminhado para a cirurgia ortognática. O preparo ortodôntico pré-cirúrgico cabe ao ortodontista, todavia, os cirurgiões devem estar atentos a alguns aspectos que podem interferir na cirurgia e no resultado final. Muitas vezes os ortodontistas desconhecem esses detalhes, pois estão diretamente relacionados com o procedimento cirúrgico.

As questões técnicas a respeito do preparo ortodôntico como mecânica, compensações, descompensações, nivelamento, expansões palatinas, extrações dentárias não serão abordadas.

A sequência do encaminhamento do paciente com deformidade dentofacial e vai ser submetido ao tratamento ortocirúrgico, assim como as relações profissionais entre o cirurgião bucomaxilofacial e o ortodontista estão esquematizadas nas figuras 3.1 a 3.3.

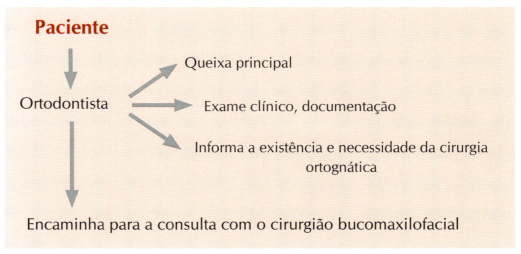

**Fig. 3.1** | *Sequência da condução do paciente com deformidade facial que consulta primeiro o ortodontista.*

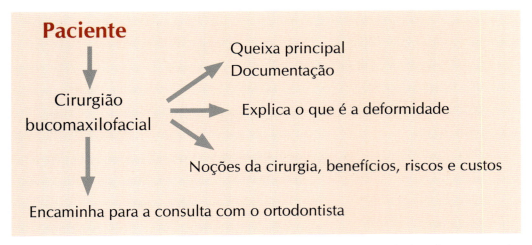

**Fig. 3.2** | *Sequência da condução do paciente com deformidade facial que consulta primeiro o cirurgião.*

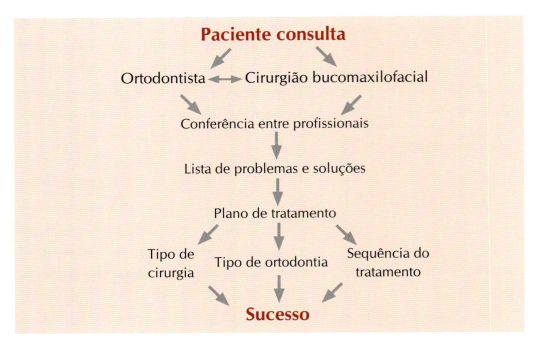

**Fig. 3.3** | *A conferência entre cirurgião e ortodontista é fundamental para definir o plano de tratamento, e deve ser realizada após o paciente ter sido visto pelos dois profissionais.*

## 2. Quando o Paciente Está Pronto?

Toda vez que o ortodontista estiver com dúvidas se o paciente está ou não pronto para cirurgia ortognática, antes de encaminhar ao cirurgião buco-maxilofacial, ele deve observar:

### 2.1. Inclinação dos incisivos centrais superiores (ICS)

No exame clínico com o paciente de perfil, ao observar o lábio superior, podemos ter uma idéia se a inclinação do ICS está ou não adequada, confirmamos isso na radiografia cefalométrica lateral. Nessa radiografia, avaliamos a repercussão da inclinação do ICS na projeção do lábio superior e na relação lábio-nariz (Fig. 3.4).

Segundo Arnett et al. (1999), se a inclinação do ICS em relação ao plano oclusal maxilar for de 57°, a posição labial após a cirurgia ortognática terá uma repercussão estética ideal (Fig. 3.7).

Um paciente candidato a apenas um avanço de maxila precisa estar com o ângulo nasolabial mais aberto para permitir que o avanço melhore essa relação. Em geral, um avanço de maxila com boa repercussão estética varia entre 5-7 mm. Nos casos em que será realizado apenas avanço de maxila, o ortodontista deve controlar a posição e inclinação do ICS para que o overjet permita esse movimento. Se o ICS estiver muito inclinado, o avanço será muito pequeno e não terá a repercussão estética ideal (Fig. 3.5).

Nos pacientes em que será realizada apenas cirurgia na mandíbula, o ortodontista deve preparar a angulação do ICS de maneira que o indivíduo apresente um bom ângulo nasolabial, e não seja necessário operar a maxila (Fig. 3.6A).

Nos casos de cirurgias bimaxilares, quando o plano oclusal pode ser girado, o importante é manter uma inclinação do ICS em relação ao plano oclusal maxilar que favoreça este giro, possibilitando a melhor estética labial.

## 2.2. Inclinação dos incisivos centrais inferiores (ICI)

Da mesma forma que o ICS, analisando clinicamente a projeção do lábio inferior no perfil podemos ter uma idéia da inclinação do ICI. Na radiografia cefalométrica lateral observamos a repercussão da inclinação do ICI com a projeção do lábio inferior, e sua relação com o mento (Fig. 3.6).

No trabalho de Arnett et al. (1999), quando a angulação entre o longo eixo do ICI e o plano oclusal mandibular for 64°, a posição labial e a sua relação com o mento será a mais estética, após a cirurgia ortognática (Fig. 3.7).

Em um prognatismo mandibular, se o ICI estiver retroinclinado (voltado para lingual), o lábio inferior não terá suporte, então o sulco mentolabial será pouco marcado. O resultado das cirurgias, nesses casos, será a correção da relação entre os dentes, mas com o desenho e projeção do mento desarmônicos (Fig. 3.8). Nesses pacientes, se o ICI estiver bem angulado com o plano oclusal da mandíbula, o lábio inferior estará projetado em harmonia com o mento possibilitando uma estética favorável após a cirurgia ortognática.

Em pacientes com deficiência mandibular, se o ICI estiver muito vestibularizado, o lábio inferior estará projetado em relação ao mento fazendo com que o resultado estético ideal não seja atingido após a cirurgia ortognática (Fig. 3.9).

Uma inclinação inadequada do ICI pode limitar o resultado estético e/ou tornar necessária a realização de uma mentoplastia ou uma cirurgia bimaxilar.

## 2.3. Análise dinâmica dos modelos de gesso

Para evitar instabilidade na cirurgia é necessário que a oclusão entre os maxilares seja estável. Se levarmos os modelos à oclusão final, e ela estável nas relações dentárias corretas (chave de caninos, overjet e overbite), o paciente está pronto para a cirurgia (Fig. 3.10).

Em algumas situações podemos encontrar toques pré-maturos que impedem a estabilidade entre os modelos. Se a diferença for pequena, desgastes seletivos do esmalte dental podem ser realizados antes da cirurgia. Nos grandes contatos, a solução é adiar a cirurgia e corrigir com movimentos ortodônticos.

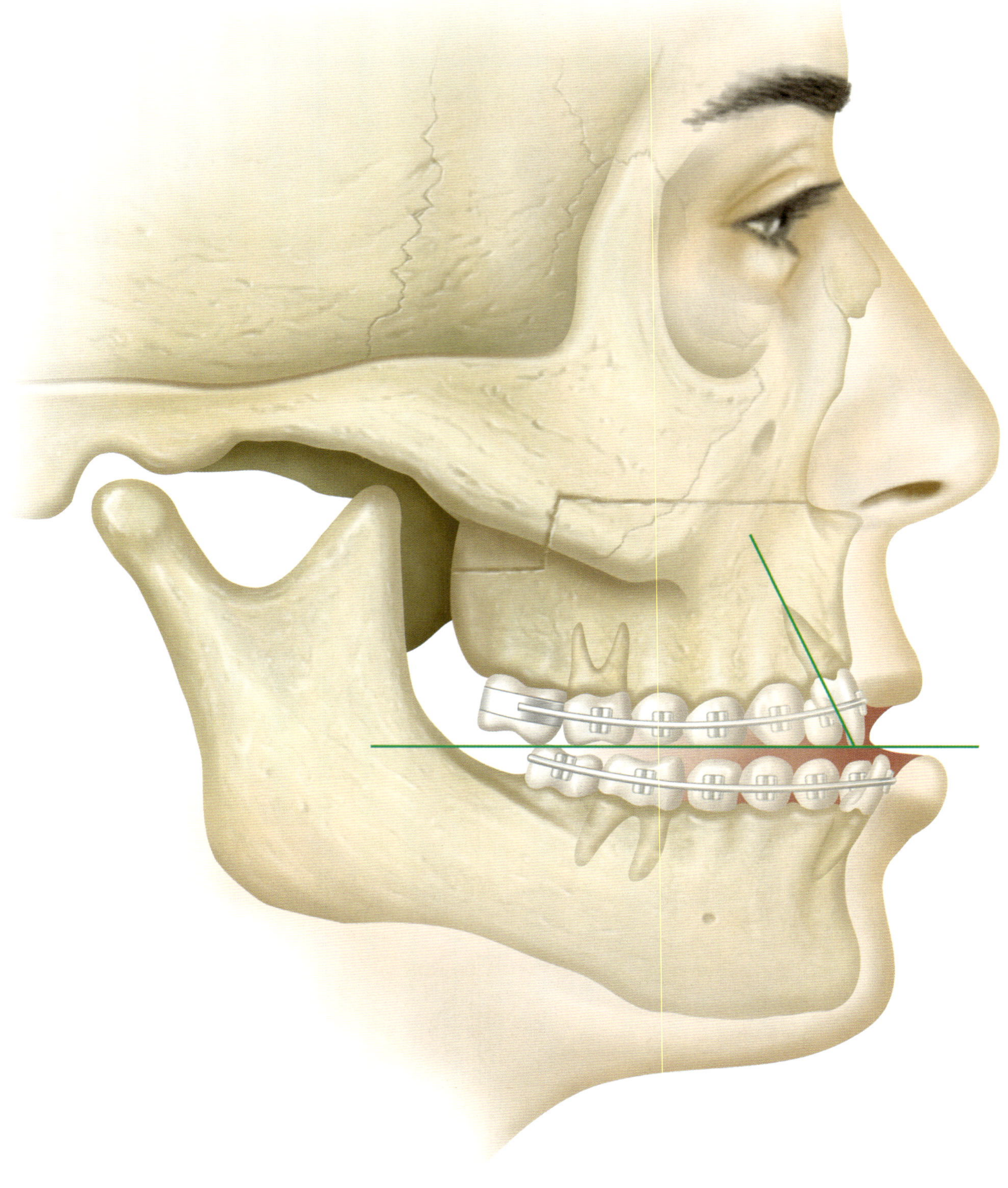

Ângulo do ICS com o plano oclusal maxilar favorável

**Fig. 3.4** | *(A) Desenho esquemático mostrando a correta angulação do ICS em relação ao plano oclusal maxilar, que permitirá que um avanço da maxila corrija o ângulo nasolabial.*

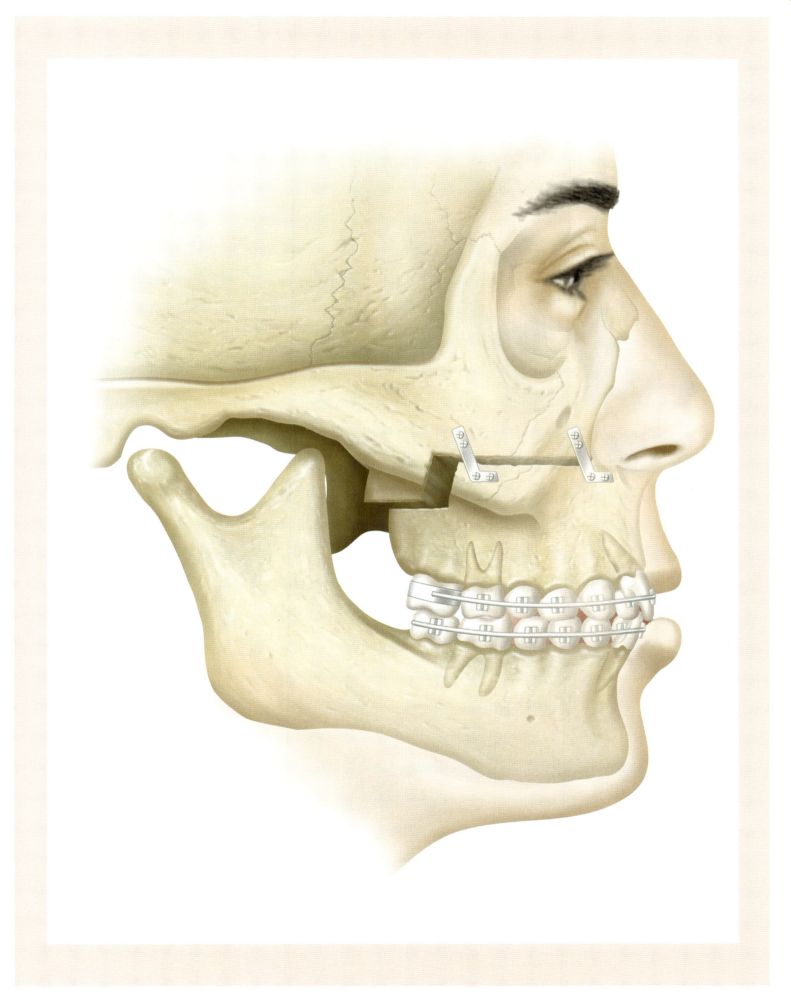

**Fig. 3.4** | **(B)** Simulação após o avanço maxilar mostrando a repercussão no perfil facial.

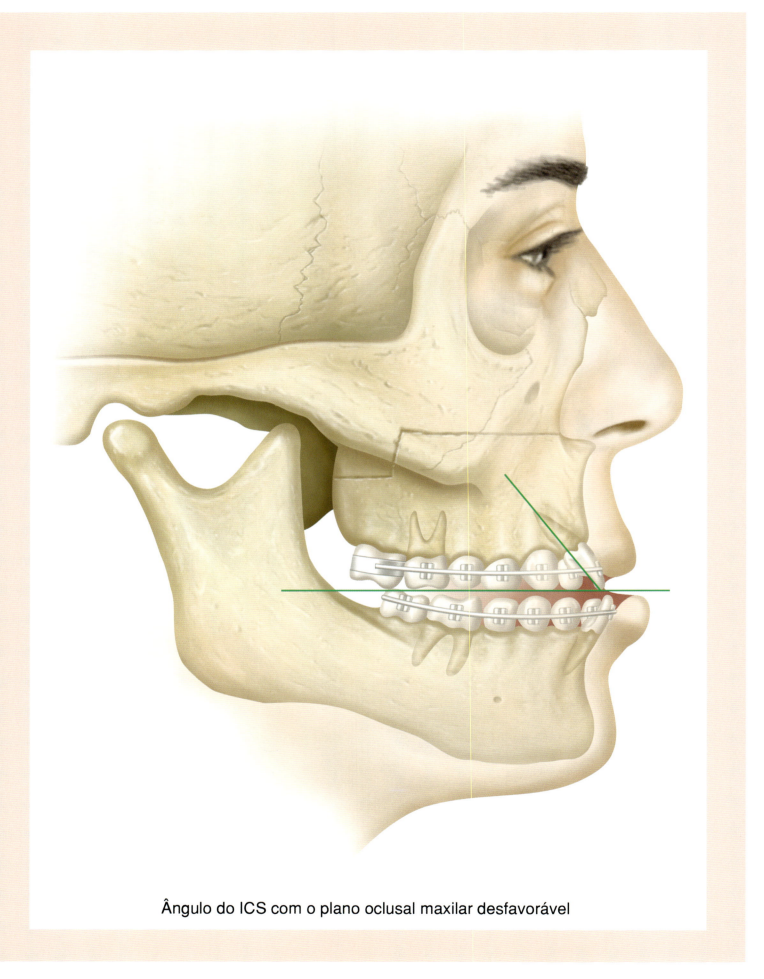

Ângulo do ICS com o plano oclusal maxilar desfavorável

**Fig. 3.5A** | *Desenho esquemático mostrando o ICS está muito inclinado (vestibularizado) com relação ao plano oclusal maxilar. Isso dá suporte ao lábio tornando-o muito projetado, se considerarmos que o paciente possui retrognatismo maxilar e mereceria um avanço da maxila com rotação da mandíbula. Nesse caso, o preparo ortodôntico limitará os resultados da cirurgia.*

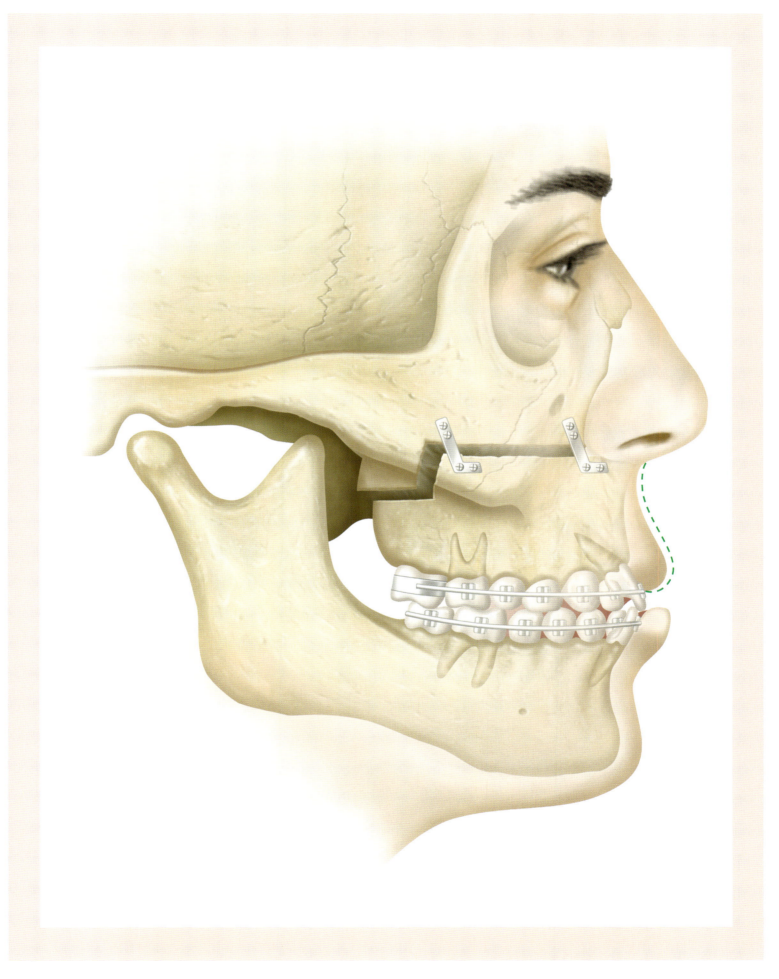

**Fig. 3.5B** | Simulação após o avanço maxilar. Note a diferença de resultado que poderia ter sido obtido, caso o ICS estivesse corretamente angulado (tracejado).

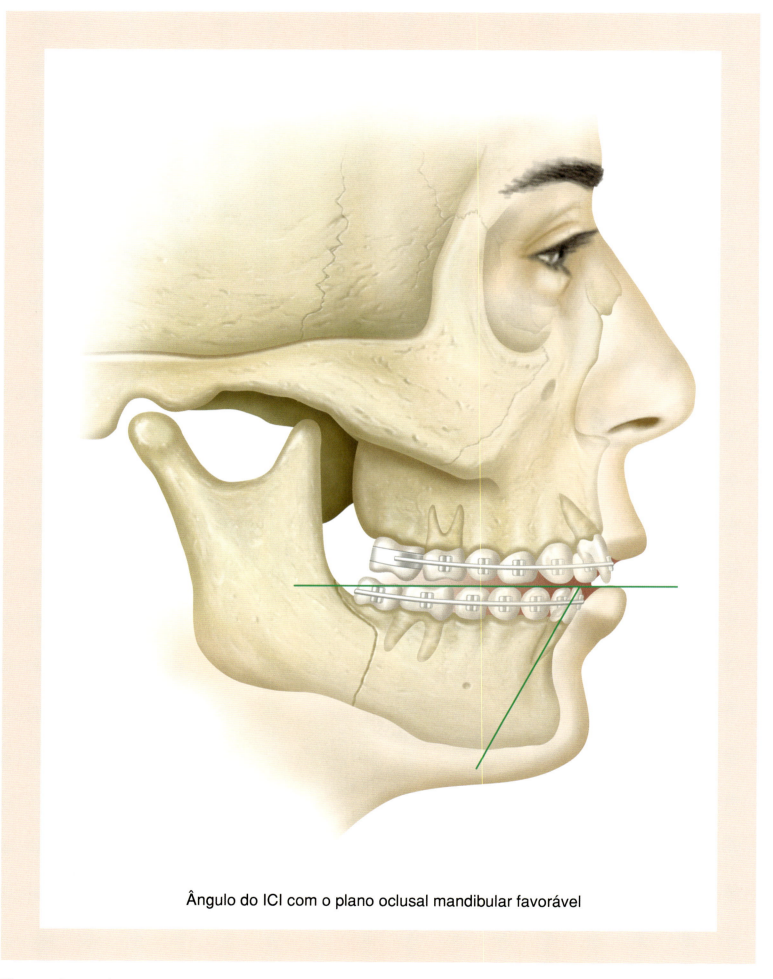

Ângulo do ICI com o plano oclusal mandibular favorável

**Fig. 3.6A** | *Desenho esquemático mostrando a correta angulação do ICI em relação ao plano oclusal mandibular. Isso permite que apenas o avanço da mandíbula corrija a relação entre os lábios, em harmonia com a projeção do mento.*

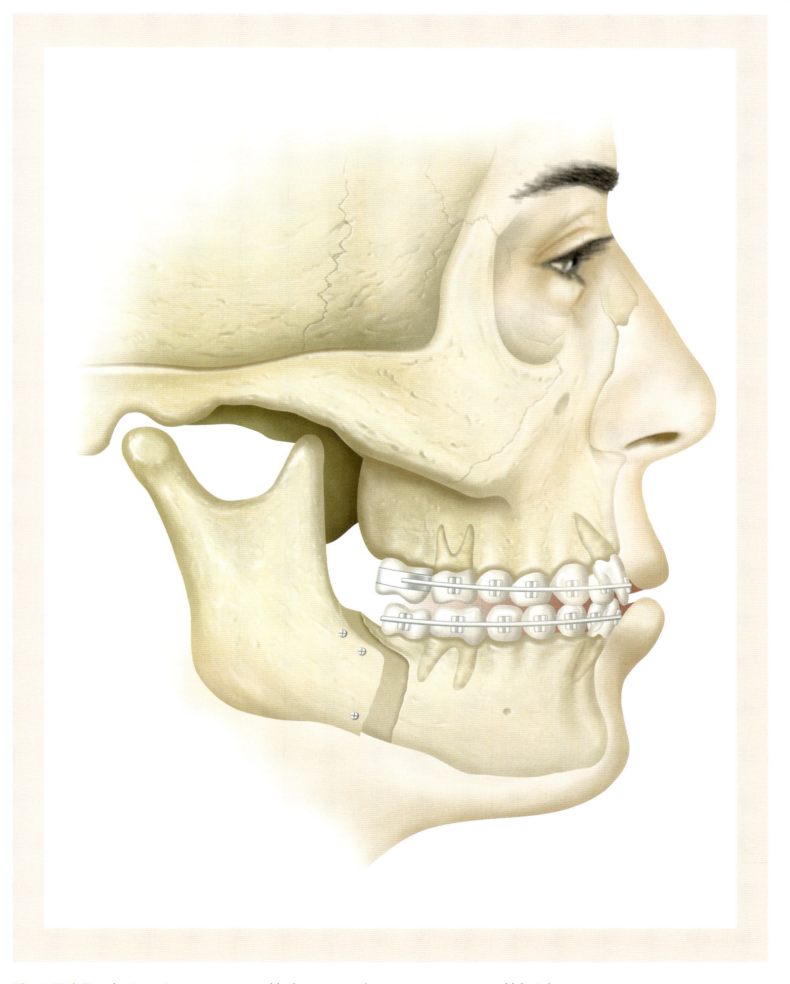

***Fig. 3.6B*** | *Simulação após o avanço mandibular mostrando a repercussão no perfil facial.*

| Fatores Dentoesqueléticos | Mulheres | Homens |
|---|---|---|
| Plano oclusal maxila | 95,6 | 95,0 |
| Incisivo ao plano oclusal maxila | 56,8 | 57,8 |
| Incisivo ao plano oclusal da mandíbula | 64,3 | 64,0 |
| Overjet | 3,2 | 3,2 |
| Overbite | 3,2 | 3,2 |

**Fig. 3.7** | *Valores dos fatores dentoesqueléticos estabelecidos por Arnett et al. (1999) como padrões para obtenção da estética facial ideal.*

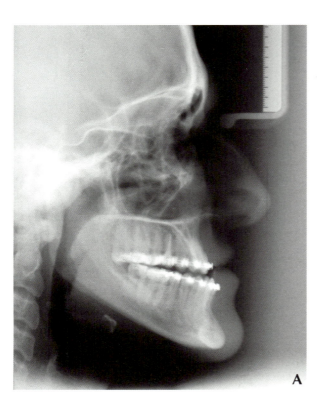 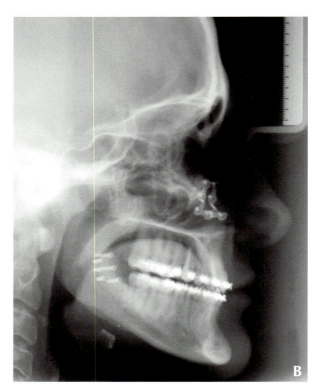

**Fig. 3.8** | *(A) Radiografia cefalométrica lateral de um prognatismo mandibular com o ICI pouco inclinado em relação ao plano oclusal mandibular. O lábio inferior está com pouco suporte e o sulco mentolabial, pouco marcado. Essa relação entre mento e lábio é uma limitação para a obtenção de melhor estética. (B) Radiografia pós-operatória. A projeção do mento ficou um pouco à frente do normal devido à limitação do caso. Uma mentoplastia de recuo não melhoraria o resultado, pois deixaria o mento ainda mais reto. Essa limitação tem que ser informada ao paciente ainda no pré-operatório.*

## 2.4. Linhas médias dentárias

A simetria entre as linhas médias da face e dentárias é um dos objetivos do tratamento ortocirúrgico. São duas regras muito simples a serem obtidas no preparo para a cirurgia ortognática:

A linha média dentária da maxila deve coincidir com a linha média da face (Fig. 3.11). Pequenas diferenças, de até dois milímetros, são aceitáveis. Quando isso não ocorre, é necessário fazer um giro da maxila. Cirurgicamente, esse giro não é favorável, pois causará o desencontro na anatomia da cavidade nasal (Fig. 3.12).

A linha média dentária da mandíbula deve coincidir com a linha média do mento (Fig. 3.13). Nos pacientes com laterodesvio mandibular, quando se corrige cirurgicamente as linhas médias dentárias, automaticamente será corrigido o desvio do mento. Quando isso não ocorre, ao corrigir a posição dos dentes estaremos causando um desvio do mento deixando o paciente assimétrico (Fig. 3.14).

## 2.5. Afastamento radicular

Nos casos de cirurgias segmentares, através de radiografias panorâmica e periapicais ou TC, checamos se as raízes estão separadas nos locais das osteotomias interdentárias.

O quadro a seguir resume o que o ortodontista deve observar ao analisar se o paciente está pronto para cirurgia ortognática e, então, encaminhá-lo para o cirurgião bucomaxilofacial.

| O Que Observar? | Análise |
|---|---|
| Inclinação dos ICS com o plano oclusal da maxila | Exame clínico + Raio-X cefalométrico lateral |
| Inclinação dos ICI com o plano oclusal mandibular | Exame clínico + Raio-X cefalométrico lateral |
| Análise dinâmica da oclusão final | Modelos de gesso |
| Linha média dentária da maxila coincidindo com a linha média da face | Exame clínico |
| Linha média dentária da mandíbula coincidindo com a linha média do mento | Exame clínico |
| Afastamento radicular | Radiografia panorâmica, periapical, TC |

# 3. Como o Paciente Deve Estar Para Ser Encaminhado?

Com as inclinações dos incisivos corretas e a oclusão estável, o ortodontista deve estar atento aos seguintes aspectos:

## 3.1. Estabilização dos arcos

A sequência de troca de fios ortodônticos deverá ser finalizada com a instalação dos fios retangulares. Após o período de estabilização, em torno de 30 dias, os fios retangulares não permitem mais movimentações dentárias.

Somente após a estabilização do arco com fio retangular, o paciente estará pronto para iniciar a fase de planejamento pré-operatório pelo cirurgião. Assim, as arcadas podem ser moldadas e os modelos de gesso, obtidos para serem utilizados na cirurgia de modelos. Isso é o ideal.

Dependendo do tipo de cirurgia, existe a possibilidade de o paciente sair com o bloqueio maxilomandibular (BMM), como ocorre, por exemplo, quando se executa uma osteotomia vertical ou vértico-sagital de mandíbula. Esse BMM transmite forças que seriam capazes de gerar movimentações dentárias, o que é evitado quando o fio retangular está instalado (Fig. 3.15). É útil também quando se necessita usar elásticos no pós-operatório, para guiar a oclusão, sem que ocorra movimentação dentária (Fig. 3.16).

## 3.2. Molares bandados

A estabilidade da oclusão é fundamental para permitir o posicionamento dos maxilares no transcirúrgico. Independente do engrenamento dentário alcançado pelo preparo ortodôntico, é necessária muita estabilidade na região posterior durante a realização do BMM, mesmo que este seja realizado apenas no transoperatória.

Não é incomum que durante o BMM alguns bráquetes ortodônticos se soltem, e quando isso ocorre na região posterior pode prejudicar a estabilidade, resultando em maior dificuldade cirúrgica e a possibilidade de uma mordida aberta na região posterior.

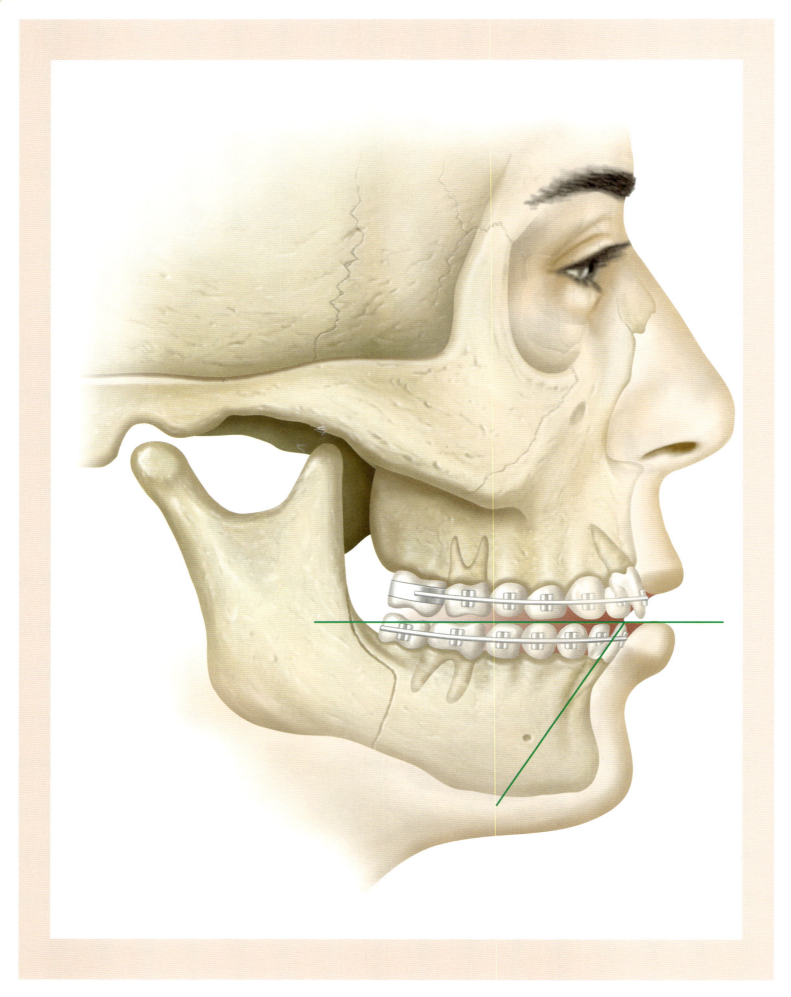

**Fig. 3.9A** | *Desenho esquemático mostrando um ICI muito inclinado.*

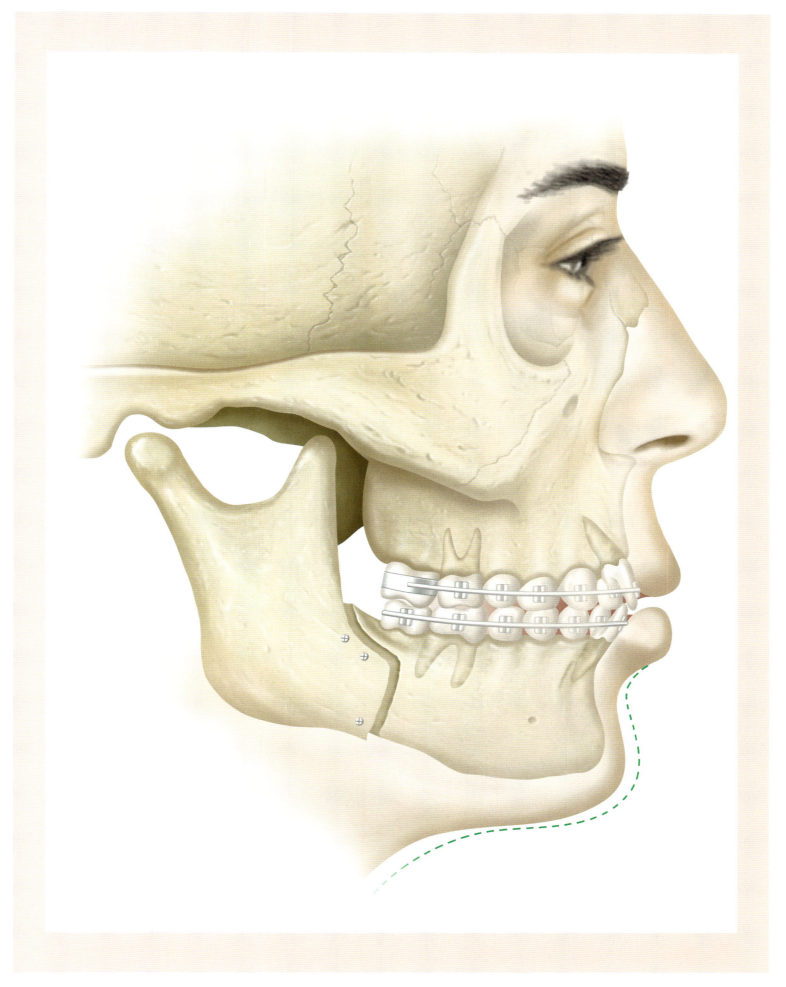

**Fig. 3.9B** | *Simulação após o avanço mandibular. Note que a diferença de resultado que poderia ter sido obtida, caso o ICI estivesse corretamente angulado (tracejado).*

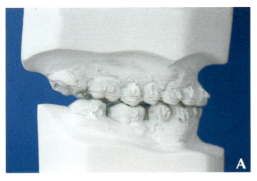 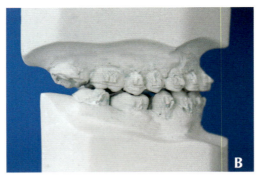 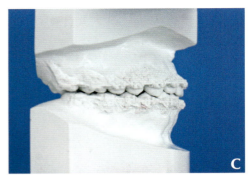

**Fig. 3.10** | *Análise da oclusão entre os modelos de gesso. (A e B) Oclusão instável com toque pré-maturo. (C) Modelos estáveis, prontos para a cirurgia.*

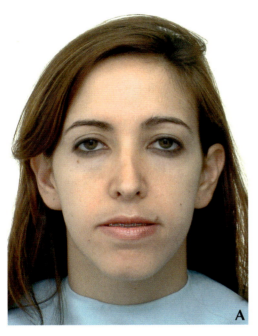 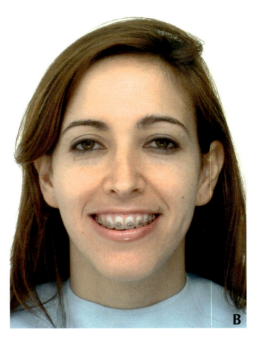

**Fig. 3.11** | *Análise da simetria frontal pré-operatória. (A) Paciente em repouso. Retrognatismo maxilar com lateroprognatismo mandibular. (B) Paciente sorri mostrando a linha média dentária da maxila coincidindo com a linha média da face.*

A melhor maneira de prevenir isso é a colocação de bandas em todos os molares.

## 3.3. Esporões

Os esporões são os dispositivos instalados no arco ortodôntico na fase pré-operatória, para permitir que o cirurgião realize o BMM. O ideal é a presença de esporões entre todos os dentes, exceto nos dentes onde já há esporão e/ou tubos no bráquete.

Existem vários modelos de esporões. As características ideais do esporão são: permitir a aplicação de força para o BMM sem deflexão; não traumatizar a gengiva, lábio ou bochechas; não promover alterações no arco após sua instalação (Fig. 3.17).

Alguns esporões são apenas encaixados por pressão no arco, e apresentam a vantagem de ser facilmente instalados (Fig. 3.18). Outros esporões são soldados diretamente no arco (Fig. 3.19). Ambos funcionam bem, então a preferência é do ortodontista.

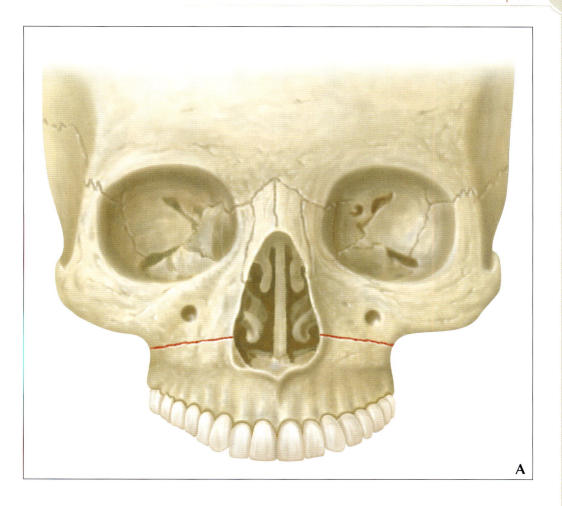

A

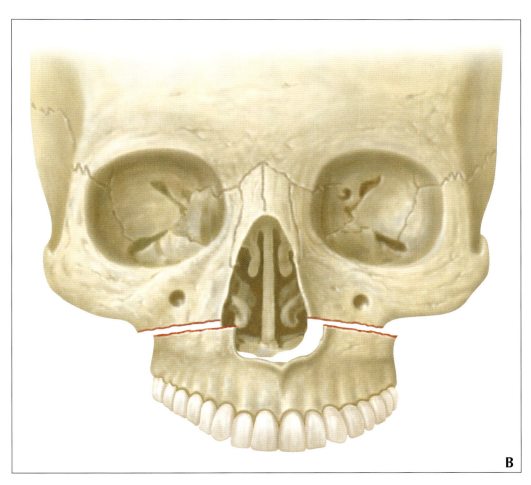

B

**Fig. 3.12** | *(A)* *Desenhos esquemáticos mostrando a linha da osteotomia Le Fort I passando pela cavidade nasal. (B) Simulação de um desvio maxilar, para corrigir a linha média, causando o desencontro da cavidade nasal.*

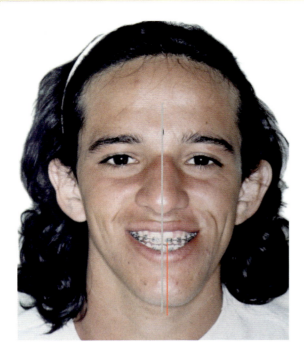

**Fig. 3.13** | *Análise das linhas médias. A linha média dos dentes da maxila coincide com a linha média da face. A linha média dentária da mandíbula está desviada da linha média da face, mas coincidindo com a linha média do mento. Após a cirurgia, todas as linhas médias irão coincidir.*

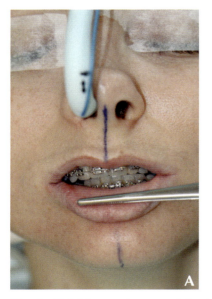 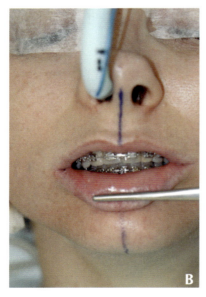 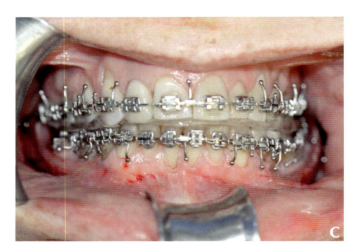

**Fig. 3.14** | *Vista pré-operatória de um paciente que seria submetido a avanço de mandíbula. **(A)** Visão da oclusão dentária: o cirurgião está posicionando a mandíbula para a frente corrigindo o overjet, fazendo com que as linhas médias dentárias coincidam. Note que se o avanço mandibular fosse realizado dessa maneira iria causar um desvio da linha média do mento em relação à face, tornando-o assimétrico. **(B)** Visão da oclusão: o cirurgião está posicionando a mandíbula anteriormente, sem corrigir as linhas médias dentárias, apenas se preocupando com a harmonia entre a linha média do mento com a face. Obviamente que isso foi notado durante o planejamento, a decisão não é tomada na sala de cirurgia. **(C)** Visão transcirúrgica da colocação do splint para guiar a oclusão nessa posição de linhas médias dentárias desviadas, para manter o mento alinhado com a face.*

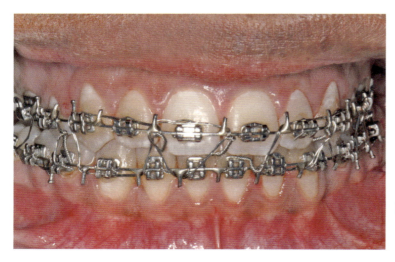

**Fig. 3.15** | *Bloqueio maxilomandibular com fio de aço, que será mantido por três semanas, após osteotomia vértico-sagital de mandíbula.*

**Fig. 3.16** | *Elásticos usados no pós-operatório, para guiar a oclusão.*

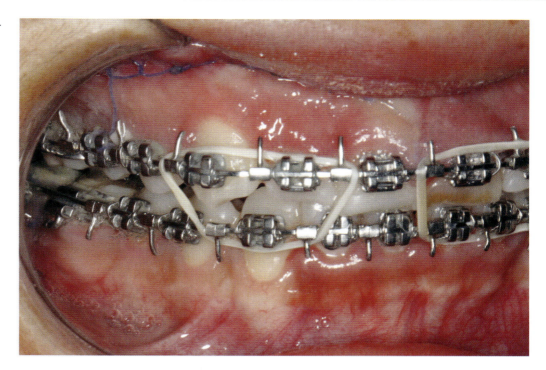

**Fig. 3.17** | *Esporão ideal para cirurgia ortognática: não traumatiza a gengiva, é resistente e facilita o BMM no transcirúrgico.*

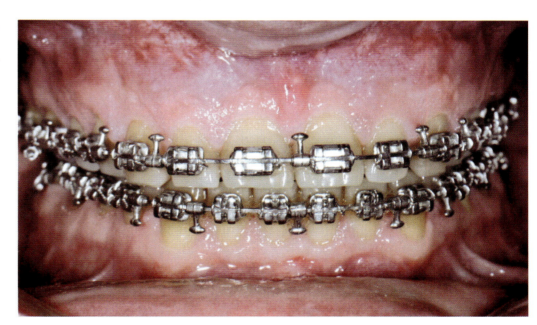

**Figs. 3.18A-B** | *Esporões pré-fabricados, um entre cada dente (ideal). Note que em algumas áreas há traumatismo da gengiva.*

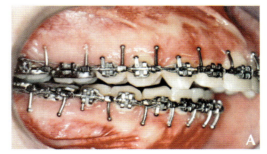 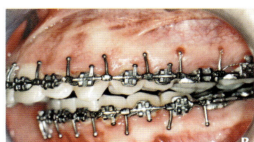

**Figs. 3.19A-B** | *Esporão do tipo soldado. Nos molares, o tubo e a dobra servem para aplicação do BMM.*

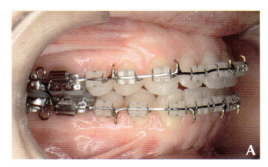 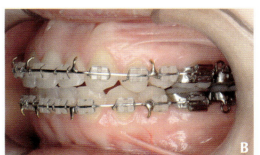

O quadro a seguir resume como o ortodontista deve preparar o paciente para o momento da cirurgia ortognática.

| Preparo | Razão |
|---|---|
| Arco retangular estabilizado por 30 dias | Evitar movimentações dentárias |
| Esporões entre cada dente | Aplicação do BMM |
| Molares bandados | BMM estável na região posterior |

## 3.4. Implantes dentários e enxertos ósseos

O ideal é que nenhum procedimento cirúrgico adicional seja realizado durante a cirurgia ortognática. Logicamente, seria muito interessante que o paciente, submetido à anestesia geral, aproveitasse a ocasião para realizar a instalação de implantes, colocação de enxertos ou exodontia de terceiros molares. Entretanto, esses procedimentos exigem mais descolamentos teciduais e podem comprometer a vascularização quando realizados na maxila. Outro aspecto é que a vascularização do enxerto ou a integração do implante podem ser também prejudicadas (Figs. 3.20 e 3.21). A exceção é quando o maxilar não está envolvido, por exemplo, em uma cirurgia ortognática na maxila realizar a colocação de implantes ou enxertos inferiores é totalmente indicado.

Uma coordenação ainda maior deve haver entre cirurgião, ortodontista e protesista na escolha do melhor momento para colocar o implante. Assim que os posicionamentos dentários já tiverem sido alcançados, os implantes devem ser colocados de imediato e as próteses, instaladas, de preferência provisórias. Em algumas situações, a colocação precoce e planejada dos implantes pode até mesmo facilitar a ortodontia, pois isso pode ser um importante ponto de ancoragem. As próteses provisórias permitem que, depois, pequenos ajustes sejam corrigidos na prótese definitiva.

Várias vantagens podem ser obtidas com a colocação dos implantes antes da cirurgia ortognática. Na região posterior quanto maior o número de dentes maior será a estabilidade oclusal (Fig. 3.22). Outra razão é na região anterior que, além do ganho em estabilidade, a presença de incisivos superiores fixos é importante e fundamental para guiar o reposicionamento maxilar com a segurança e precisão necessárias (Fig. 3.23).

Entretanto, considerando as dificuldades de cada caso, a posição final dos implantes pode não estar ainda definida no momento da cirurgia e, então, a colocação dos implantes é realizada após a ortognática.

## 3.5. Terceiros molares

Podemos encontrar os terceiros molares em três situações:

*1. Terceiro molar erupcionado que, após a movimentação dos maxilares, pode causar um toque dentário impedindo alcançar a oclusão planejada.* Cada vez torna-se mais rara a presença de terceiros molares erupcionados, quando nenhum outro dente foi perdido. Nas poucas vezes que isso acontece, durante a moldagem é necessário certificar-se de que essa região seja incluída para que, com os modelos de gesso em mãos, observe-se se, na região dos terceiros molares, se não ocorrerá toque pré-maturo (Fig. 3.24). Assim, essa situação é contornada indicando a exodontia que poderá ou não ser simultânea à cirurgia ortognática, como será discutido à frente.

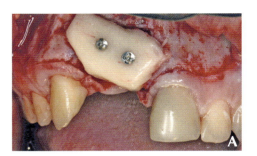
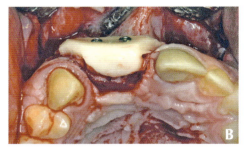

**Fig. 3.20** | *(A) Visão frontal do desenho de um retalho ideal para realização de um enxerto na região anterior da maxila. (B) Visão oclusal. Observe o descolamento e a exposição óssea.*

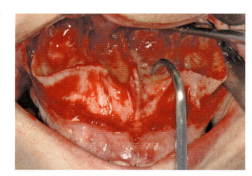

**Fig. 3.21** | *Visão do acesso e mobilização da maxila, após osteotomia Le Fort I. O tamanho da incisão e a extensão do descolamento são observados com atenção para não se comprometer a vascularização da maxila. Aumentar o descolamento nesses casos é intensificar o risco.*

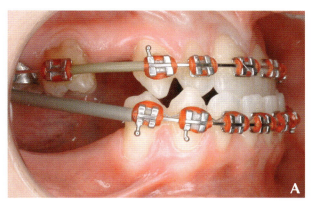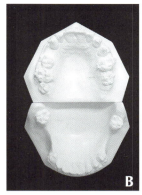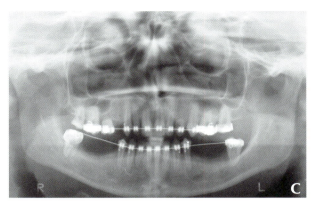

**Fig. 3.22** | *(A) Oclusão pré-operatória de um paciente com várias ausências dentárias. Ausências como essas comprometem a estabilidade da oclusão. (B) Modelos de gesso. (C) Radiografia panorâmica. Note que as posições dentárias já estavam definidas e os implantes já poderiam ter sido colocados. Se durante a cirurgia ocorresse algum problema com a banda de um dos molares inferiores, isso aumentaria a dificuldade do procedimento.*

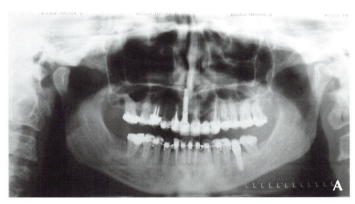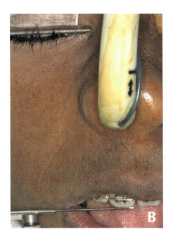

**Fig. 3.23** | *(A) Radiografia panorâmica pré-operatória. Note que implantes e coroas provisórias estão instalados para que os ICS possam ser usados no diagnóstico e planejamento da deformidade. (B) Exemplificando a utilização do ICS como referência para reposição da maxila.*

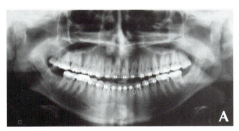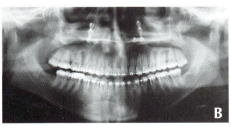

**Fig. 3.24** | *Radiografia panorâmica pré-operatória de um paciente que seria submetido a avanço maxilar. Os terceiros molares superiores não influenciam na osteotomia, mas deve ser observado se, após o avanço, ocorre toque com os dentes da mandíbula.*

*2. Presença de terceiro molar superior incluso.* Obviamente, essa situação interfere apenas quando estiver planejada uma cirurgia de maxila. Existe uma preocupação com a vascularização da maxila quando é realizada uma osteotomia Le Fort I e a maxila mobilizada. Um dos aportes sanguíneos que garantem essa vascularização é a porção de gengiva e mucosa alveolar vestibular, que não deve ser descolada em uma osteotomia Le Fort I convencional. Para a extração do terceiro molar superior incluso pode ser necessário uma ou duas incisões relaxantes nesse tecido e até ostectomia periférica em alguns casos (Fig. 3.25). Assim, a vascularização nessa região pode ser comprometida. Uma maneira de contornar isso, é realizar a extração dental após o *downfracture* da maxila, removendo o dente por cima, mas isso exige uma osteotomia maior e não livra o procedimento de algumas intercorrências. Nessas situações, não há razão para não realizar a extração dental seis meses antes da cirurgia ortognática, o que só irá diminuir os riscos. Por outro lado, quando apenas a mandíbula for envolvida na cirurgia ortognática, nada impede que o terceiro molar superior seja removido.

*3. Presença de terceiro molar inferior incluso.* Essa é a situação que mais gera discussão. Esse tópico está bem reforçado no Capítulo 9. A presença do terceiro molar inferior incluso poderá ter interferência na cirurgia ortognática toda vez que a cirurgia na mandíbula for planejada e a técnica de escolha for a osteotomia sagital do ramo mandibular (OSRM). O desenho da OSRM passa na região dos terceiros molares inclusos (Fig. 3.26). Então, existe uma preocupação que a região ocupada pelo terceiro molar torne-se uma região de fragilidade resultando em uma fratura indesejável da mandíbula durante a separação da OSRM. Além disso, essa área é considerada estratégica para aplicação dos parafusos da fixação interna rígida (Figs. 3.27 e 3.28). Em resumo, será indicada a extração dos terceiros molares inferiores inclusos com seis meses de antecedência, toda vez que for planejada a OSRM (Fig. 3.29). Novamente, quando apenas a maxila for operada, nada impede que o terceiro molar inferior seja removido, ou quando a osteotomia de mandíbula planejada não for a OSRM e sim a osteotomia vertical, vértico-sagital ou vértico-sagital modificada.

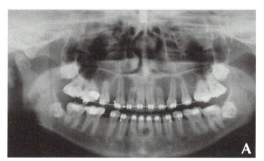
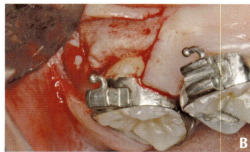
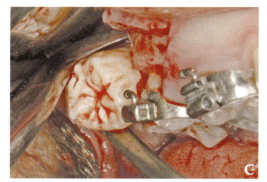
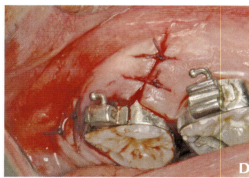

**Fig. 3.25** | *(A)* Radiografia panorâmica de uma paciente em tratamento ortodôntico para cirurgia ortognática. Antes de finalizar o preparo, foi indicada a remoção dos terceiros molares. *(B a D)* Repare no desenho do retalho e extensão do descolamento necessário para remoção do dente 18. Durante uma cirurgia de maxila, a vascularização da maxila depende da integridade dessa região.

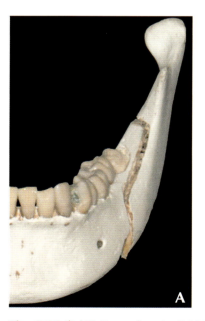
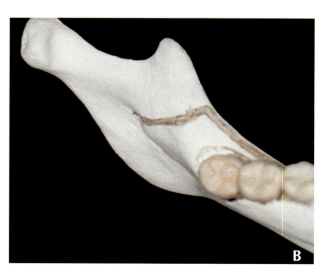

**Fig. 3.26** | *(A)* Desenho da OSRM. Note que o corte passa por uma região onde frequentemente os sisos inferiores estão posicionados. *(B)* Essa é uma região importante para aplicação do sistema de fixação rígida. Se o dente fosse removido com ostectomia periférica, o local para colocação dos parafusos ficaria limitado e dificultado.

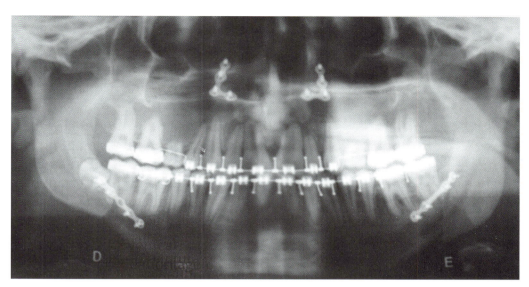

**Fig. 3.27** | *Radiografia pós-operatória de uma OSRM com a presença do terceiro molar. Optou-se pela manutenção do dente, devido à ostectomia que seria necessária, aumentaria o risco de uma fratura indesejável da mandíbula. A presença do dente também limitou e dificultou a colocação de parafusos para fixação. Então, a escolha recaiu nas miniplacas monocorticais, o que não era nossa preferência.*

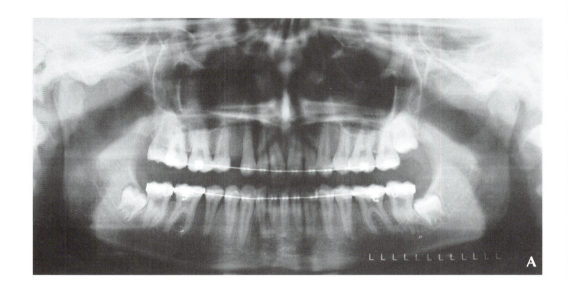

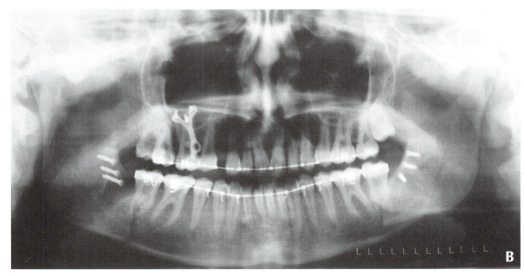

**Fig. 3.28** | *(A) Radiografia pré-operatória com a presença dos terceiros molares. (B) Radiografia pós-operatória mostrando a falta de espaço encontrada para colocação dos parafusos em uma posição melhor, já que a região dos alvéolos dentários não oferecia estrutura óssea para estabilizar os parafusos.*

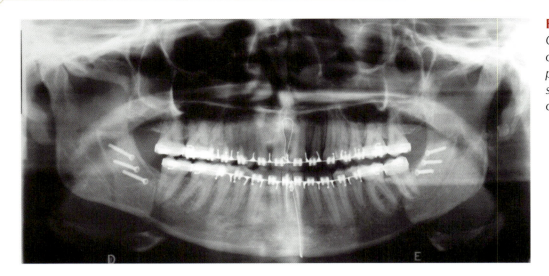

**Fig. 3.29** | *Radiografia panorâmica após OSRM. Note a região onde foram posicionados os parafusos, isso foi possível porque os terceiros molares haviam sido removidos seis meses antes do procedimento.*

# 4. Exames Complementares

Basicamente, são necessários exames pré-operatórios para análise das condições de saúde sistêmica do paciente e também para permitir o planejamento da cirurgia ortognática. Essa documentação deve ser solicitada pelo cirurgião, que seguirá suas preferências.

## 4.1. Exames pré-operatórios

A cirurgia ortognática é um procedimento rotineiramente realizado em muitos serviços e é considerado seguro. Não é objetivo, nesta obra, discutir a avaliação pré-operatória. A cirurgia ortognática é um procedimento eletivo e, portanto, não há razão alguma para que riscos maiores sejam assumidos por negligencia na anamnese ou na solicitação de exames.

É importante que o paciente realize uma consulta com um médico clínico e/ou cardiologista, além da entrevista pré-anestésica. Nota-se que a média de idade dos pacientes que são submetidos à cirurgia ortognática vem aumentando, isso se deve ao aumento da expectativa de vida em geral, e a maior exigência estética por parte dos pacientes adultos que procuram tratamento. É importante que a equipe tenha conhecimento das possíveis doenças que acometem a população com mais idade, esteja consciente das diferenças que podem ser encontradas no pré, trans e pós-operatório.

## 4.2. Documentação para planejamento

A documentação para o planejamento só deve ser realizada depois que o arco retangular esteja instalado e estabilizado (30 dias). Para a realização do planejamento são necessários:

- Radiografia panorâmica;
- Radiografia cefalométrica lateral em relação cêntrica (RC) e lábios relaxados;
- Radiografia cefalométrica lateral com a boca entreaberta (apenas em casos de deficiências verticais onde há um toque no lábio que altera sua posição);
- Radiografia cefalométrica frontal em relação cêntrica;
- Fotografias intrabucais em RC;
- Fotografias extraorais em RC (frontal em repouso, frontal sorrindo, perfil em repouso e 3/4);

■ Modelos de gesso;
■ Tomografia computadorizada volumétrica cone beam, cintilografia óssea e prototipagem para as assimetrias.

Já existem programas de computação em que é possível planejar a cirurgia virtual em três dimensões. Nessa situação, a documentação a ser solicitada para o planejamento é apenas uma tomografia computadorizada volumétrica e fotografias do paciente. Nesses programas não há necessidade do uso de modelos de gesso. Os guias cirúrgicos são realizados por empresas, após receberam as informações digitais enviadas pelo cirurgião, de maneira semelhantes às guias utilizadas nas cirurgias de colocação guiada de implantes.

## CASO CLÍNICO

Paciente EM, 29 anos, teve um primeiro tratamento ortodôntico compensatório o qual não a deixou satisfeita. Queixava-se de um vazio ao lado do nariz, mandíbula grande e não aceitava o mento pontiagudo. No tratamento ortodôntico preparatório para a cirurgia ortognática, o ortodontista encontrou osso insuficiente para posicionar os dentes anteriores inferiores na correta posição, o que não permitia a inclinação adequada desses dentes. Essa limitação ortodôntica levou a uma consequente falta de projeção do lábio inferior em relação ao mento, assim como overjet inadequado para o preenchimento da região paralateronasal e recuo do mento na cirurgia. Isso foi bem explicado para a paciente.

Observamos clinicamente assimetria mandibular devido ao desvio do mento para a direita, afundamento paralateronasal, falta de projeção dos lábios em relação ao mento e nariz saliente na face. Notamos ainda boa exposição do ICS, overjet negativo de 3 mm e 2 mm de mordida aberta anterior.

Objetivamos na cirurgia aumentar o volume da região paralateronasal e diminuir a projeção do mento, o que nos levou a realizar uma rotação do plano oclusal no sentido horário, pois o overjet presente não contemplava a magnitude da movimentação necessária. A opção de mentoplastia de recuo foi discutida com a paciente e decidimos por não fazê-la.

Realizamos avanço de maxila com reposição superior, maior na região posterior, com objetivo da rotação do plano oclusal. A mandíbula foi recuada e girada para esquerda pela técnica da osteotomia sagital, pois a paciente optou por ficar sem bloqueio maxilomandibular.

# Fase Pré-operatória

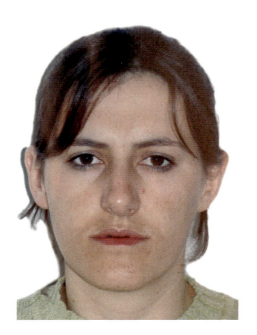
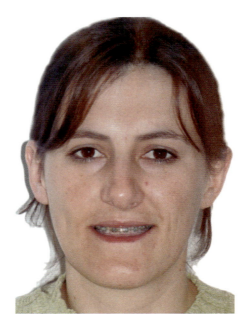
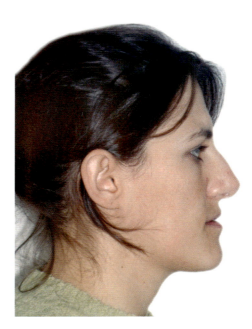

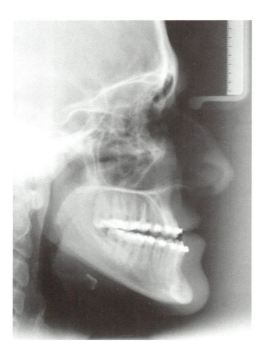
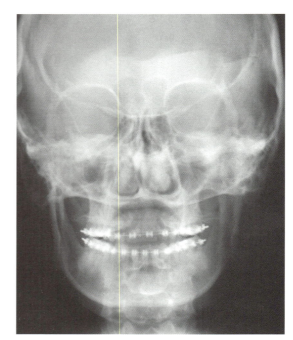

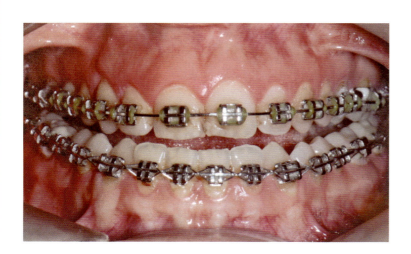
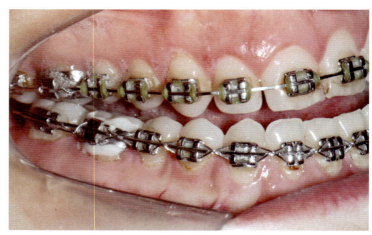

# Planejamento

Paciente: *E. M.*                                               idade: *29 anos*

**Queixa Principal:** *"Vazio ao lado do nariz"*
*"Mandíbuça muito grande"*
*"Não quer ficar com o mento pontudo"*

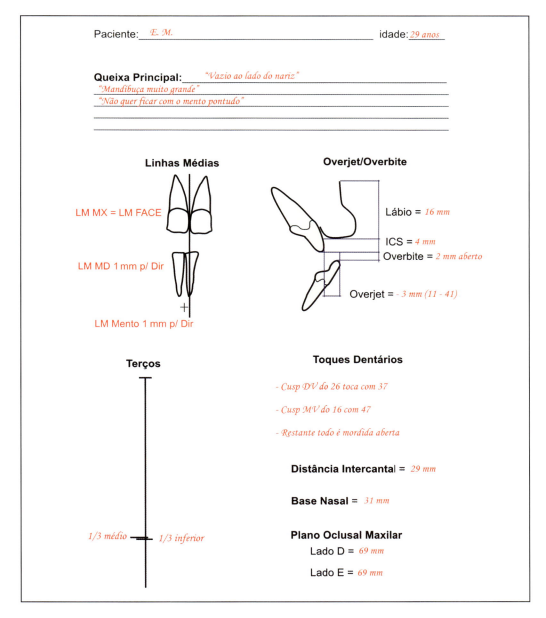

**Linhas Médias**

LM MX = LM FACE

LM MD 1 mm p/ Dir

LM Mento 1 mm p/ Dir

**Overjet/Overbite**

Lábio = *16 mm*

ICS = *4 mm*
Overbite = *2 mm aberto*

Overjet = *- 3 mm (11 - 41)*

**Terços**

1/3 médio — 1/3 inferior

**Toques Dentários**

*- Cusp DV do 26 toca com 37*

*- Cusp MV do 16 com 47*

*- Restante todo é mordida aberta*

**Distância Intercantal** = *29 mm*

**Base Nasal** = *31 mm*

**Plano Oclusal Maxilar**
Lado D = *69 mm*
Lado E = *69 mm*

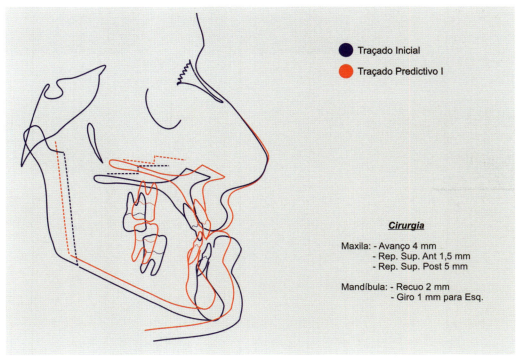

● Traçado Inicial
● Traçado Predictivo I

***Cirurgia***

Maxila: - Avanço 4 mm
- Rep. Sup. Ant 1,5 mm
- Rep. Sup. Post 5 mm

Mandíbula: - Recuo 2 mm
- Giro 1 mm para Esq.

## Fase Pós-operatória – 6 Meses

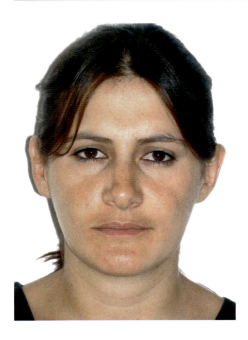
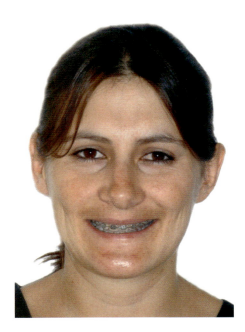
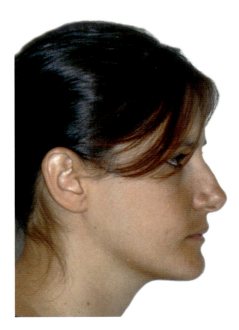

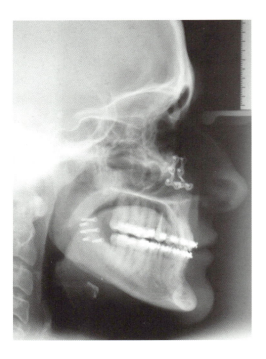
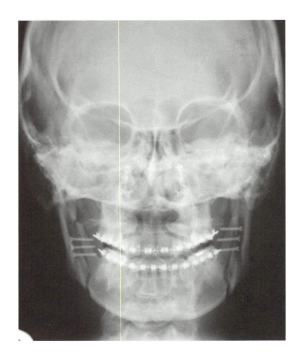

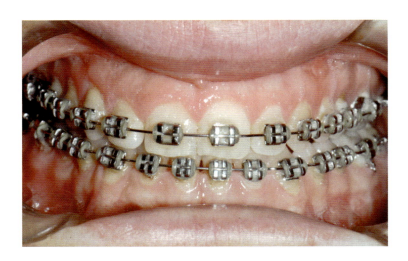
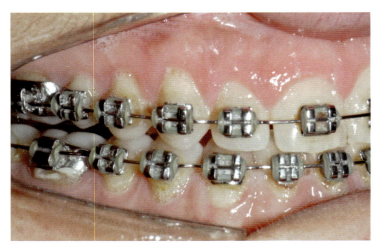

# Fase Pós-operatória – 2 Anos

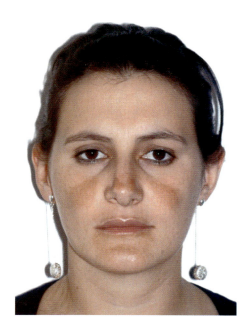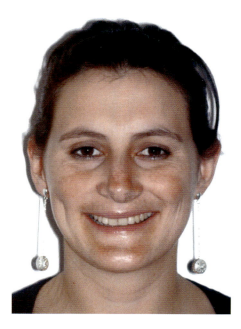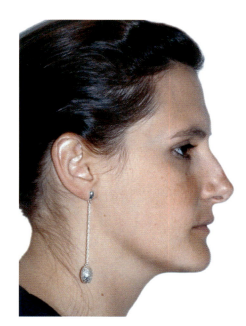

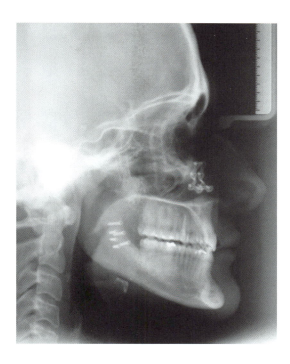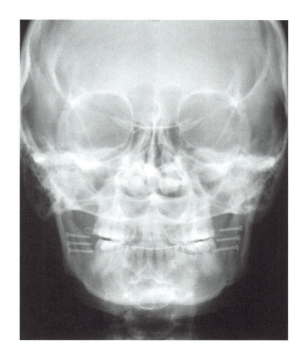

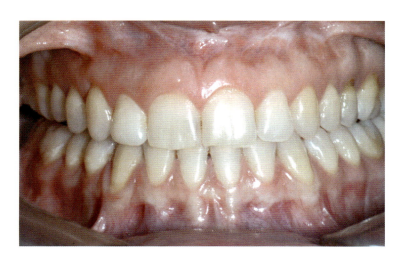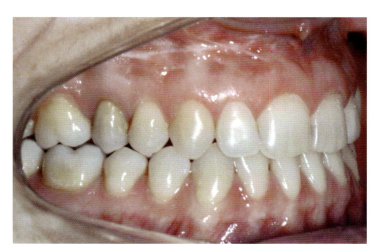

# Referências

1. Arnett GW, Bergman RT. Facial keys to orthodontic diagnosis and treatment planning part II. Am J Orthod Dentofacial Orthop. 1993; 103:395.
2. Arnett GW et al. Soft tissue cephalometric analysis: Diagnosis and treatment planning of dentofacial deformity. Am J Orthod Dentofacial Orthop. 1999; 116:239-53.
3. Bryan DC, Hunt NP. Surgical accuracy in orthognathic surgery. Br J Oral Maxillofac Surg. 1993; 31:343.
4. Cohen AM. Uncertainty in cephalometrics. Br J Orthod. 1984; 11:44.
5. Proffit WR, White RP Jr, Sarver DM. Contemporary treatment of dentofacial deformity. St Louis: C.V. Mosby; 2002.

# Capítulo 4

# Traçado Predictivo

## 1. Introdução

O traçado predictivo é um dos instrumentos utilizados durante o planejamento em cirurgia ortognática. Com ele decide-se como a cirurgia será executada. Entre os objetivos do traçado predictivo citam-se:

- Testar e definir as opções cirúrgicas;
- Quantificar os movimentos cirúrgicos;
- Avaliar a viabilidade da cirurgia;
- Predizer as alterações dos tecidos moles avaliando a melhor estética;
- Analisar as alterações em vias aéreas superiores (VAS);
- Atuar como meio de comunicação com o paciente e o ortodontista.

Os traçados são realizados em cima das radiografias cefalométricas em norma frontal e norma lateral. Toda radiografia cefalométrica deve ser realizada com o paciente em relação cêntrica (RC) e na posição natural da cabeça, pois todo o planejamento da cirurgia ortognática é feito nessa relação. Nos casos de pacientes com deficiências verticais, uma segunda radiografia cefalométrica, com a boca levemente aberta, é utilizada para se traçar o formato natural dos lábios, sem interposição (Fig. 4.1). Então, para que os traçados tenham sua finalidade, o primeiro passo é checar se essas radiografias foram tomadas em RC. A principal maneira de realizar essa checagem é comparar o overjet e overbite observados clinicamente com os encontrados nas radiografias (Fig. 4.2). É fundamental a orientação ao técnico da clínica radiológica na obtenção da RC. Em muitos casos, uma mordida em cera em RC obtida pelo cirurgião é levada pelo paciente, para ser usada no momento da tomada radiográfica. Essa mesma RC é checada na mesa cirúrgica logo após a anestesia geral.

Durante a fase de traçados muitas decisões são tomadas e, portanto, muita concentração é exigida. Sua execução deve ser uma rotina para o operador, em um ambiente silencioso que permita baixa luminosidade, quando necessário.

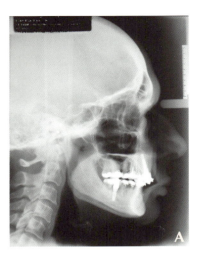
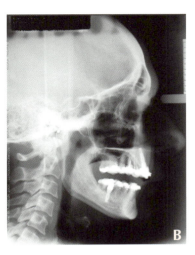

**Fig. 4.1** | **(A)** *Radiografia cefalométrica lateral de uma deficiência vertical da maxila. A paciente na posição de relação cêntrica apresenta os lábios evertidos após o contato. Essa radiografia é usada para fazer todo o traçado, exceto o dos lábios.* **(B)** *Radiografia cefalométrica lateral da mesma paciente com a boca entreaberta para permitir visualizar a postura natural dos lábios, essa radiografia é utilizada para traçar o contorno dos lábios.*

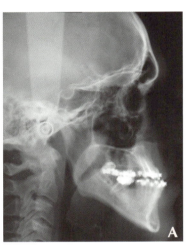
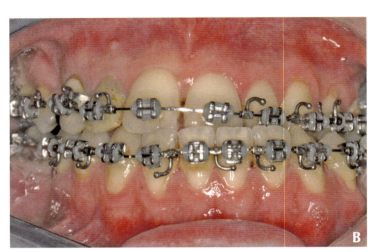

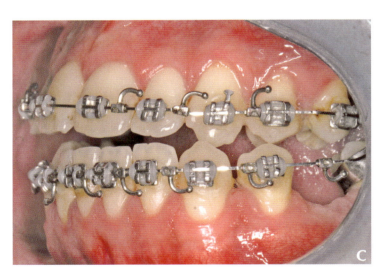
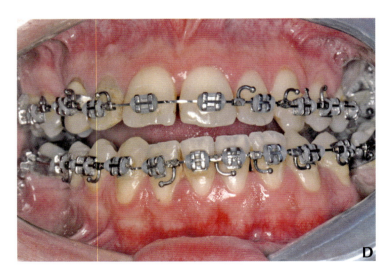

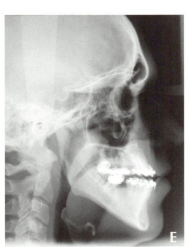

**Fig. 4.2** | **(A)** *Radiografia cefalométrica lateral pré-operatória.* **(B)** *Vista frontal da oclusão na máxima intercuspidação habitual (MIH) obtida após a primeira manipulação do paciente.* **(C)** *Após a correta manipulação e obtenção da relação cêntrica. Veja o único toque dentário na região dos caninos, lado esquerdo, que fazia com que a mandíbula deslizasse para a MIH, mostrada na Figura 4.2B.* **(D)** *Vista frontal da oclusão em relação cêntrica mostrando a diferença para a MIH.* **(E)** *Radiografia cefalométrica lateral em RC realizada após se ensinar ao paciente como ocluir na posição cêntrica.*

## 2. Análise Cefalométrica

Existem várias análises cefalométricas, e podemos tirar delas as informações que achamos importantes, todavia não existe a mais completa. Durante muito tempo os planejamentos ortocirúrgicos foram realizados levando-se em consideração a análise cefalométrica óssea. Atualmente esse conceito vem sendo substituído pela análise cefalométrica dos tecidos moles. A análise cefalométrica dos tecidos moles da face e suas relações com os dentes é, hoje, o fator mais importante na tomada de decisões. Algumas medidas servem como guia para o planejamento, onde avaliamos as possibilidades de tratamento. Além da estética, a análise cefalométrica também é muito importante em casos de Síndrome da Apneia Obstrutiva do Sono, quando a análise das medidas vias aéreas é mensurada.

O Plano Horizontal de Frankfurt (PHF) é uma das referências mais utilizadas para o planejamento. Considerando que o PHF deveria ser uma linha da cabeça paralela ao solo, o planejamento poderia ser executado precisamente usando o PHF como referência. Mas a determinação de alguns dos pontos cefalométricos é difícil devido à superposição de estruturas, especialmente no caso do *Pório*. Muitas análises usam como alternativa uma linha de referência horizontal 7° a menos que a inclinação da linha SN (*Sela-Násio*).

A Linha Vertical Verdadeira (*True Vertical Line* – TVL) é uma opção de referência. Os conceitos da TVL publicados por Arnett et al. (1999) são válidos e, após a obtenção da TVL, simplificam o planejamento.

Estão disponíveis alguns softwares que realizam toda essa etapa de traçados, no formato digital, incluindo uma previsão das alterações promovidas pelas movimentações na fotografia do paciente. O mais conhecido é o *Dolphin Image*. No Capítulo 5 serão debatidas a utilização e a precisão desse instrumento, lembrando que a tendência natural é a substituição dos traçados manuais pela tecnologia digital.

## 3. Traçado Cefalométrico Lateral

### 3.1. Traçado inicial

O traçado inicial é a transferência dos dados do paciente de uma radiografia cefalométrica lateral para o papel, tanto tecidos duros como tecidos moles. A radiografia é fixada no negatoscópio e uma folha de acetato é fixada sobre a radiografia. Com grafite de cor preta, as estruturas são demarcadas (Fig. 4.3). De acordo com o tipo de cirurgia, as osteotomias já são traçadas (elas serão úteis para visualizar as movimentações ósseas) (Fig. 4.4).

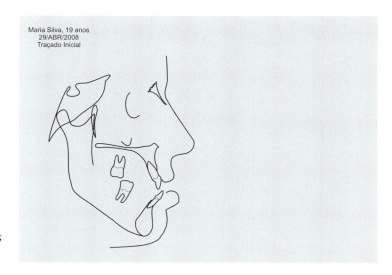

Maria Silva, 19 anos
29/ABR/2008
Traçado Inicial

**Fig. 4.3** | *Traçado inicial das estruturas fixas, maxilares, dentes e tecido mole.*

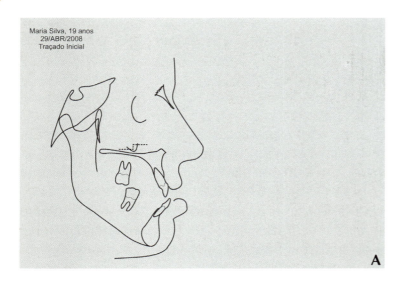

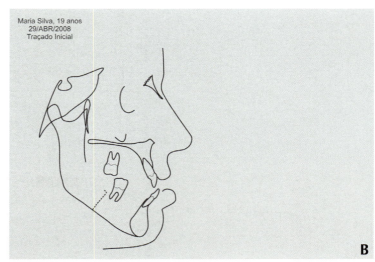

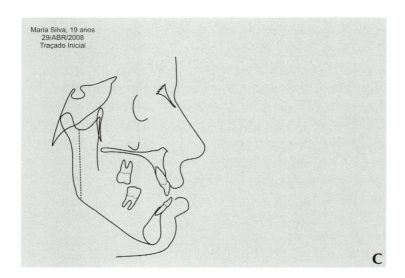

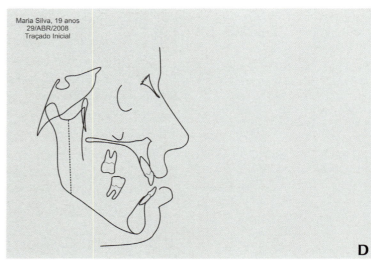

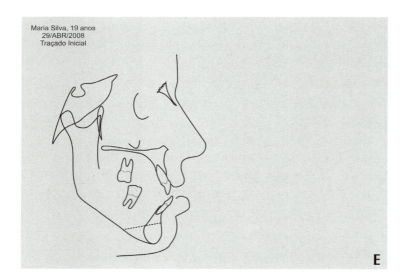

**Fig. 4.4** | *(A) Traçado inicial com o tracejado da osteotomia Le Fort I. (B) Traçado inicial com o tracejado da osteotomia sagital. (C) Traçado inicial com o tracejado da osteotomia vertical. (D) Traçado inicial com o tracejado da osteotomia vértico-sagital. (E) Traçado inicial com o tracejado da osteotomia para mentoplastia.*

O passo seguinte é traçar os terços, ângulos, postulados e medidas que permitirá a análise dos dados cefalométricos que desejamos (Fig. 4.5). É interessante que as cores utilizadas para cada etapa do traçado sejam sempre as mesmas, isso facilita a visualização, tornando uma rotina dentro da equipe. As cores utilizadas neste livro são as mesmas usadas pelos autores desta obra e seguem como sugestão.

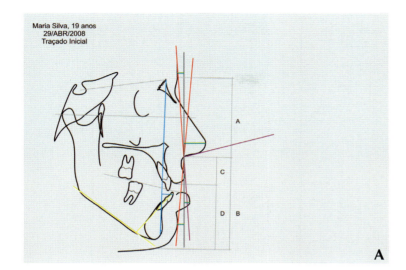

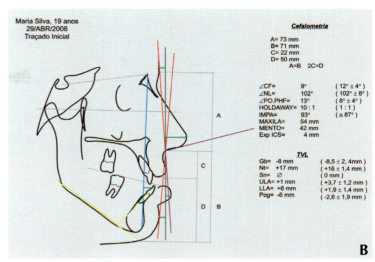

**Fig. 4.5** | *(A) Traçado inicial com algumas medidas. (B) Traçado inicial pronto, com as medidas e valores importantes para auxiliar o diagnóstico da deformidade e planejamento.*

O que é realizado no traçado predictivo é transferido para a cirurgia de modelos. O que é realizado na cirurgia de modelos é transferido para a sala de cirurgia, ou seja, no paciente. Portanto, é fundamental que haja coerência e precisão desde a primeira etapa, que é o traçado inicial, até a última, o ato operatório. Se o overjet medido clinicamente é de 4 mm, o overjet no traçado inicial deverá ter 4 mm, e a mesma medida, nos modelos montados no articulador. Isso é valido também para o overbite, para a relação dos molares, para a exposição de ICS e para a distância entre o ICS e o primeiro molar superior.

Como já dito anteriormente, o traçado predictivo permite prever as alterações dos tecidos moles. Essas alterações serão a mudança na estética facial e no espaço das VAS causadas pela cirurgia. A estética é a grande ambição da maioria dos pacientes portadores de deformidade dentofacial. O objetivo de precisar ao máximo a etapa de traçados é alcançar o máximo de previsibilidade possível nas alterações dos tecidos moles. Isso fará com que o profissional não tenha surpresas no pós-operatório, principalmente em relação ao posicionamento do mento e à exposição do ICS.

Existe certa dificuldade de delinear pontos no traçado inicial devido à superposição de estruturas que ocorre na radiografia cefalométrica. É importante chamar a atenção de quatro fatores que podem influenciar na precisão durante a etapa de traçado, como seguem:

- A espessura do ICS na região incisal influencia no tamanho do overjet. Em média a espessura do ICS na margem incisal não é maior que 2 mm. No exemplo de um paciente com retrognatismo maxilar, candidato a um avanço de maxila, se o ICS for traçado muito grosso, com 4 mm, o avanço da maxila no traçado vai ficar aproximadamente com 2 mm a mais do que realmente acontecerá no paciente. Devemos transferir para o traçado a espessura do incisivo medida no modelo de gesso, para que a mesma movimentação realizada no traçado seja realizada na cirurgia de modelos e no paciente (Fig. 4.6).
- A determinação da posição dos molares muitas vezes é prejudicada devido à superposição de estruturas, principalmente em casos assimétricos e/ou ausências dentárias. Uma maneira para se determinar a posição dos molares com maior fidelidade é medir a distância entre o ICS e o primeiro MS na plataforma de Ericksson (Fig. 4.7). Desse modo, após a demarcação do ICS no traçado, basta medir a distância que estará o primeiro MS.

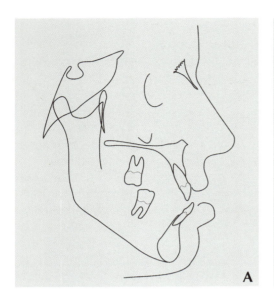
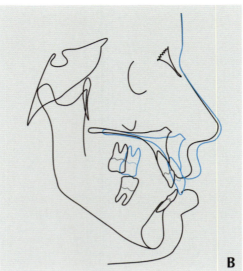
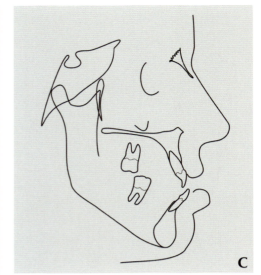

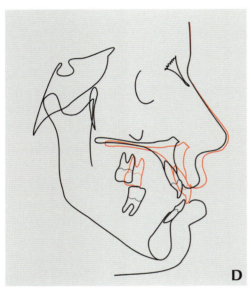
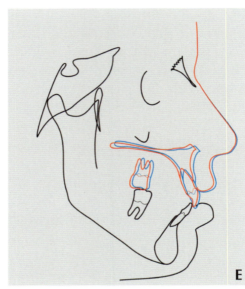

**Fig. 4.6** | *(A)* Traçado inicial com o correto desenho do ICS de acordo com a medida realizada clinicamente. *(B)* Traçado esquematizando o avanço de maxila até atingir a oclusão com o overjet e o overbite final (em azul) coincidindo com o encontrado na oclusão final dos modelos de gesso. *(C)* Traçado inicial do mesmo caso mostrando o desenho do ICS mais delgado que o real, note a diferença entre as figuras 4.6A e 4.6C. *(D)* Traçado esquematizando o avanço da maxila de maneira arbitrária (em vermelho), sem checar a oclusão final dos modelos. *(E)* Esquema mostrando a diferença entre as duas possibilidades cirúrgicas. Além de o resultado final, ser diferente, isso pode ser fundamental até na escolha da cirurgia de um ou ambos os maxilares.

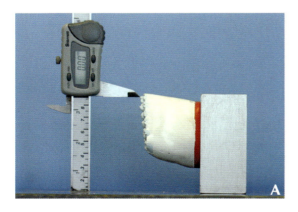
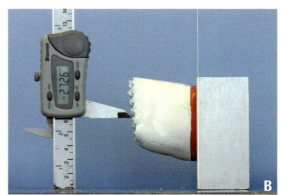

**Fig. 4.7** | *(A* e *B)* Checagem da distância do ICS ao MS no modelo. Essa medida será transferida para o traçado predictivo, para que a distância entre o ICS e MS que desenhamos no traçado seja igual à dos modelos.

- A cúspide mesiovestibular do primeiro molar superior frequentemente é usada como referência para as movimentações verticais da maxila na região posterior. Novamente, devido à superposição de estruturas na radiografia cefalométrica, pode ser difícil definir a exata relação entre as cúspides dos molares. Mas, afinal, qual é a importância disso? Existe a proporção de que um milímetro de movimentação vertical na região posterior corresponde a cerca de três milímetros na região anterior. Então, se a relação entre os molares for desenhada no traçado um milímetro diferente do real isso vai repercutir diferente. Essa diferença poderá ser notada principalmente na projeção do mento (Fig. 4.8). O leitor não pode esquecer que o que se planeja é o que se deve alcançar com a cirurgia.

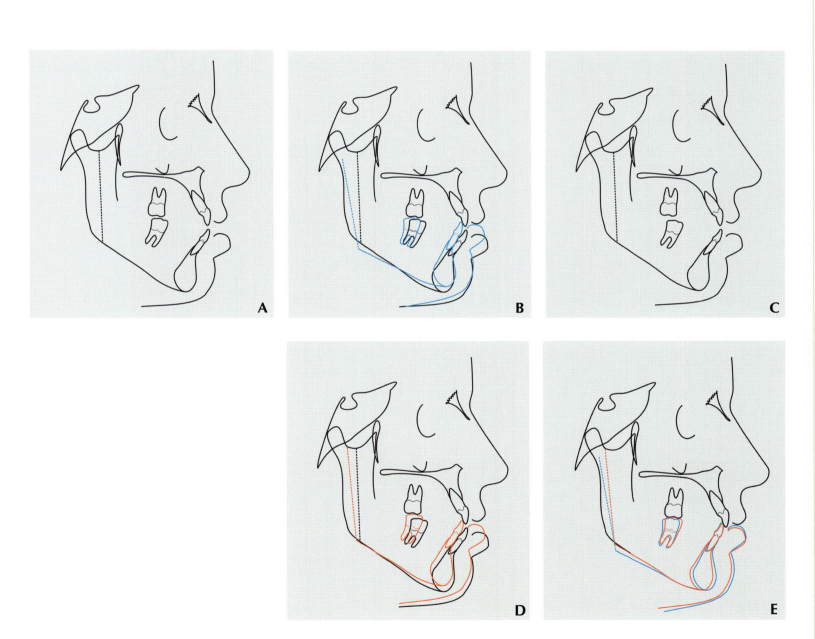

**Fig. 4.8** | *(A) Traçado inicial com o desenho dos molares o mais aproximado de acordo com o encontrado clinicamente. (B) Traçado esquematizando um recuo de mandíbula até atingir a oclusão dos molares, overjet e overbite finais (em azul), coincidindo com o encontrado na oclusão final dos modelos de gesso. (C) Traçado inicial do mesmo caso mostrando uma mordida aberta nos molares maior que a real, veja a figura 4.7A e note a diferença. (D) Traçado esquematizando o recuo dessa mandíbula (em vermelho). (E) Esquema mostrando a diferença entre as duas possibilidades cirúrgicas. A diferença na posição dos molares interfere na projeção final do pogônio, ponto estratégico para a estética facial.*

■ O ângulo do plano oclusal no traçado (PO x PHF) deve ser o mesmo que o da inclinação dos modelos no articulador. Checamos isso observando se as medidas do primeiro MS e do ICS até a haste superior do articulador são as mesmas medidas desses dentes até o PHF no traçado. Se for a mesma é porque a montagem está de acordo com o traçado. Se for diferente, devemos ajustar a posição do PHF no traçado, pois nem sempre os pontos (*pório* e *orbital*) são corretamente marcados (veja Fig. 6.14 no Cap. 6). Se as posições do PHF e dos dentes, no traçado, estiverem corretas, então o erro ocorreu na tomada do arco facial, que deve ser repetida. Assim, alteramos esses pontos cefalométricos, quanto for necessário, para que o traçado e o articulador fiquem com a mesma inclinação do plano oclusal.

| Fatores que influenciam na precisão na etapa de traçados |
| --- |
| Espessura dos incisivos, overjet e overbite |
| Posição dos molares |
| Relação de molares (oclusão na região posterior) |
| Angulação do plano oclusal com PHF |

Estes detalhes, quando não respeitados, podem trazer surpresas realmente desagradáveis para o profissional. Ellis (2001), em uma discussão a respeito da precisão que se alcança em cirurgia ortognática, relatou que a única maneira de o cirurgião verificar se o resultado está de acordo com o planejado é comparando a radiografia cefalométrica pós-operatória com o traçado predictivo, e ressaltou que a maioria dos cirurgiões não faz isso. O autor ainda cita que essa comparação pode deixar o cirurgião impressionado e até mesmo chocado com a diferença.

## 3.2. Traçado predictivo

A partir do traçado inicial pronto, medido e conferido com os modelos e dados clínicos, iniciamos o traçado predictivo (Fig. 4.9). Superpõe-se uma segunda folha de acetato sobre o traçado original. Por uma questão de padronização, recomendamos usar outra cor para o traçado predictivo.

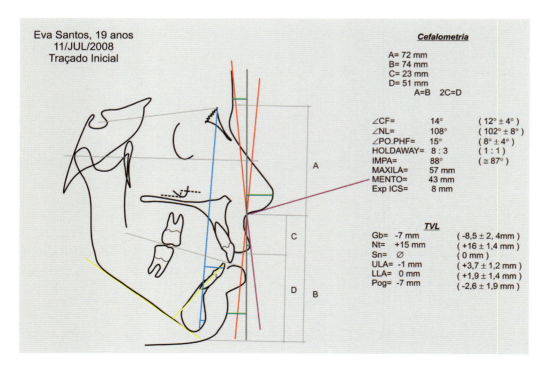

**Fig. 4.9** | *Traçado inicial de uma paciente com excesso vertical de maxila, após a checagem das medidas e a conferência com os modelos montados em ASA.*

### 3.2.1. Cirurgia de maxila

O primeiro passo para a realização do traçado predictivo é a repetição das estruturas fixas, as quais não serão alteradas pela cirurgia (Fig. 4.10).

Os principais guias para uma cirurgia apenas de maxila são a exposição do ICS, o overbite e o overjet, ou seja, a posição vertical e a posição horizontal da maxila. Após definir a posição vertical do ICS, basta encaixar a maxila na mandíbula para determinar o restante do posicionamento.

Uma reta paralela ao PHF é marcada passando a uma distância da margem incisal do ICS, de acordo com a movimentação vertical planejada, já contando com o overbite. Essa reta determina em que altura será o toque entre ICS e ICI (overbite) (Fig. 4.11). Lembre-se de que a mandíbula não será operada, essa movimentação da mandíbula será à custa de rotação condilar. Assim, sabendo a futura posição do ICI (Fig. 4.12), com a ponta de um compasso fixando o côndilo mandibular, a mandíbula é girada até atingir a reta que determina a posição vertical do overbite (Fig. 4.13), e desenha-se a mandíbula.

O próximo passo é posicionar e desenhar a maxila da maneira convencional, acertando o overjet, coincidindo os planos oclusais maxilar e mandibular. A etapa final é desenhar as alterações dos tecidos moles (Fig. 4.14).

É importante que no traçado predictivo seja repetido o overjet/overbite obtido nos modelos, assim como a relação vertical dos molares. Tendo esse cuidado, a relação traçado predictivo/cirurgia de modelos/ato cirúrgico estará mais próxima, e a estética final vai ficar de acordo com a planejada. Outro dado importante é conferir se o avanço do ICS na cirurgia de modelos será o mesmo do traçado predictivo, assim como a projeção do mento.

As alterações de tecido mole variam muito conforme os autores, tipo racial e formato do lábio. Lábios finos tendem a responder mais às alterações ósseas e dentárias. Para as cirurgias de maxila utilizamos a relação de 1:0,5, ou seja, a cada 1 mm de avanço do ICS haverá 0,5 mm de avanço do tecido mole. Com relação à exposição do ICS usamos a relação 1:0,4 mm, ou seja, a cada 1 mm de avanço aumentaremos a exposição do ICS em 0,4 mm (Fig. 4.15).

As cirurgias de reposição superior e avanço da maxila tendem a elevar a ponta do nariz, mas não existe uma relação definida para essa alteração. Esse assunto das alterações dos tecidos moles também é abordado no Capítulo 2.

Após o desenho dos tecidos moles, são feitas as medidas e angulações (Fig. 4.16). É comum a realização de mais de um traçado predictivo, alguns casos exigem vários, para testar as opções cirúrgicas. Esse é um dos objetivos do traçado predictivo. Após a definição da opção a ser escolhida é interessante realizar a superposição dos traçados (Fig. 4.17).

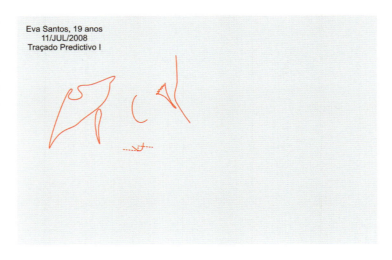

**Fig. 4.10** | *Traçado predictivo em vermelho iniciando pelas estruturas fixas (base do crânio, fossa pterigomaxilar, órbita, osso nasal e crista zigomático-alveolar), perfil do tecido mole, que não é alterado pela cirurgia, e desenho do traço da osteotomia Le Fort I.*

Eva Santos, 19 anos
11/JUL/2008
Traçado Predictivo I

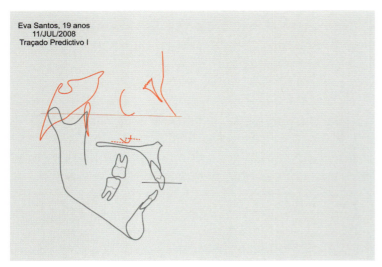

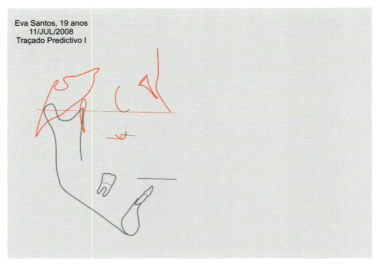

**Fig. 4.11** | *Esquema do traçado predictivo em vermelho, mostrando, em preto, a posição dos maxilares no traçado inicial. A decisão do planejamento foi a reposição superior de maxila de 3 mm com autorrotação da mandíbula. Na oclusão final dos modelos notou-se que o overbite seria de 2 mm. Uma linha horizontal, paralela ao PHF, é feita 5 mm acima da margem incisal do ICS (3 mm da impacção + 2 mm do overbite).*

**Fig. 4.12** | *A linha tracejada está marcando o limite superior do ICI, de acordo com o planejamento, considerando uma reposição superior de maxila de 3 mm e um overbite final de 2 mm.*

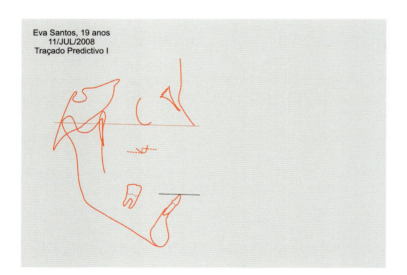

**Fig. 4.13** | *Rotação da mandíbula até se alcançar a posição final (utilizando o côndilo como centro de rotação).*

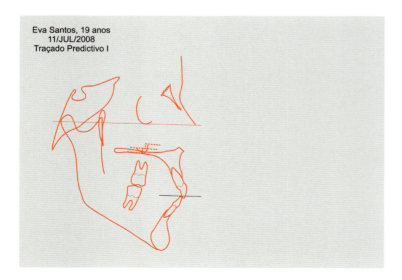

**Fig. 4.14** | *Posicionamento da maxila de acordo com o overjet, overbite e relação de molares observados na oclusão dos modelos, após a reposição superior de 3 mm do ICS. Note que o desenho da osteotomia, antes e após a reposição da maxila, permite a visualização da movimentação dos segmentos. Isso é importante para prever toques ou espaços entre os segmentos (necessitando desgaste ou enxertos, respectivamente), projeção da espinha nasal anterior (avaliação da estética na região sub e paralateronasal) e da espinha nasal posterior (avaliação das vias aéreas superiores).*

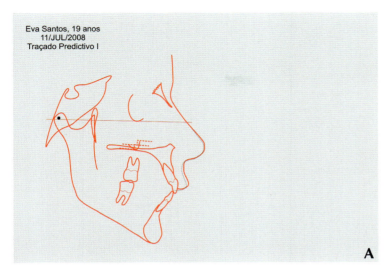

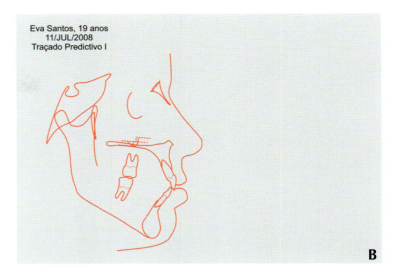

**Fig. 4.15** | **(A)** *Desenho das alterações de tecido mole causadas na maxila. Como o reposicionamento superior foi realizado através de autorrotação da mandíbula, houve um avanço que determinou essas alterações no tecido mole. **(B)** Desenho do tecido mole da mandíbula que apenas acompanha os tecidos duros, pois a relação é de 1:1.*

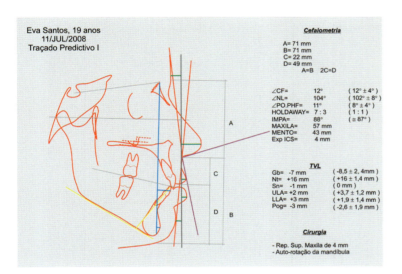

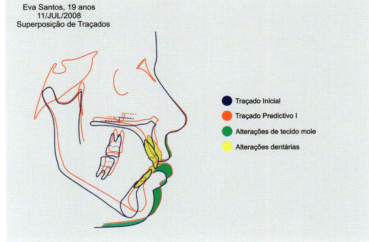

**Fig. 4.16** | *Medidas, angulações e anotações feitas finalizando o traçado predictivo.*

**Fig. 4.17** | *Superposição dos traçados inicial e predictivo evidenciando as alterações dentárias e de tecido mole.*

### 3.2.2. Cirurgia de mandíbula

Quando se planeja apenas a cirurgia de mandíbula, toda a porção fixa do esqueleto é desenhada, incluindo a maxila, que não será operada. Pelo fato de a maxila ser um osso fixo, a cirurgia de mandíbula consiste apenas em posicioná-la de acordo com a oclusão na maxila, acertando o overjet e o overbite dos modelos de gesso, ou seja, a posição da maxila é que determina a movimentação da mandíbula.

Quando o traçado inicial estiver pronto, medido e conferido, como citado anteriormente (Fig. 4.18), a folha do traçado predictivo é sobreposta e as estruturas fixas e osteotomia são traçadas (Fig. 4.19). A mandíbula é movimentada sobre o traçado original até alcançar a relação de molares, overjet e overbite, igual à oclusão dos modelos (Fig. 4.20).

Na mandíbula as alterações de tecido mole são em uma relação de 1:1, ou seja, a cada 1 mm de avanço do ICI e pogônio o tecido mole correspondente avançará 1 mm. Quando a mandíbula é desenhada na nova posição, o tecido mole é desenhado juntamente (Fig. 4.21). Para finalizar o traçado predictivo restam somente as medidas, angulações e anotações (Fig. 4.22). Por fim, uma superposição de traçados é realizada para evidenciar as alterações (Fig. 4.23).

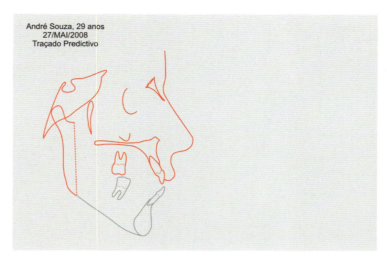

André Souza, 29 anos
27/MAI/2008
Traçado Inicial

**Cefalometria**

A= 73 mm
B= 71 mm
C= 22 mm
D= 50 mm
A=B    2C=D

| | | |
|---|---|---|
| ∠CF= | 9° | ( 12° ± 4° ) |
| ∠NL= | 102° | ( 102° ± 8° ) |
| ∠PO.PHF= | 13° | ( 8° ± 4° ) |
| HOLDAWAY= | 10 : 1 | ( 1 : 1 ) |
| IMPA= | 93° | ( ≅ 87° ) |
| MAXILA= | 54 mm | |
| MENTO= | 42 mm | |
| Exp ICS= | 3 mm | |

**TVL**

| | | |
|---|---|---|
| Gb= | -8 mm | ( -8,5 ± 2, 4mm ) |
| Nt= | +17 mm | ( +16 ± 1,4 mm ) |
| Sn= | ∅ | ( 0 mm ) |
| ULA= | +1 mm | ( +3,7 ± 1,2 mm ) |
| LLA= | +6 mm | ( +1,9 ± 1,4 mm ) |
| Pog= | -6 mm | ( -2,6 ± 1,9 mm ) |

André Souza, 29 anos
27/MAI/2008
Traçado Predictivo

**Fig. 4.18** | *Traçado inicial de um paciente com prognatismo mandibular candidato a um recuo de mandíbula. Nas cirurgias de recuos de mandíbula pode-se optar por uma das diferentes osteotomias (sagital, vertical ou vértico-sagital). A osteotomia vértico-sagital está traçada por escolha do paciente, que tinha receio da parestesia relacionada ao NAI e apresentava deslocamento anterior do disco articular da ATM.*

**Fig. 4.19** | *Traçado predictivo, em vermelho, com as estruturas fixas, maxila, perfil de tecido mole que não será alterado pela cirurgia e segmento proximal da mandíbula considerando uma osteotomia vértico-sagital. Em cinza, a posição da mandíbula no traçado inicial, o papel do traçado predictivo irá deslizar até que a mandíbula encaixe na maxila.*

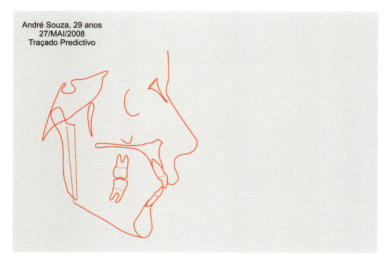

André Souza, 29 anos
27/MAI/2008
Traçado Predictivo

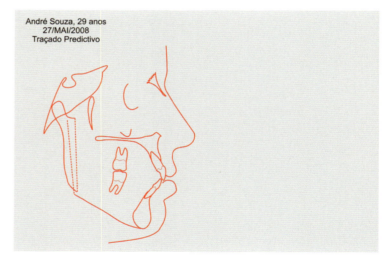

André Souza, 29 anos
27/MAI/2008
Traçado Predictivo

**Fig. 4.20** | *Traçado predictivo com a nova posição da mandíbula respeitando o overjet/overbite dos modelos. Note que o desenho da osteotomia antes e após a reposição da mandíbula permite visualizar a movimentação do segmento distal em relação ao segmento proximal.*

**Fig. 4.21** | *Traçado predictivo com o desenho dos tecidos moles considerando a relação de 1:1 da movimentação mandibular.*

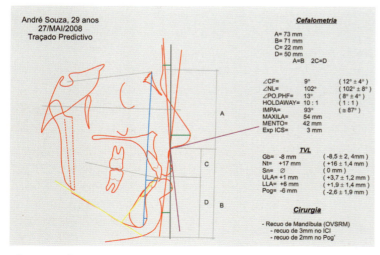

André Souza, 29 anos
27/MAI/2008
Traçado Predictivo

**Cefalometria**

A= 73 mm
B= 71 mm
C= 22 mm
D= 50 mm
A=B    2C=D

| | | |
|---|---|---|
| ∠CF= | 9° | ( 12° ± 4° ) |
| ∠NL= | 102° | ( 102° ± 8° ) |
| ∠PO.PHF= | 13° | ( 8° ± 4° ) |
| HOLDAWAY= | 10 : 1 | ( 1 : 1 ) |
| IMPA= | 93° | ( ≅ 87° ) |
| MAXILA= | 54 mm | |
| MENTO= | 42 mm | |
| Exp ICS= | 3 mm | |

**TVL**

| | | |
|---|---|---|
| Gb= | -8 mm | ( -8,5 ± 2, 4mm ) |
| Nt= | +17 mm | ( +16 ± 1,4 mm ) |
| Sn= | ∅ | ( 0 mm ) |
| ULA= | +1 mm | ( +3,7 ± 1,2 mm ) |
| LLA= | +6 mm | ( +1,9 ± 1,4 mm ) |
| Pog= | -6 mm | ( -2,6 ± 1,9 mm ) |

**Cirurgia**

- Recuo de Mandíbula (OVSRM)
  - recuo de 3mm no ICI
  - recuo de 2mm no Pog'

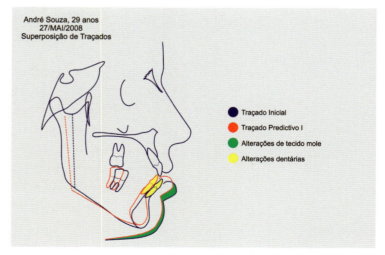

André Souza, 29 anos
27/MAI/2008
Superposição de Traçados

● Traçado Inicial
● Traçado Predictivo I
● Alterações de tecido mole
● Alterações dentárias

**Fig. 4.22** | *Traçado predictivo pronto, medido e checado.*

**Fig. 4.23** | *Superposição de traçados após a definição do tipo de cirurgia.*

### 3.2.3. Cirurgia combinada

A posição horizontal e vertical do ICS e a posição vertical dos molares são os fatores mais importantes no planejamento de cirurgia ortognática. Quando uma cirurgia combinada está programada, o primeiro passo é definir a posição vertical e horizontal do ICS e em seguida a posição vertical dos molares. A exposição de ICS é um dos principais parâmetros do planejamento. Como a mandíbula também será operada, o molar superior, no traçado, também poderá ser movimentado de acordo com os objetivos cirúrgicos.

Após o traçado inicial pronto, medido e conferido com as medidas clínicas e dos modelos (Fig. 4.24), duas marcas de referência são realizadas no traçado inicial. A primeira é um traço horizontal na altura do bráquete do molar superior. A segunda marca será uma reta paralela ao PHF passando pela margem incisal do ICS e a outra, perpendicular a esta passando pela vestibular do ICS (a interseção entre essas retas é utilizada como referência para o posicionamento do ICS) (Fig. 4.25).

O traçado predictivo inicia com o desenho das estruturas fixas e osteotomias (Fig. 4.26). Após a definição da posição desejada para a maxila, as marcas do traçado inicial serão referência para tracejar as marcas no traçado predictivo, já com a movimentação planejada (Fig. 4.27).

Por exemplo, está planejado para o ICS um avanço de 5 mm, reposição superior anterior de 3 mm e reposição superior posterior de 1 mm. Uma nova intersecção 5 mm a frente e 3 mm acima da primeira é traçada. Dessa maneira, está definida a posição final do ICS.

A distância anteroposterior do molar superior em relação ao ICS não tem como ser alterada, exceto em casos em que se planeja uma segmentação da maxila; mas a posição vertical pode ser alterada independente da alteração do ICS. No exemplo, para o posicionamento do molar superior foi traçada uma reta 5 mm a frente e 1 mm acima.

Com as posições do primeiro molar superior e do ICS definidas, pode-se traçar a maxila (Fig. 4.28).

Agora, com a maxila teoricamente fixada, o procedimento é encarado como uma cirurgia só de mandíbula, ou seja, basta coincidir o plano oclusal da mandíbula com o plano oclusal maxilar observando overjet/overbite e toque dos molares obtido nos modelos (Fig. 4.29). A alteração dos tecidos moles segue a mesma citada anteriormente para maxila e mandíbula (Fig. 4.30).

Novamente, completa-se o traçado predictivo com as medidas, angulações e anotações (Fig. 4.31). Após a decisão do tipo de cirurgia, faz-se a superposição do traçado inicial com o traçado predictivo (Fig. 4.32).

### 3.2.4. Mentoplastia

A mentoplastia pode ser um procedimento isolado ou, mais comumente, junto de outra osteotomia (maxila, mandíbula ou ambos). Nesses casos, facilita a execução do traçado, caso se desenhe primeiro a cirurgia de maxila, mandíbula ou ambas, e em um segundo traçado se faz a mentoplastia.

O traçado da mentoplastia consiste em definir a linha de osteotomia primeiro. Em geral, essa linha passa 5 mm abaixo das raízes dentárias dos incisivos até a basilar na região anterior do primeiro molar (Fig. 4.33). O desenho pode sofrer alterações dependendo do ganho estético desejado, sempre respeitando o nervo alveolar inferior e as raízes dentárias.

Todas as estruturas são repetidas, exceto as do lábio inferior e do mento (Fig. 4.34). Uma reta perpendicular ao PHF é tracejada passando pelo ponto mais anterior do mento (Pog), uma segunda reta paralela à primeira é tracejada de acordo com a movimentação desejada.

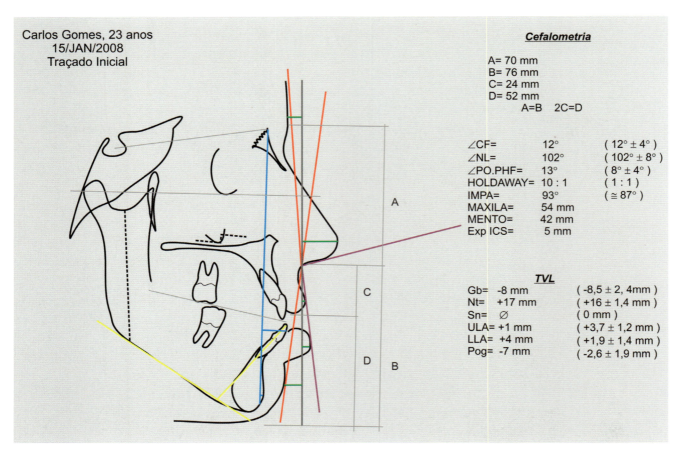

Carlos Gomes, 23 anos
15/JAN/2008
Traçado Inicial

***Cefalometria***

A= 70 mm
B= 76 mm
C= 24 mm
D= 52 mm
      A=B    2C=D

| ∠CF= | 12° | ( 12° ± 4° ) |
| ∠NL= | 102° | ( 102° ± 8° ) |
| ∠PO.PHF= | 13° | ( 8° ± 4° ) |
| HOLDAWAY= | 10 : 1 | ( 1 : 1 ) |
| IMPA= | 93° | ( ≅ 87° ) |
| MAXILA= | 54 mm | |
| MENTO= | 42 mm | |
| Exp ICS= | 5 mm | |

***TVL***

| Gb= | -8 mm | ( -8,5 ± 2, 4mm ) |
| Nt= | +17 mm | ( +16 ± 1,4 mm ) |
| Sn= | ∅ | ( 0 mm ) |
| ULA= | +1 mm | ( +3,7 ± 1,2 mm ) |
| LLA= | +4 mm | ( +1,9 ± 1,4 mm ) |
| Pog= | -7 mm | ( -2,6 ± 1,9 mm ) |

**Fig. 4.24** | *Traçado inicial para paciente candidato a uma cirurgia ortognática combinada.*

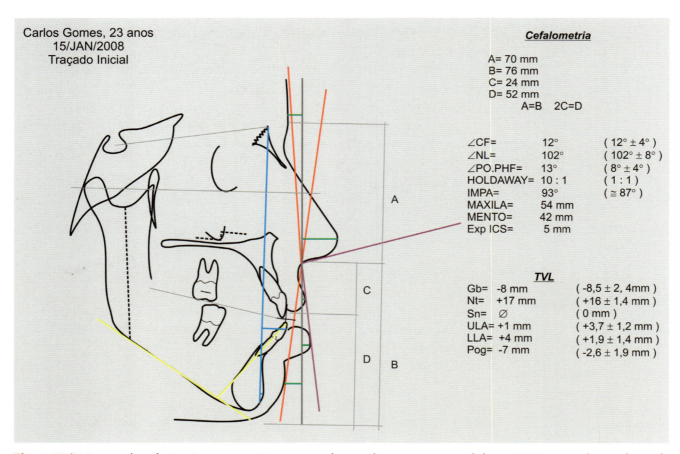

Carlos Gomes, 23 anos
15/JAN/2008
Traçado Inicial

***Cefalometria***

A= 70 mm
B= 76 mm
C= 24 mm
D= 52 mm
      A=B    2C=D

| ∠CF= | 12° | ( 12° ± 4° ) |
| ∠NL= | 102° | ( 102° ± 8° ) |
| ∠PO.PHF= | 13° | ( 8° ± 4° ) |
| HOLDAWAY= | 10 : 1 | ( 1 : 1 ) |
| IMPA= | 93° | ( ≅ 87° ) |
| MAXILA= | 54 mm | |
| MENTO= | 42 mm | |
| Exp ICS= | 5 mm | |

***TVL***

| Gb= | -8 mm | ( -8,5 ± 2, 4mm ) |
| Nt= | +17 mm | ( +16 ± 1,4 mm ) |
| Sn= | ∅ | ( 0 mm ) |
| ULA= | +1 mm | ( +3,7 ± 1,2 mm ) |
| LLA= | +4 mm | ( +1,9 ± 1,4 mm ) |
| Pog= | -7 mm | ( -2,6 ± 1,9 mm ) |

**Fig. 4.25** | *Marcas de referência para movimentação da maxila: uma reta paralela ao PHF passando na altura do bráquete do molar superior; uma reta paralela ao PHF passando pela margem incisal do ICS com uma segunda reta perpendicular passando pela vestibular do ICS.*

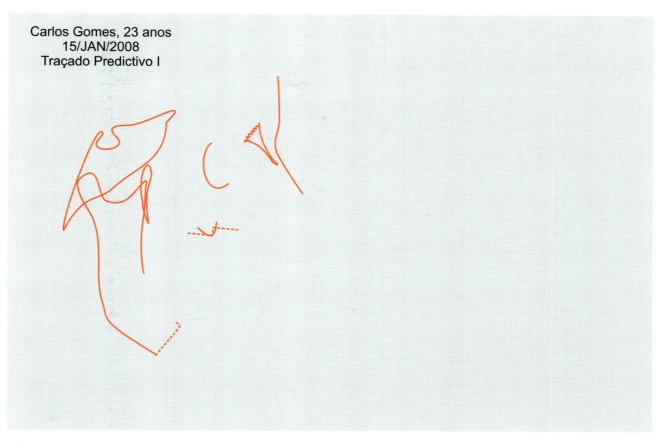

**Fig. 4.26** | *Traçado predictivo, em vermelho, com o desenho das estruturas fixas, perfil de tecido mole, que não será alterado, osteotomias e segmento proximal da mandíbula. O segmento proximal deve ser mantido na posição original, para permitir a visualização da movimentação entre os segmentos.*

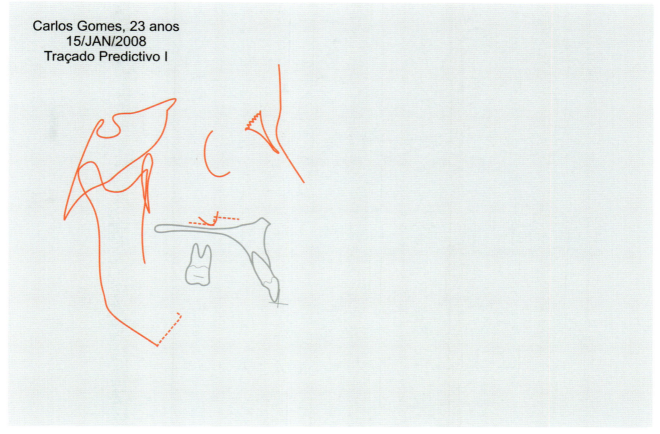

**Fig. 4.27** | *(A) Traçado predictivo, em vermelho, sobreposto ao traçado inicial (em cinza) para mostrar a posição inicial da maxila e pontos de referência.*

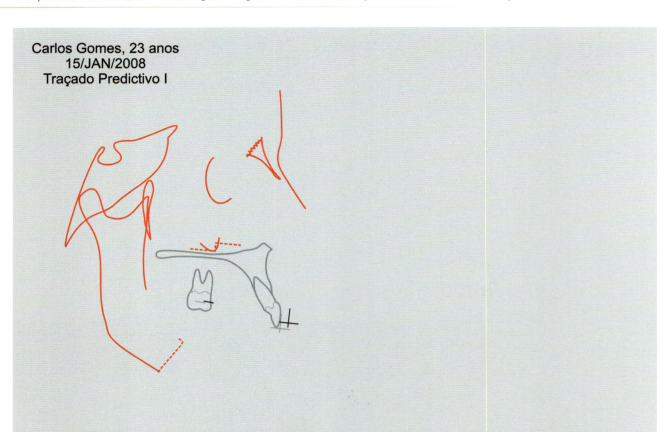

**Fig. 4.27 | (B)** *Após o planejamento, a decisão, para esse caso, foi um avanço de maxila de 5 mm, reposição superior anterior de 3 mm e reposição superior posterior de 1 mm. As marcas de referência foram traçadas na nova posição, o próximo passo será deslizar o papel do traçado predictivo sobre o inicial até que a maxila atinja as novas marcas.*

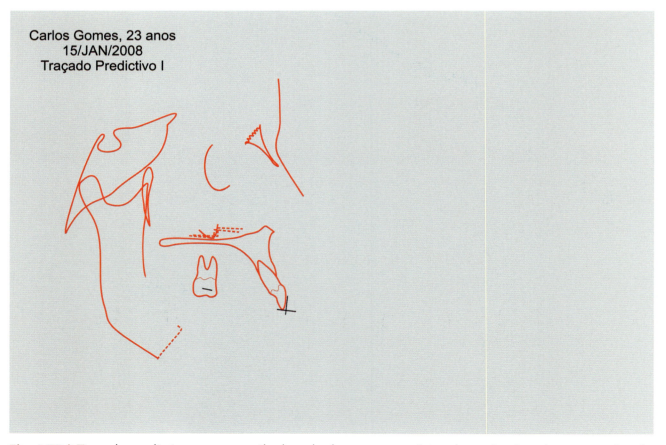

**Fig. 4.28 |** *Traçado predictivo com a maxila desenhada na nova posição, determinada pelas marcas de referência no molar e no ICS.*

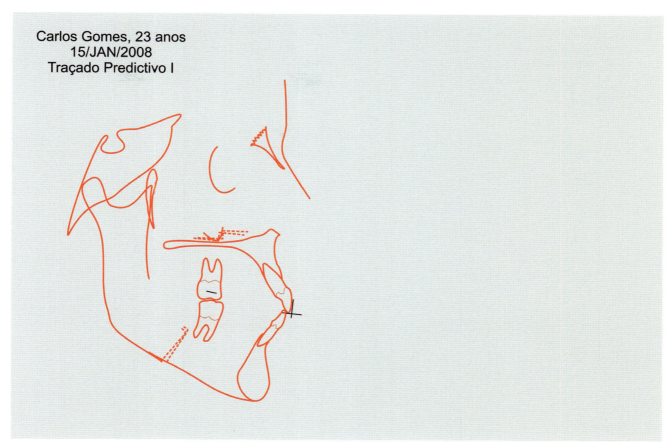

**Carlos Gomes, 23 anos**
**15/JAN/2008**
**Traçado Predictivo I**

**Fig. 4.29** | *Traçado predictivo com a mandíbula reposicionada encaixada na maxila de acordo com a relação de molares, overjet e overbite, checados na oclusão dos modelos.*

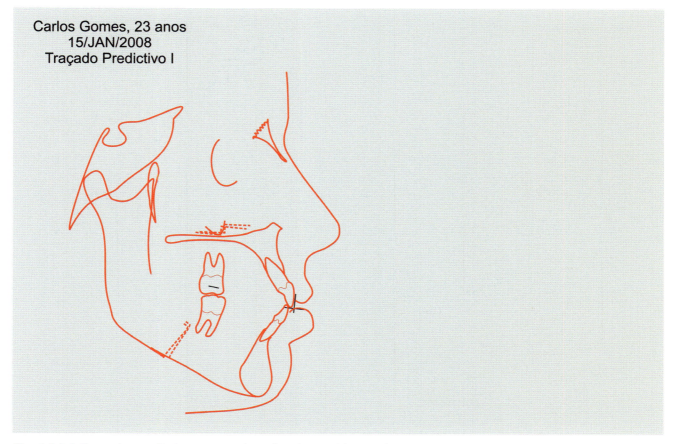

**Carlos Gomes, 23 anos**
**15/JAN/2008**
**Traçado Predictivo I**

**Fig. 4.30** | *Traçado predictivo com o desenho dos tecidos moles.*

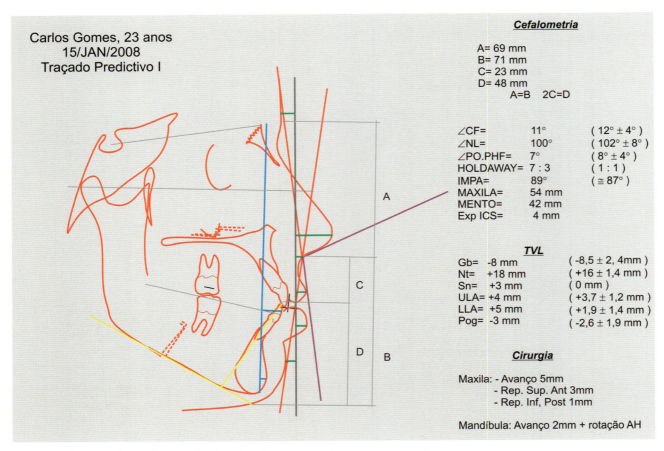

Carlos Gomes, 23 anos
15/JAN/2008
Traçado Predictivo I

***Cefalometria***

A= 69 mm
B= 71 mm
C= 23 mm
D= 48 mm
      A=B   2C=D

| | | |
|---|---|---|
| ∠CF= | 11° | ( 12° ± 4° ) |
| ∠NL= | 100° | ( 102° ± 8° ) |
| ∠PO.PHF= | 7° | ( 8° ± 4° ) |
| HOLDAWAY= | 7 : 3 | ( 1 : 1 ) |
| IMPA= | 89° | ( ≅ 87° ) |
| MAXILA= | 54 mm | |
| MENTO= | 42 mm | |
| Exp ICS= | 4 mm | |

***TVL***

| | | |
|---|---|---|
| Gb= | -8 mm | ( -8,5 ± 2, 4mm ) |
| Nt= | +18 mm | ( +16 ± 1,4 mm ) |
| Sn= | +3 mm | ( 0 mm ) |
| ULA= | +4 mm | ( +3,7 ± 1,2 mm ) |
| LLA= | +5 mm | ( +1,9 ± 1,4 mm ) |
| Pog= | -3 mm | ( -2,6 ± 1,9 mm ) |

***Cirurgia***

Maxila: - Avanço 5mm
         - Rep. Sup. Ant 3mm
         - Rep. Inf, Post 1mm

Mandíbula: Avanço 2mm + rotação AH

**Fig. 4.31** | *Traçado predictivo finalizado. Os novos valores são anotados.*

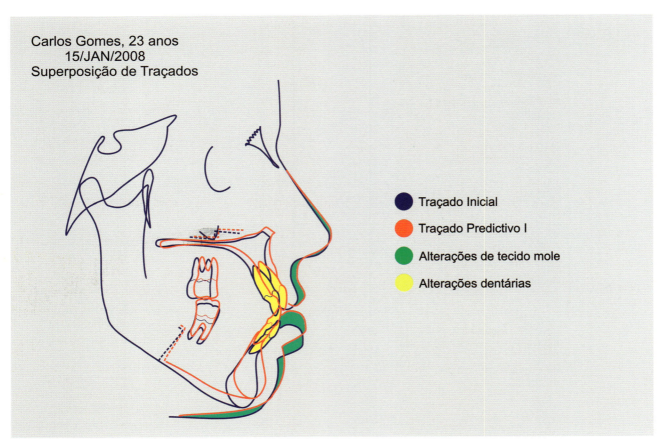

Carlos Gomes, 23 anos
15/JAN/2008
Superposição de Traçados

● Traçado Inicial

● Traçado Predictivo I

● Alterações de tecido mole

● Alterações dentárias

**Fig. 4.32** | *Superposição do traçado inicial com o traçado predictivo destacando as alterações dentárias e de tecidos moles.*

**Fig. 4.33** | *Traçado predictivo finaliza-do. Com a decisão tomada para uma mentoplastia de avanço, foi demarca-do o traço da osteotomia no mento.*

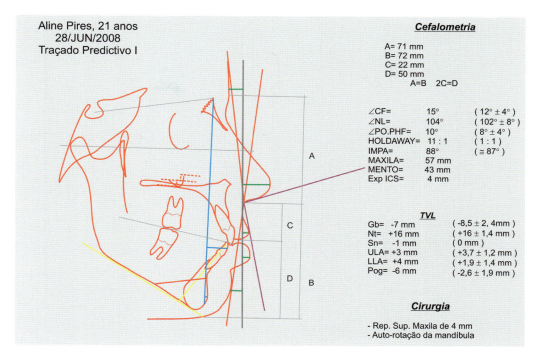

Aline Pires, 21 anos
28/JUN/2008
Traçado Predictivo I

*Cefalometria*

A= 71 mm
B= 72 mm
C= 22 mm
D= 50 mm
      A=B    2C=D

| | | |
|---|---|---|
| ∠CF= | 15° | ( 12° ± 4° ) |
| ∠NL= | 104° | ( 102° ± 8° ) |
| ∠PO.PHF= | 10° | ( 8° ± 4° ) |
| HOLDAWAY= | 11 : 1 | ( 1 : 1 ) |
| IMPA= | 88° | ( ≅ 87° ) |
| MAXILA= | 57 mm | |
| MENTO= | 43 mm | |
| Exp ICS= | 4 mm | |

*TVL*

| | | |
|---|---|---|
| Gb= | -7 mm | ( -8,5 ± 2, 4mm ) |
| Nt= | +16 mm | ( +16 ± 1,4 mm ) |
| Sn= | -1 mm | ( 0 mm ) |
| ULA= | +3 mm | ( +3,7 ± 1,2 mm ) |
| LLA= | +4 mm | ( +1,9 ± 1,4 mm ) |
| Pog= | -6 mm | ( -2,6 ± 1,9 mm ) |

*Cirurgia*

- Rep. Sup. Maxila de 4 mm
- Auto-rotação da mandíbula

**Fig. 4.34** | *Traçado predictivo. Todas as estruturas que não serão movimen-tadas são repetidas incluindo o traço da osteotomia para mentoplastia.*

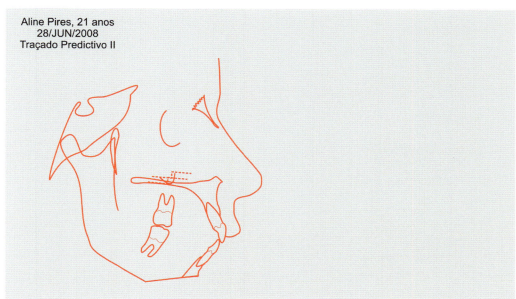

Aline Pires, 21 anos
28/JUN/2008
Traçado Predictivo II

    Por exemplo, para um avanço de 5 mm do mento a segunda reta será tracejada 5 mm à frente da primeira (Fig. 4.35). Então, movimenta-se a fo-lha de traçado sobre o traçado inicial, deslizando as linhas de osteotomia uma sobre a outra, até que o ponto mais anterior do mento coincida com a segunda reta (Fig. 4.36).

    Em geral a mentoplastia produz alterações no tecido mole na região do pogônio em uma relação de 1:0,8 para os casos de avanço, e de 1:0,7 para os casos de recuo, já o lábio inferior não movimenta. O sulco mentolabial tem que ser redesenhado partindo do lábio inferior (inalterado) até alcançar a nova posição do tecido mole no pogônio (Fig. 4.37). Finaliza-se com a realização das medidas e angulações (Fig. 4.38).

    Quando está planejada uma redução vertical do mento, não se deve fazer a diminuição simplesmente com brocas para não perder a anatomia do tecido ósseo. Essa redução irá ocorrer na linha de osteotomia. Por exemplo, para uma diminuição de 4 mm da altura do mento, é tracejada uma linha 4 mm abaixo e paralela à linha de osteotomia (Fig. 4.39). O traçado predictivo é então movimentado até que essa segunda linha coincida com a da osteoto-mia. Se outra movimentação estiver planejada, a segunda linha é que será utilizada para deslizar o papel (Fig. 4.40).

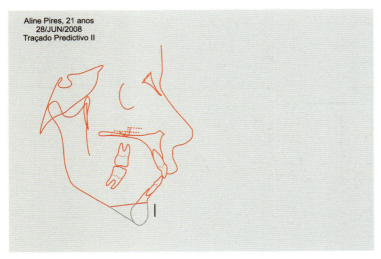

**Fig. 4.35** | *Com o papel superposto à posição inicial do mento (em cinza) é demarcado o limite anterior da movimentação do mento. No caso optou-se por um avanço de 5 mm, sem movimentação vertical.*

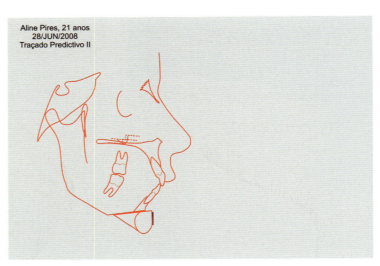

**Fig. 4.36** | *O papel do traçado predictivo é deslizado até alcançar a marca de referência para o posicionamento final do mento, que é desenhado.*

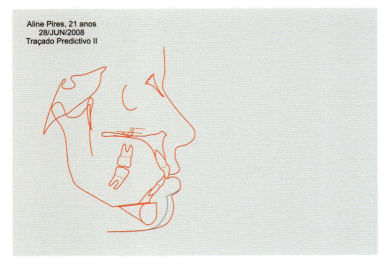

**Fig. 4.37** | *Desenho do tecido mole após a movimentação do mento. A resposta dos tecidos moles é de 1:0,8 na região do pogônio, para os casos de avanço.*

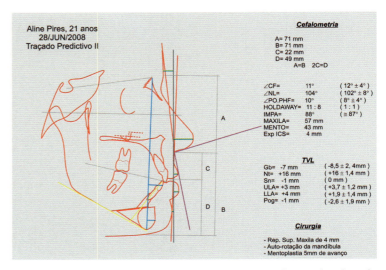

**Fig. 4.38** | *Traçado predictivo com mentoplastia finalizado e medido.*

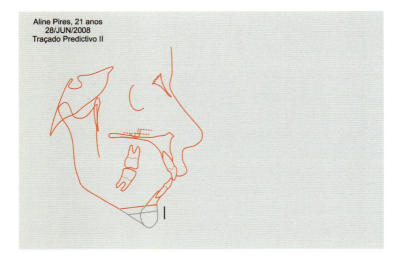

**Fig. 4.39** | *Opção de traçado predictivo para um avanço de 5 mm do mento com redução vertical de 4 mm. Uma linha paralela à osteotomia é desenhada 4 mm abaixo. Quando a folha de traçado deslizar irá coincidir ambas as linhas.*

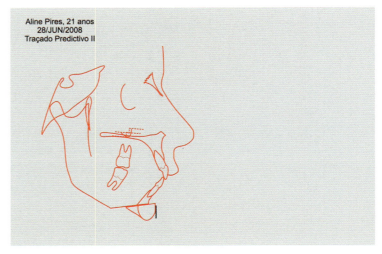

**Fig. 4.40** | *Desenho do traçado predictivo, após a realização do avanço e redução do mento.*

## 4. Traçado Cefalométrico Frontal

O traçado cefalométrico em norma frontal é realizado para o planejamento de assimetrias. Atualmente, estamos associando a técnica descrita no Capítulo 13 para controlar a posição do mento nos casos assimétricos.

A sequência para a execução do traçado frontal será exemplificada com uma cirurgia combinada, que geralmente é usada em casos de assimetrias, mas também pode ser aplicada em cirurgias de um só maxilar.

### 4.1. Traçado inicial

O traçado inicial é a transferência dos dados da radiografia cefalométrica frontal para o papel. A radiografia é fixada no negatoscópio e uma folha de acetato é fixada sobre a radiografia. Com grafite de cor preta as estruturas são demarcadas (Fig. 4.41). De acordo com o tipo de cirurgia, as osteotomias já são traçadas (elas serão úteis para visualizar as movimentações ósseas) (Fig. 4.42).

### 4.2. Traçado predictivo

A partir do traçado inicial pronto, conferido com os modelos e dados clínicos, inicia-se o traçado predictivo. Superpõe-se uma segunda folha de acetato sobre o traçado original. Por uma questão de padronização, recomendamos usar outra cor para fazer o traçado predictivo.

O primeiro passo é a repetição das estruturas fixas, as quais não serão alteradas pela cirurgia, as osteotomias e a porção do segmento proximal da mandíbula (Fig. 4.43). Isso facilitará o entendimento das movimentações ósseas.

O segundo passo é o reposicionamento da maxila. A posição do ICS e a inclinação do plano oclusal são as referências utilizadas. A posição vertical dos molares será alterada com base nas informações clínicas da assimetria. Por exemplo, um ponto 1 mm abaixo do primeiro MS do lado direito e outro ponto 5 mm acima do primeiro MS do lado esquerdo irão formar uma reta que será o novo plano oclusal (Figs. 4.44 e 4.45).

O posicionamento vertical e transverso dos ICS também é baseado na análise clínica. O objetivo é corrigir, ou diminuir, os desvios de linha média da face e melhorar a exposição do ICS com o lábio em repouso. Uma cruz é desenhada na posição planejada para os ICS (Figs. 4.45 e 4.46).

O terceiro passo é realizar a reposição da mandíbula (Fig. 4.47). A relação entre maxila e mandíbula, no traçado predictivo, deve ser o mais fiel possível em relação à encontrada na oclusão final dos modelos de gesso (overbite, linhas médias, relação vertical e transversa dos molares).

O último passo é realizar a superposição de traçado em uma nova folha de acetato (Fig. 4.48). Isso facilita o entendimento das movimentações maxilares, toques entre segmentos, etc.

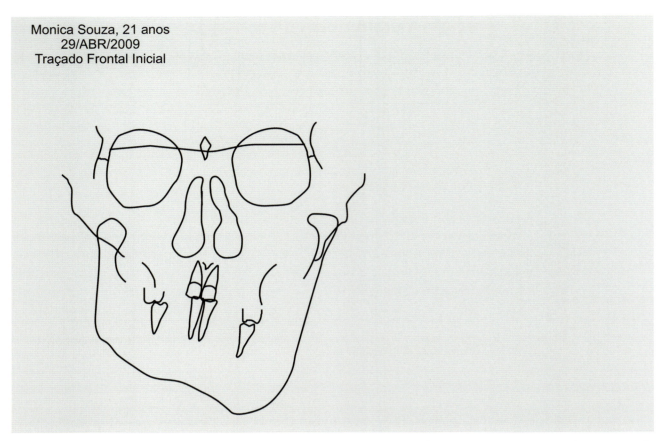

Monica Souza, 21 anos
29/ABR/2009
Traçado Frontal Inicial

**Fig. 4.41** | *Traçado inicial das estruturas fixas, maxilares e dentes. É fundamental que as informações de posição das linhas médias estejam de acordo com os dados clínicos.*

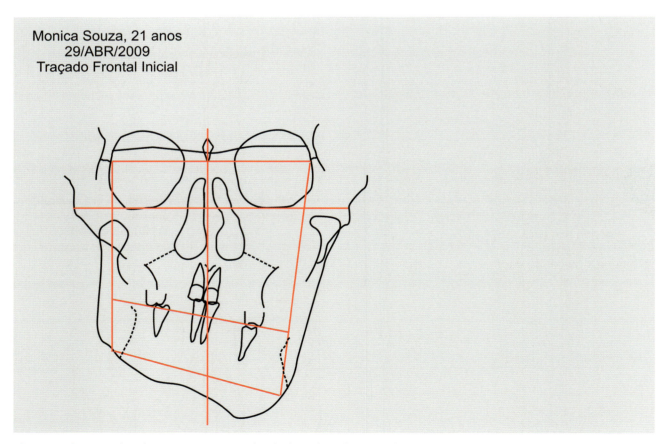

Monica Souza, 21 anos
29/ABR/2009
Traçado Frontal Inicial

**Fig. 4.42** | *Desenho das osteotomias e das linhas de referência horizontais e verticais.*

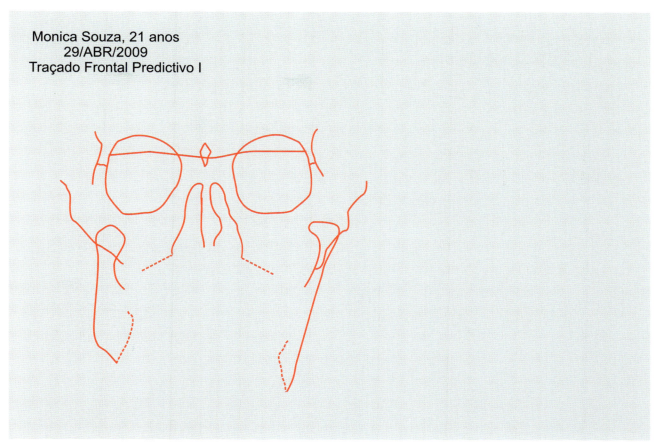

Monica Souza, 21 anos
29/ABR/2009
Traçado Frontal Predictivo I

**Fig. 4.43** | *Traçado predictivo, em vermelho, iniciando pelas estruturas fixas (osso temporal, órbitas, sutura frontozigomática, crista gali, base do crânio e fossa nasal), incluindo o desenho das osteotomias e porção proximal da mandíbula para facilitar o entendimento da movimentação dos segmentos.*

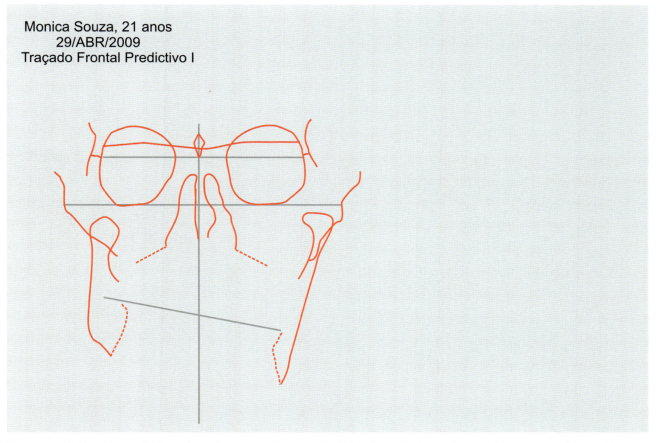

Monica Souza, 21 anos
29/ABR/2009
Traçado Frontal Predictivo I

**Fig. 4.44** | *Em cinza, linhas de referência do traçado inicial. A decisão da movimentação da maxila será tomada após se definir a inclinação do plano oclusal e a posição vertical dos ICS.*

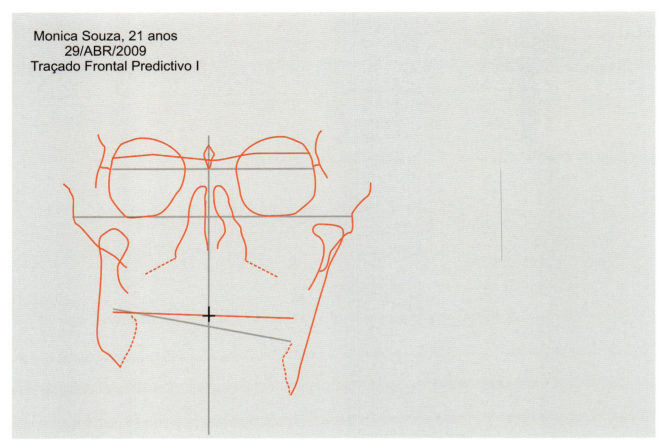

Monica Souza, 21 anos
29/ABR/2009
Traçado Frontal Predictivo I

**Fig. 4.45** | *A nova inclinação do plano oclusal foi definida (reposição inferior de 1 mm no lado direito e superior de 5 mm no lado esquerdo). A nova posição do ICS também foi definida (reposição inferior de 2 mm), no caso em questão ela coincidiu com a linha do plano oclusal.*

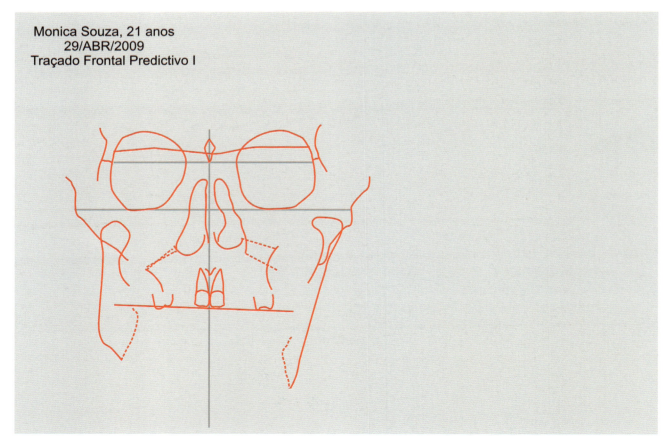

Monica Souza, 21 anos
29/ABR/2009
Traçado Frontal Predictivo I

**Fig. 4.46** | *A maxila é posicionada no novo plano oclusal.*

**Fig. 4.47** | *A mandíbula é desenhada na nova posição, de acordo com o overbite e relação de molares observados na oclusão final nos modelos de gesso. As movimentações realizadas são anotadas no traçado.*

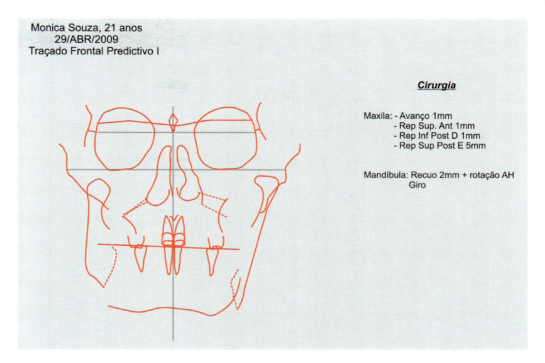

Monica Souza, 21 anos
29/ABR/2009
Traçado Frontal Predictivo I

***Cirurgia***

Maxila: - Avanço 1mm
- Rep Sup. Ant 1mm
- Rep Inf Post D 1mm
- Rep Sup Post E 5mm

Mandíbula: Recuo 2mm + rotação AH
Giro

**Fig. 4.48** | *Superposição de traçados.*

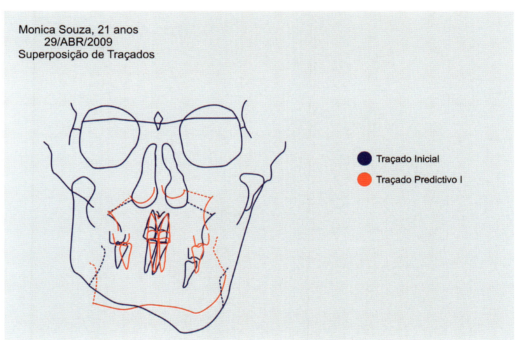

Monica Souza, 21 anos
29/ABR/2009
Superposição de Traçados

● Traçado Inicial

● Traçado Predictivo I

# CASO CLÍNICO

Paciente, 51 anos, com queixa de ronco e preocupado em ter apneia no futuro. Não faria a cirurgia só pela estética.

Ao exame clínico apresentava exposição do ICS de 7 mm, sorriso gengival, desproporção entre os terços médio e inferior da face. Observamos ainda falta de projeção do mento, overjet de 5 mm e oclusão Classe II. Os dentes estavam com inserção periodontal diminuída. O diagnóstico foi de deficiência mandibular e excesso vertical de maxila.

O objetivo cirúrgico foi realizar avanço bimaxilar na tentativa de eliminar o ronco, diminuir a exposição do ICS e aumentar a projeção do mento.

A cirurgia realizada com avanço de maxila com reposição superior, maior na anterior do que na posterior, através da osteotomia Le Fort I, para maximizar o avanço da mandíbula. Na mandíbula realizamos o avanço utilizando a osteotomia sagital do ramo mandibular.

## Fase Pré-ortodontia

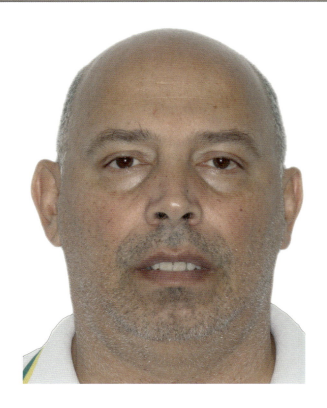
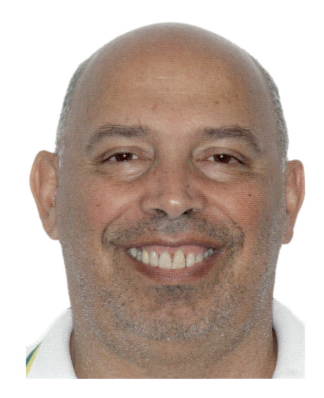

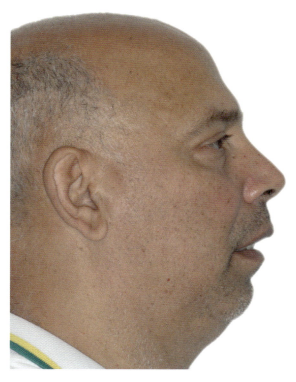
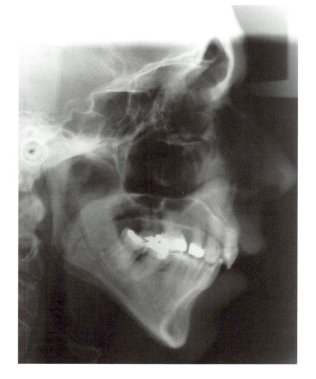

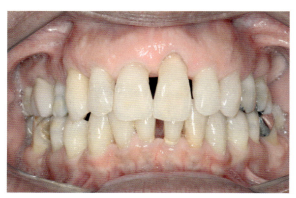
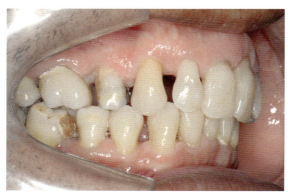

# Fase Pré-operatória

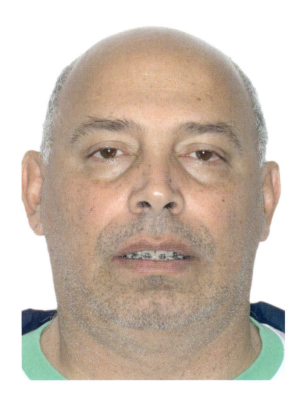 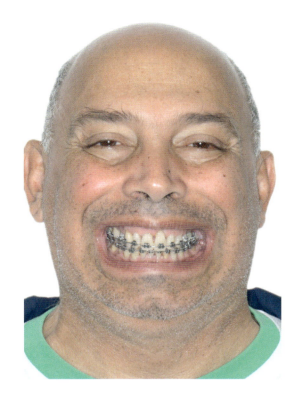

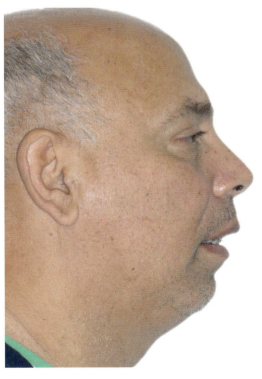 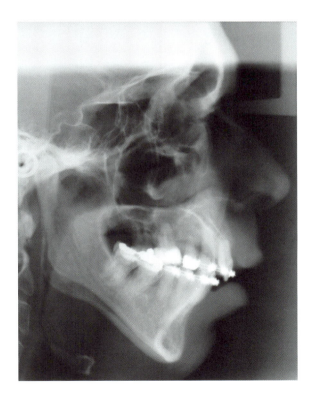

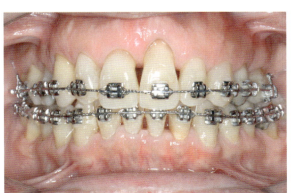 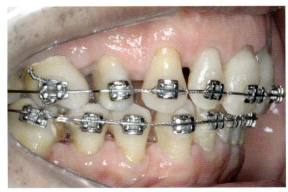

# Planejamento

Paciente: _C. C._      idade: _51 anos_

**Queixa principal:** _Questão respiratória - anda roncando muito_
_Estética está em segundo plano_
_O enquadramento da face pode melhorar, mas não é o mais importante_

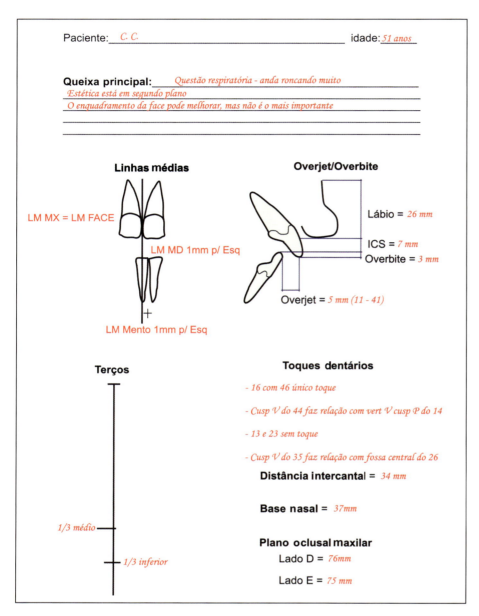

**Linhas médias**

LM MX = LM FACE

LM MD 1mm p/ Esq

LM Mento 1mm p/ Esq

**Overjet/Overbite**

Lábio = _26 mm_

ICS = _7 mm_
Overbite = _3 mm_

Overjet = _5 mm (11 - 41)_

**Terços**

1/3 médio

1/3 inferior

**Toques dentários**

- _16 com 46 único toque_

- _Cusp V do 44 faz relação com vert V cusp P do 14_

- _13 e 23 sem toque_

- _Cusp V do 35 faz relação com fossa central do 26_

**Distância intercantal** = _34 mm_

**Base nasal** = _37mm_

**Plano oclusal maxilar**
Lado D = _76mm_
Lado E = _75 mm_

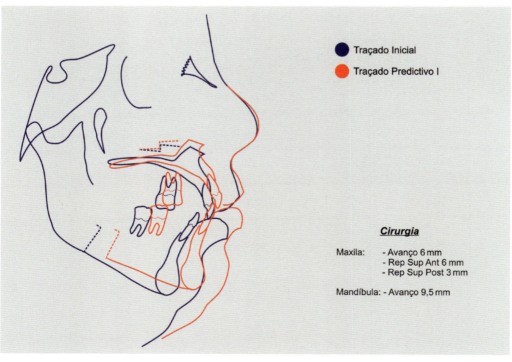

● Traçado Inicial

● Traçado Predictivo I

**_Cirurgia_**

Maxila:    - Avanço 6 mm
          - Rep Sup Ant 6 mm
          - Rep Sup Post 3 mm

Mandíbula: - Avanço 9,5 mm

# Fase Pós-operatória

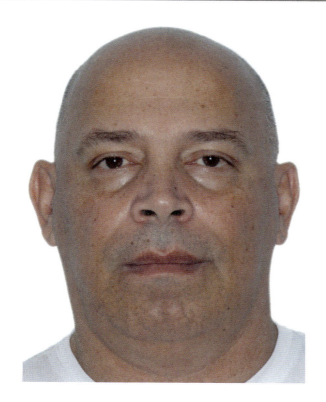
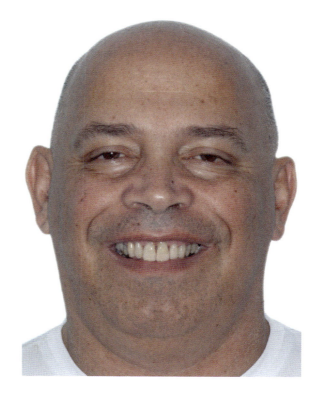

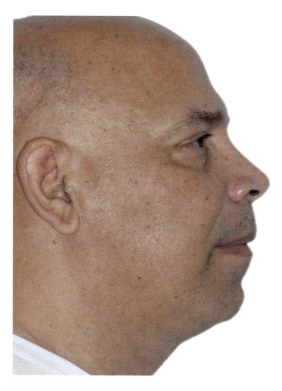
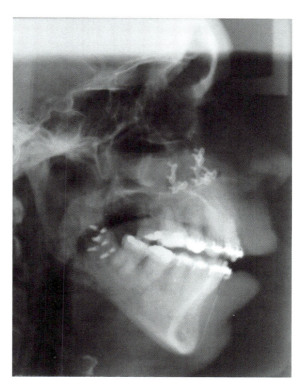

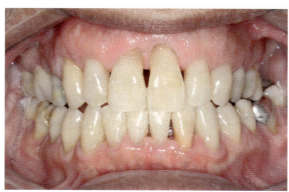
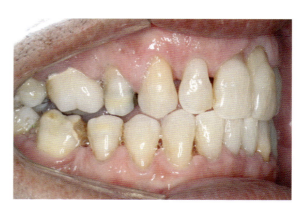

# Referências

1. Arnett GW, Bergman RT. Facial keys to orthodontic diagnosis and treatment planning. Part II. Am J Orthod Dentofacial Orthop. 1993; 103:395.
2. Arnett GW et al. Soft tissue cephalometric analysis: Diagnosis and treatment planning of dentofacial deformity. Am J Orthod Dentofacial Orthop. 1999; 116:239-53.
3. Bryan DC, Hunt NP. Surgical accuracy in orthognathic surgery. Br J Oral Maxillofac Surg. 1993; 31:343.
4. Chew MT, Sandham A, Wong HB. Evaluation of the linearity of soft- to hard tissue movement after orthognathic surgery. Am J Orthod Dentofacial Orthop. 2008; 134:665.
5. Cohen AM. Uncertainty in cephalometrics. Br J Orthod. 1984; 11:44.
6. Csaszar GR, Bruker-Csaszar B, Niederdellmann H. Prediction of soft tissue profiles in orthodontic surgery with the Dentofacial Planner. Int J Adult Orthod Orthognath Surg. 1999; 14:285.
7. Ellis E, Gall WJ. A method to accurately predict the position of the maxillary incisor in two-jaw surgery. J Oral Maxillofac Surg. 1984; 42:402.
8. Ellis, E. A Comparison of 3 Methods of Face-Bow Transfer Recording: Implications for Orthognathic Surgery. J Oral Maxillofac Surg. 2001; 59:640-641.
9. Gil JN, Claus JDP, Lima Jr SM. Avaliação do reposicionamento maxilar durante cirurgia ortognática combinada. Rev Colégio Bras CTBMF. 2006; 3:15-18.
10. Gil JN, Claus JDP, Manfro R, Lima Jr SM. Predictability of the maxillary repositioning during bimaxillary surgery – Accuracy of a new technique. Int J Oral Maxillofac Surg. 2007; 36:296.
11. Koh CH, Chew MT. Predictability of soft tissue profile changes following bimaxillary surgery in skeletal Class III Chinese patients. J Oral Maxillofac Surg. 2004; 62:1505.
12. Mankad B, Cisneros GJ, Freeman K, et al. Prediction accuracy of soft tissue profile in orthognathic surgery. Int J Adult Orthod Orthognath Surg. 1999; 14:19.
13. Power G, Breckon J, Sherriff M, McDonald F. Dolphin image software: An analysis of the accuracy of cephalometric digitalization in orthognathic prediction. Int J Oral Maxillofac Surg. 2005; 34:619-26.
14. Proffit WR, White RP Jr, Sarver DM. Contemporary treatment of dentofacial deformity. St Louis: C.V. Mosby; 2002.
15. Stanchina R, Ellis E, Gallo WJ, et al. A comparison of two measures for repositioning the maxilla during orthognathic surgery. Int J Adult Orthod Orthognath Surg. 1988; 3:149.
16. Joss CU, Vassalli IM, Thüer UW. Stability of soft tissue profile after mandibular setback in sagittal split osteotomies: a longitudinal and long-term follow-up study. J Oral Maxillofac Surg. 2008; 66:1610.
17. Stella JP, Streater MR, Epker BN, Sinn DP. Predictability of upper lip soft tissue changes with maxillary advancement. J Oral Maxillofac Surg. 1989; 47:697.

# Traçado Predictivo Digital

*Capítulo* **5**

## 1. Introdução

Os principais objetivos do tratamento ortocirúrgico são o estabelecimento de uma oclusão funcional e estável com a concomitante melhora na estética facial. Enquanto os resultados oclusais podem ser objetivamente determinados, estabelecer a estética ideal é muito subjetivo e pode ser visto diferentemente pelo profissional e pelo paciente. A definição dos objetivos comuns e as expectativas com o procedimento proposto são, portanto, parte fundamental do processo de planejamento.

Tradicionalmente, o traçado predictivo manual é a ferramenta mais utilizada para definição dos movimentos cirúrgicos e alterações estéticas. Recentemente, tem-se difundido softwares que permitem a realização dos traçados pelo computador, o traçado predictivo digital.

O objetivo deste capítulo é exemplificar o uso do traçado predictivo digital para o planejamento em cirurgia ortognática, mostrando a maneira que utilizamos em nossos casos, e fazer um paralelo com os traçados manuais.

## 2. Traçado Predictivo Digital 2-D

A maioria dos softwares disponíveis oferece um planejamento das imagens em duas dimensões, ou seja, permite a visualização das alterações no perfil. Um dos mais conhecidos é o *Dolphim Image*. Esses programas também são os mais avaliados na literatura quanto à sua precisão. Os programas em 2-D têm a limitação de visualizar as alterações apenas na vista de perfil.

O traçado predictivo manual oferece uma visão limitada das alterações estéticas, com apenas uma visão do perfil do tecido mole no papel de acetato. O traçado digital permite a visualização das alterações na própria fotografia do paciente. Essa visão é de qualidade superior à do traçado manual para o planejamento dos casos. Além disso, o programa permite uma superposição com a foto inicial do paciente. Isso facilita a comunicação entre paciente e ortodontista.

As figuras 5.1 a 5.9 ilustram a aplicação do traçado predictivo digital.

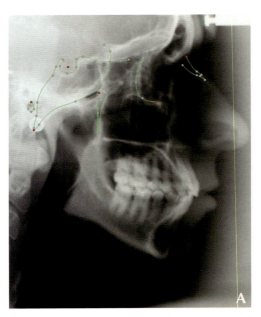
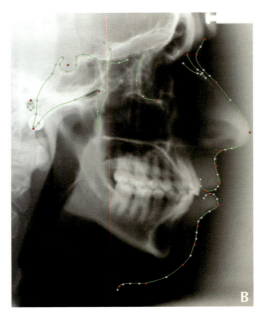

**Fig. 5.1** | *Determinação dos pontos cefalométricos sobre a radiografia cefalométrica lateral. (A) Esqueleto fixo. (B) Perfil do tecido mole.*

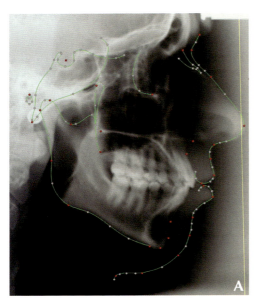
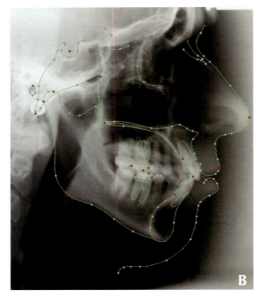

**Fig. 5.2** | *(A) Determinação dos pontos cefalométricos na maxila e mandíbula. (B) Digitalização da cefalometria lateral finalizada após a marcação das referências dentárias.*

**Fig. 5.3** | *Superposição da cefalometria lateral com a fotografia de perfil. O paciente já havia sido submetido a tratamento ortodôntico para correção de maloclusão Classe II. A oclusão já estava corrigida, mas o paciente apresentava queixa de falta de projeção do mento.*

**Fig. 5.4** | *Simulação do preparo ortodôntico para uma cirurgia ortognática com as descompensações dentárias. Isso foi realizado para auxiliar na decisão entre o retratamento ortodôntico com cirurgia ortognática ou manutenção da camuflagem ortodôntica com mentoplastia.*

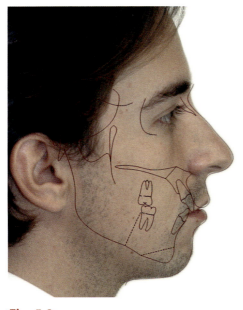
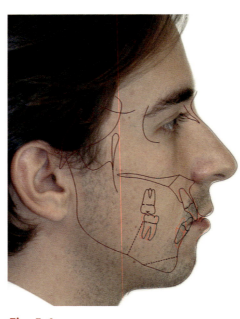

**Fig. 5.3**

**Fig. 5.4**

**Fig. 5.5** | *Realização das opções cirúrgicas, caso se optasse pela descompensação ortodôntica. (A) Simulação de um avanço de mandíbula com mentoplastia de avanço. (B) Simulação de uma cirurgia combinada com rotação maxilomandibular no sentido anti-horário.*

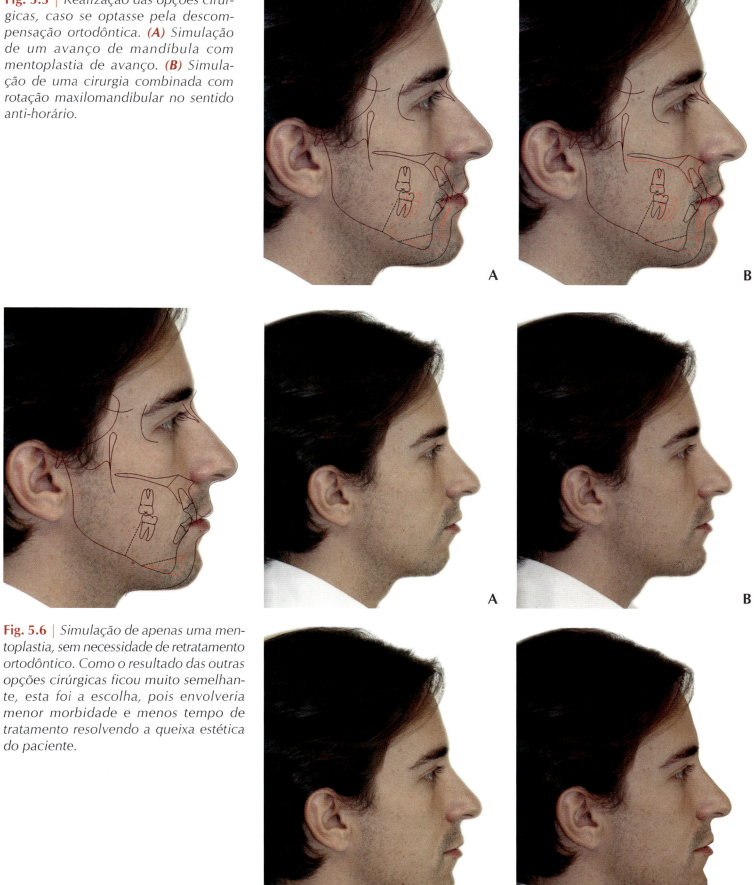

A

B

**Fig. 5.6** | *Simulação de apenas uma mentoplastia, sem necessidade de retratamento ortodôntico. Como o resultado das outras opções cirúrgicas ficou muito semelhante, esta foi a escolha, pois envolveria menor morbidade e menos tempo de tratamento resolvendo a queixa estética do paciente.*

A

B

C

D

**Fig. 5.7** | *Comparação lado a lado das opções de tratamento. (A) Pré-operatório. (B) Mentoplastia de avanço de 7 mm (opção escolhida). (C) Avanço de 3,5 mm de mandíbula com mentoplastia de avanço de 4 mm. (D) Avanço de 2 mm da maxila com reposição inferior posterior associado a avanço de 5,5 mm de mandíbula.*

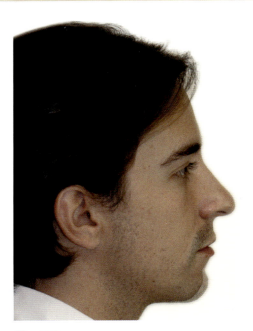

*Fig. 5.8*

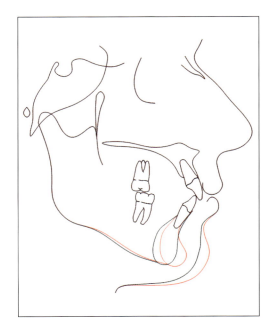

*Fig. 5.9*

**Fig. 5.8** | *Superposição das imagens digitais do pré-operatório com a simulação da mentoplastia.*
**Fig. 5.9** | *Superposição dos traçados digitais. Em preto, o traçado original; em vermelho, o traçado predictivo (mentoplastia).*

A precisão dos programas para realização dos traçados predictivos digitais tem sido testada. A questão rotineira era se o resultado expresso no traçado digital representava com precisão as alterações cirúrgicas. A previsão das alterações dos tecidos moles em relação aos movimentos maxilares, nesses programas, é baseada em vários trabalhos científicos. Os primeiros estudos mostravam resultados contrastantes.

Os trabalhos de Koh & Chew (2004) e Jones et al. (2007) avaliaram de maneira muito semelhante a precisão do mesmo programa de traçado predictivo digital, simulando as movimentações cirúrgicas pós-operatórias e comparando as alterações dos tecidos moles. Ambos os trabalhos encontraram diferença estatisticamente significante e que a principal região de erro na predicção era a região dos lábios superior e inferior. Segundo Koh & Chew (2004), o programa tende a subestimar a posição vertical dos lábios e superestimar a posição horizontal do lábio inferior.

A previsão da posição dos lábios é realmente um desafio, independente da ferramenta usada no planejamento. Além das variações entre indivíduos, existe a diferença de espessura do lábio, questões posturais, técnicas de sutura, inclinação dos incisivos, etc. Esse desafio também é encontrado no traçado manual.

## 3. Traçado Predictivo Digital 3-D

Alguns softwares apresentados no mercado permitem trabalhar com as imagens em três dimensões. Essa tecnologia envolve a necessidade de tomadas fotográficas específicas, além de tomografia computadorizada volumétrica (TC). Dessa maneira, as alterações estéticas, no paciente, poderão ser vistas de todas as maneiras. O principal ganho é a visualização frontal do resultado da cirurgia proposta.

O traçado predictivo manual e o traçado digital em 2-D praticamente se equivalem, a diferença é que no digital 2-D a visualização das alterações é de melhor qualidade e, mais rápidas de executar. Por outro lado, quando o comparamos com o traçado 3-D o ganho é muito superior. Esses programas permitem realizar o desenho das osteotomias e, assim, planejar a posição das placas e parafusos, prever áreas de toque ósseo, indicar necessidade de desgastes e ainda comparar as posições e relações ósseas obtidas em computador com o ato cirúrgico. Possibilitam ainda uma visão do paciente de frente das alterações planejadas.

Além de substituir o traçado manual, os programas em 3-D irão substituir a cirurgia de modelos. Alguns softwares reproduzem a superfície oclusal da arcada dentária, permitindo o estabelecimento da oclusão final e a confecção dos *splints*. Esse processo é semelhante ao dos guias cirúrgicos confeccionados para as cirurgias guiadas de implantes (ex.: Nobelguide). O estudo de Swennen et al. (2009) mostra como o registro oclusal pode ser obtido e transferido de maneira fiel, através de TC volumétrica, para os programas 3-D.

A introdução da TC volumétrica *cone beam* melhorou a qualidade das imagens em odontologia. A tendência é a substituição de todas as radiografias convencionais pela TC. Vlijmen et al. (2009) compararam as radiografias cefalométricas laterais obtidas de radiografias convencionais e TC. Os autores encontraram melhores resultados para a reprodutibilidade dos pontos cefalométricos na TC, apesar de a comparação não apresentar diferença estatisticamente significante.

São várias as indicações para o uso da TC *cone beam* para diagnóstico e planejamento facial. O trabalho de Noguchi et al. (2007) mostrou passo a passo como é todo o processo de integração entre dentes, maxilares e face, registros, fotografias e TC para permitir as simulações em cirurgia ortognática.

## 4. Considerações Finais

O trabalho de Chew et al. (2008) chama a atenção para o cuidado que devemos ter ao usar imagens obtidas nos programas digitais. Dentre as análises, os autores avaliaram a percepção estética (subjetiva) de cirurgiões, ortodontistas e leigos permitindo a visualização estética da foto pós-operatória de seis meses com a imagem do traçado digital da mesma cirurgia. O trabalho mostrou que quase 26% dos leigos apontaram a imagem da predição digital como a "mais estética", bem diferente das escolhas dos profissionais. Diante disso, devemos ter cuidado ao mostrar as imagens para não passar uma mensagem de garantia do resultado.

Depois da aquisição e início do uso do programa de traçado digital, nossa equipe continuou realizando o traçado manual, de maneira independente. Desde então, passamos a comparar as movimentações de ambos os traçados, principalmente com relação à posição dos lábios e projeção do mento. Notamos que o traçado digital seguia fiel ao traçado manual que sempre utilizamos. Assim, para o planejamento de nossos casos, atualmente, usamos apenas o traçado predictivo digital. A grande vantagem é a rapidez e facilidade com que testamos várias opções de cirurgia. Além disso, a visualização das alterações na própria foto do paciente é melhor e facilita a comunicação entre a equipe: cirurgião, ortodontista e paciente.

Os programas que oferecem uma visão 3-D serão, em breve, a rotina de muitos cirurgiões para o planejamento facial. Essa tecnologia ainda deve evoluir muito, facilitando nosso trabalho. Atualmente, os custos envolvidos na aquisição do software, integração com a TC e processamento das imagens para confecção dos *splints* dificultam sua utilização.

## CASO CLÍNICO

MAV, 19 anos, estava descontente com sua estética facial e nos procurou para uma mudança. Não tinha queixa funcional. Não gostava do sorriso gengival, da falta de projeção do mento e de não conseguir fechar os lábios no repouso.

Ao exame clínico observamos que a paciente apresentava o terço inferior da face mais longo que o médio, o ICS tinha exposição de 9 mm e falta de selamento labial. Não havia projeção do mento nem definição da linha mento-pescoço. O nariz ficava saliente na face devido à retração mandibular e a face apresentava-se convexa. O overjet era de 6 mm.

Tratava-se de uma paciente com face longa devido ao excesso vertical de maxila associado à deficiência ântero-posterior de mandíbula.

Na cirurgia objetivamos diminuir o terço inferior da face para eliminar o sorriso gengival e permitir o selamento labial e também aumentar a projeção do mento.

Realizamos a osteotomia Le Fort I, para reposição superior da maxila, maior na região anterior, para possibilitar a rotação anti-horária do plano oclusal e aumentar o avanço mandibular. A mandíbula foi avançada pela técnica da osteotomia sagital. Além disso, associamos uma mentoplastia para melhorar tanto a projeção quanto a altura do terço inferior da face.

# Fase Pré-operatória

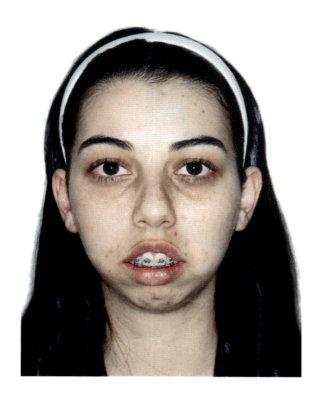
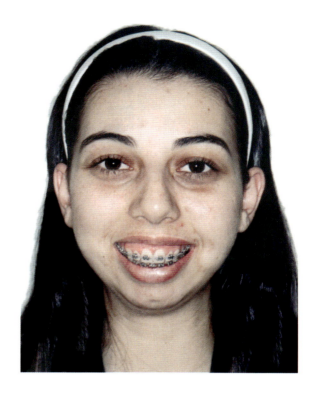

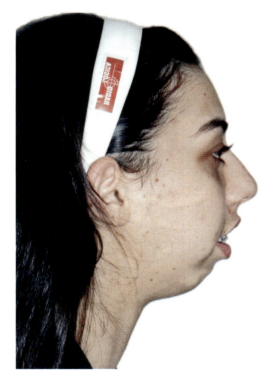
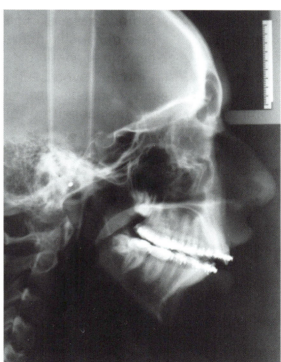

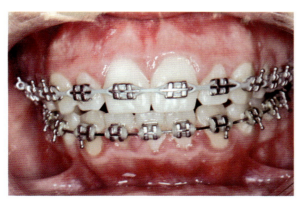
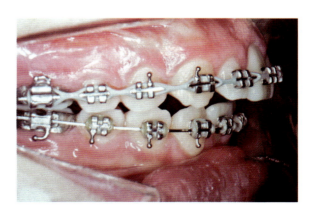

# Planejamento

Paciente: *M. A. V.*                    idade: *19 anos*

**Queixa Principal:** *Queixo muito pequeno*
*Mostra muito os dentes*
*Sorriso gengival*
*Não gosta do perfil, mandíbula pequena*

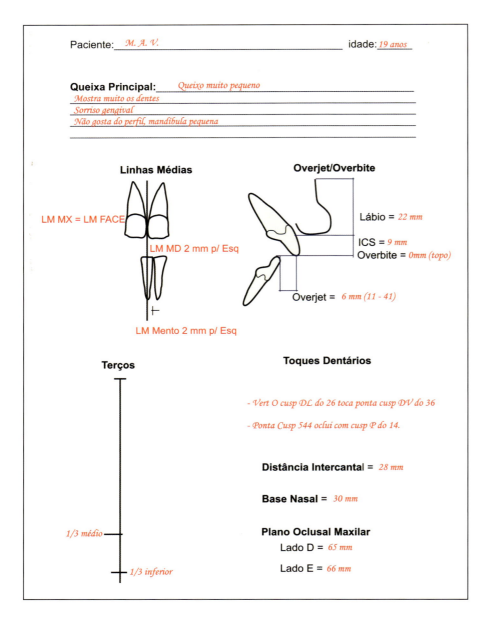

**Linhas Médias**

LM MX = LM FACE

LM MD 2 mm p/ Esq

LM Mento 2 mm p/ Esq

**Overjet/Overbite**

Lábio = *22 mm*
ICS = *9 mm*
Overbite = *0mm (topo)*

Overjet = *6 mm (11 - 41)*

**Terços**

1/3 médio
1/3 inferior

**Toques Dentários**

*- Vert O cusp DL do 26 toca ponta cusp DV do 36*

*- Ponta Cusp 544 oclui com cusp P do 14.*

**Distância Intercantal** = *28 mm*

**Base Nasal** = *30 mm*

**Plano Oclusal Maxilar**
Lado D = *65 mm*
Lado E = *66 mm*

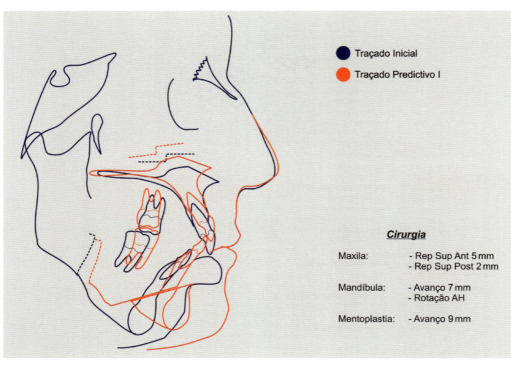

● Traçado Inicial
● Traçado Predictivo I

*Cirurgia*

Maxila:          - Rep Sup Ant 5 mm
                 - Rep Sup Post 2 mm

Mandíbula:       - Avanço 7 mm
                 - Rotação AH

Mentoplastia:    - Avanço 9 mm

# Fase Pós-operatória

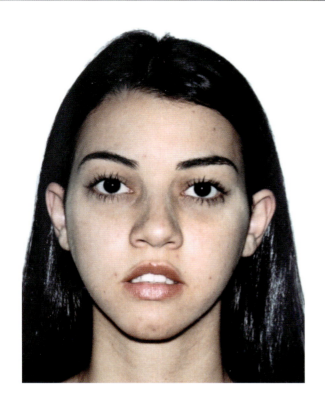
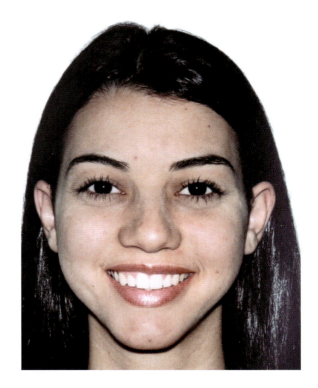
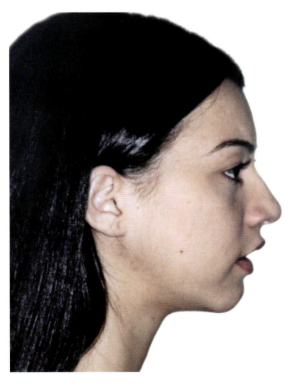
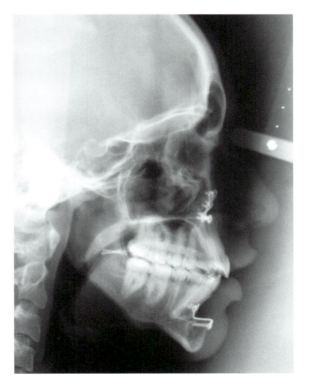
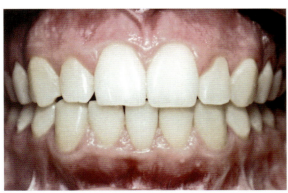
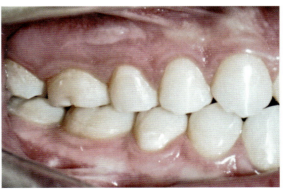

# Referências

1. Chew MT, Sandham A, Wong HB. Evaluation of the linearity of soft- to hard tissue movement after orthognathic surgery. Am J Orthod Dentofacial Orthop. 2008; 134:665.

2. Chew MT, Koh CH, Sandham A, Wong HB. Subjective evaluation of the accuracy of video imaging prediction following orthognathic surgery in Chinese patients. J Oral Maxillofac Surg. 2008; 66:291.

3. Csaszar GR, Bruker-Csaszar B, Niederdellmann H. Prediction of soft tissue profiles in orthodontic surgery with the Dentofacial Planner. Int J Adult Orthod Orthognath Surg. 1999; 14:285.

4. Jones RM, Khambay BS, McHugh S, Ayoub AF. The validity of a computer-assisted simulation system for orthognathic surgery (CASSOS) for planning the surgical correction of Class III skeletal deformities: Single-jaw versus bimaxillary surgery. Int J Oral Maxillofac Surg. 2007; 36:900.

5. Gerbo LR, Poulton DR, Covell DA, et al. A comparison of a computer-based orthognathic surgery prediction system to postsurgical results. Int J Adult Orthod Orthognath Surg. 1997; 12:55.

6. Ghoddousi H, Edler R, Haers P, Wertheim D, Greenhill D. Comparison of three methods of facial measurement. Int J Oral Maxillofac Surg. 2007; 36:250.

7. Joss CU, Vassalli IM, Thüer UW. Stability of soft tissue profile after mandibular setback in sagittal split osteotomies: A longitudinal and long-term follow-up study. J Oral Maxillofac Surg. 2008; 66:1610.

8. Kneafsey LC, Cunningham SJ, Petrie A, Hutton TJ. Prediction of soft-tissue changes after mandibular advancement surgery with an equation developed with multivariable regression. Am J Orthod Dentofacial Orthop. 2008; 134:657.

9. Koh CH, Chew MT. Predictability of soft tissue profile changes following bimaxillary surgery in skeletal Class III in Chinese patients. J Oral Maxillofac Surg. 2004; 62:1505.

10. Maal TJJ, Plooij JM, Rangel FA, Mollemans W, Schutyser FAC, Berge SJ. The accuracy of matching three-dimensional photographs with skin surfaces derived from cone-beam computed tomography. Int J Oral Maxillofac Surg. 2008; 37:641.

11. Mankad B, Cisneros GJ, Freeman K, et al. Prediction accuracy of soft tissue profile in orthognathic surgery. Int J Adult Orthod Orthognath Surg. 1999; 14:19.

12. Moshiri M, Scarfe WC, Hilgers ML, Scheetz JP, Silveira AM, Farmanf AG. Accuracy of linear measurements from imaging plate and lateral cephalometric images derived from cone-beam computed tomography. Am J Orthod Dentofacial Orthop. 2007; 132:550.

13. Noguchi N, Tsuji M, Shigematsu M, Goto M. An orthognathic simulation system integrating teeth, jaw and face data using 3-D cephalometry. Int J Oral Maxillofac Surg. 2007; 36:640.

14. Power G, Breckon J, Sherriff M, McDonald F. Dolphin Imaging Software: An analysis of the accuracy of cephalometric digitization and orthognathic prediction. Int J Oral Maxillofac Surg. 2005; 34:619.

15. Sinclair PM, Kilpelainen P, Philips C, et al. The accuracy of video imaging in orthognathic surgery. Am J Orthod Dentofac Orthop. 1995; 107:177.

16. Swennen GRJ, Barth EL, Eulzer C, Schutyser F. The use of a new 3-D splint and double CT scan procedure to obtain an accurate anatomic virtual augmented model of the skull. Int J Oral Maxillofac Surg. 2007; 36:146.

17. Swennen GRJ, Mommaerts MY, Abeloos J, Clercq C, Lamoral P, Neyt N, Casselman J, Schutyser F. A cone-beam CT based technique to augment the 3-D virtual skull model with a detailed dental surface. Int J Oral Maxillofac Surg. 2009; 38:48.

18. Syliangco ST, Sameshima GT, Kaminishi RM, et al. Predicting soft tissue changes in mandibular advancement surgery: A comparison of two video imaging systems. Angle Orthod. 1997; 67:337.

19. Upton PM, Sadowsky PL, Sarver DM, et al. Evaluation of video imaging prediction in combined maxillary and mandibular orthognathic surgery. Am J Orthod Dentofac Orthop. 1997; 112:656.

20. Vlijmen OJC, Bergé SJ, Swennen GRJ, Bronkhorst EM, Katsaros C, Kuijpers-Jagtman AM. Comparison of cephalometric radiographs obtained from cone-beam computed tomography scans and conventional radiographs. J Oral Maxillofac Surg. 2009; 67:92.

# Capítulo 6

# Cirurgia de Modelos

## 1. Introdução

A cirurgia ortognática já foi considerada um procedimento puramente funcional, mas hoje é claramente estético-funcional, pois em muitos casos a preocupação maior do paciente é a estética. Em função destes moldes atuais, aliado ao fato de tratar-se de uma cirurgia eletiva (com tempo disponível para planejamento) é fundamental considerar e almejar precisão no trabalho executado. A cirurgia de modelos aparece como uma etapa fundamental na fase pré-operatória, e tem sido usada como um dos mecanismos para precisar o procedimento.

| Objetivos da Cirurgia de Modelos |
| --- |
| Planejar e quantificar as movimentações cirúrgicas; |
| Planejar a oclusão; |
| Confeccionar os guias cirúrgicos; |
| Comunicação com ortodontistas, pacientes e familiares; |
| Conferir se a posição do mento, no traçado predictivo, está correta. |

A técnica para cirurgia de modelos já é bem descrita, existindo pequenas variações principalmente relacionadas ao articulador usado. A maior variação entre as técnicas pode ocorrer em cirurgias bimaxilares, quando o cirurgião pode optar por começar a cirurgia pelo posicionamento da maxila ou pela mandíbula. A técnica mais comum acaba sendo a que inicia com o reposicionamento da maxila, confecção da goteira intermediária e reposicionamento da mandíbula, bem descrita por Ellis (1984). Por outro lado, a técnica defendida por Cottrel & Wolford (1994) é utilizada pelos cirurgiões que iniciam a cirurgia pela reposição da mandíbula.

Independente da técnica empregada, o importante é que o profissional consiga a maior precisão no processo. É importante lembrar que o que for realizado na cirurgia de modelos será levado para o ato operatório. Portanto, deve haver uma precisão na transferência dos dados do paciente tanto para o articulador (angulação do plano oclusal, overjet, overbite e relação dos molares) como para o articulador da sala de cirurgia.

Na maioria dos casos de cirurgias de um maxilar apenas, essa etapa laboratorial é mais simplificada e, portanto, será descrita à parte já as cirurgias combinadas serão melhor discutidas. O objetivo deste capítulo é transmitir quanto é importante a precisão na cirurgia de modelos, esperando um maior entendimento das alterações causadas pela cirurgia ortognática, isto é, fazendo os cirurgiões entenderem que se houver diferença entre a cirurgia de modelos e ato cirúrgico, as alterações estéticas planejadas no traçado predictivo não serão obtidas.

## 2. Seleção do Articulador

Existem alguns modelos de articulador disponíveis para montagem dos modelos. Dentro da filosofia dos autores desta obra, de planejamento e precisão, não são consideradas as possibilidades de uso dos articuladores tipo "charneira" ou "Galleti" para o planejamento em cirurgia ortognática. O articulador semiajustável (ASA) pode ser considerado como opção para a realização das cirurgias de modelos. Os articuladores ajustáveis também são excelentes opções, apesar de demandarem um pouco mais de trabalho, sem nenhum benefício real em relação ao ASA.

Existe, por parte de alguns cirurgiões, o conceito de que a cirurgia de um só maxilar poderia ser planejada em articuladores não ajustáveis ou até mesmo sem a necessidade de montagem em articulador. De certa maneira, eles acabam simplificando a etapa laboratorial. Não pensamos assim e por isso sempre utilizamos o ASA em qualquer cirurgia. As razões serão abordadas no decorrer deste capítulo, para que o leitor possa compreender algumas vantagens de sempre se utilizar o ASA.

## 3. Montagem dos Modelos

Na consulta pré-operatória, todos os exames radiográficos, fotos, registros em cera, moldes, modelos e arco facial são obtidos. Além disso, é preenchida uma ficha onde se anotam as queixas e os dados clínicos do paciente. É nela que, durante toda a etapa laboratorial, qualquer informação do paciente pode ser encontrada ou comparada com facilidade. Nessa ficha, uma folha é reservada para anotação dos dados que serão importantes no momento da montagem dos modelos no ASA e para cirurgia de modelos – como linhas médias, overjet, overbite, exposição do incisivo central superior (ICS) em repouso, toques dentários, plano oclusal, entre outros (Fig. 6.1).

Independente da técnica de cirurgia dos modelos, a montagem destes em articulador segue a mesma sequência para todos os casos. Alguns detalhes devem ser observados:

- As moldagens devem ser realizadas com alginatos especiais ou materiais tipo elastômeros, para permitir maior reprodução de detalhes.
- A porção oclusal dos dentes deve ser vazada em gesso tipo IV (Fig. 6.2). Além da maior precisão na reprodução de detalhes conferem maior resistência, isto é importante devido à manipulação dos modelos, risco de impactos e confecção dos guias cirúrgicos.
- Para a fidelidade da reprodução do modelo é importante utilizar um aparelho vibrador durante a vazagem do gesso, evitando a formação de bolhas no modelo.
- Não há necessidade de preencher todo o modelo com gesso especial. O restante pode ser preenchido com gesso pedra, ranhuras podem ser feitas para permitir maior retenção do gesso que será vazado para fixar o modelo ao braço do ASA (Fig. 6.3).

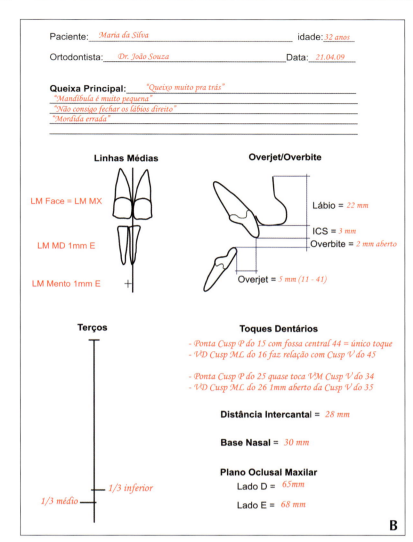

Paciente:_____ idade:_____

Ortodontista:_____ Data:_____

**Queixa Principal:**_____
_____
_____
_____
_____

**Linhas Médias**

**Overjet/Overbite**

**Terços**

**Toques Dentários**

**Distância Intercantal =**

**Base Nasal =**

**Plano Oclusal Maxilar**
Lado D =
Lado E =

**A**

Paciente: *Maria da Silva*                idade: *32 anos*

Ortodontista: *Dr. João Souza*          Data: *21.04.09*

**Queixa Principal:** *"Queixo muito pra trás"*
*"Mandíbula é muito pequena"*
*"Não consigo fechar os lábios direito"*
*"Mordida errada"*

**Linhas Médias**

LM Face = LM MX

LM MD 1mm E

LM Mento 1mm E

**Overjet/Overbite**

Lábio = *22 mm*

ICS = *3 mm*
Overbite = *2 mm aberto*

Overjet = *5 mm (11 - 41)*

**Terços**

1/3 médio — 1/3 inferior

**Toques Dentários**
- *Ponta Cusp P do 15 com fossa central 44 = único toque*
- *VD Cusp ML do 16 faz relação com Cusp V do 45*

- *Ponta Cusp P do 25 quase toca VM Cusp V do 34*
- *VD Cusp ML do 26 1mm aberto da Cusp V do 35*

**Distância Intercantal =** *28 mm*

**Base Nasal =** *30 mm*

**Plano Oclusal Maxilar**
Lado D = *65mm*
Lado E = *68 mm*

**B**

**Fig. 6.1** | *(A) Ficha de avaliação do preparo para cirurgia ortognática. (B) Modelo da ficha de avaliação para anotação das linhas médias, toques dentários, exposição de ICS, overjet, overbite, plano oclusal entre outros.*

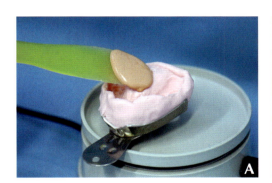 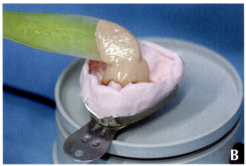 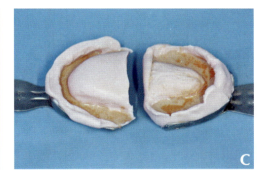

**Fig. 6.2** | *(A) Moldagem da maxila com alginato especial, vazamento do gesso tipo IV, com o molde apoiado em aparelho vibrador. (B) Aplicação lenta e contínua do gesso. (C) Porção oclusal dos modelos preenchida com o gesso tipo IV.*

**Fig. 6.3** | *(A) Modelos completados com gesso tipo pedra. (B) As ranhuras permitem maior embricamento da nova camada de gesso que unirá o modelo ao articulador.*

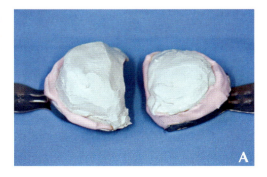 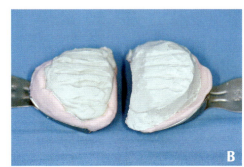

■ Os registros da oclusão devem ser feitos com cera 7, específica para esse tipo de registros, e sempre em relação cêntrica. É importante obter mais de um registro em cera, pois alguns casos necessitam ser remontados no articulador e, assim, não é necessário chamar novamente o paciente.

O trabalho de Cottrel & Wolford (1994) descreve a montagem do articulador sem a tomada da relação cêntrica, principalmente para casos assimétricos ou grandes deformidades (retrognatismo mandibular) alegando a dificuldade da tomada da RC nesses casos. Essa opção pode ser considerada de risco, tendo em vista que a RC é uma posição de diagnóstico.

Existem muitos detalhes durante a montagem em articulador e cirurgia de modelos que variam entre os profissionais, a seguir será descrita a sequência passo a passo que reflete a preferência dos autores desta obra:

## Montagem da maxila

**3.1** Primeiramente, obtém-se o arco facial com o registro da mordida do paciente. Uma checagem grosseira pode ser realizada sobre a radiografia cefalométrica lateral para verificar a angulação do plano oclusal (Fig. 6.4). O arco facial é então montado no articulador (Fig. 6.5).

**3.2** O modelo de gesso da maxila é colocado no registro da mordida no garfo (Fig. 6.6).

**3.3** Uma camada de gesso é colocada para unir o modelo maxilar à bolacha, no braço superior do articulador (Fig. 6.7). É recomendável colocar apenas uma pequena quantidade de gesso. Muito gesso pode fazer com que durante a presa deste ocorra distorção na angulação do garfo. Uma opção mais indicada é utilizar gesso tipo IV, que oferece maior resistência à distorção, que pode ocorrer durante o restante do preenchimento com gesso.

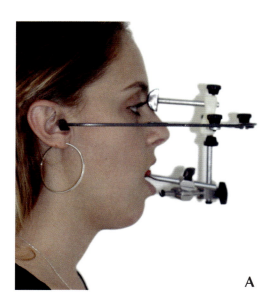
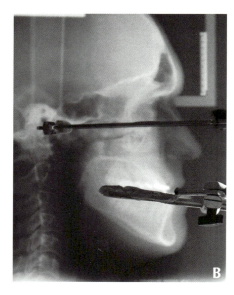

A    B

**Fig. 6.4** | *(A) Arco facial devidamente instalado no rosto da paciente, durante a obtenção do registro da mordida no garfo. (B) Checagem do arco facial com o Raio X cefalométrico. Note a coincidência da inclinação do plano oclusal quando se posiciona o Plano Horizontal de Frankfurt do raio X junto à haste do arco facial.*

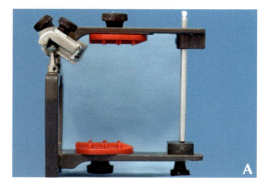
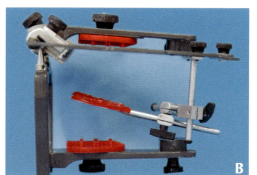

A    B

**Fig. 6.5** | *(A) Articulador semiajustável pronto, com as bolachas instaladas. O pino incisal será removido para a introdução do arco facial. (B) Arco facial montado no articulador.*

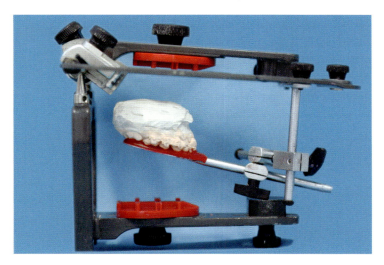

**Fig. 6.6** | *O modelo maxilar de gesso é encaixado no registro do garfo. Uma lâmina de bisturi pode ser usada para remover projeções acentuadas na cera, como espaços entre dentes, bráquetes e arco, que podem dificultar o perfeito encaixe do modelo.*

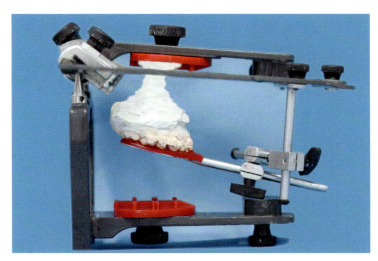

**Fig. 6.7** | *Modelo maxilar sendo unido à bolacha, no braço superior do articulador, com uma pequena porção de gesso especial. Quanto menor a quantidade de gesso usada, menor será a força de distorção que o gesso exercerá sobre o garfo evitando distorção.*

**3.4** Após a presa, o arco facial pode ser removido juntamente com o garfo. Novas camadas de gesso são adicionadas para oferecer maior resistência ao conjunto. Novamente, a fim de evitar que a distorção do gesso possa alterar a posição do modelo, o gesso deve ser colocado por meio de incrementos respeitando o tempo de presa a cada porção (Fig. 6.8).

## Montagem da mandíbula

**3.5** Com o modelo maxilar montado, o próximo passo é a montagem do mandibular. Com o modelo maxilar no articulador, o registro da oclusão em RC em cera é encaixado entre os modelos maxilar e mandibular (Fig. 6.9). Durante a obtenção da relação cêntrica do paciente, a cera pode ser cortada de maneira a permitir melhor visualização de algumas áreas, ou seja, das regiões chave que servirão como guia no momento da montagem dos modelos, garantindo que a real relação cêntrica já obtida (Fig. 6.10).

**3.6** Com o articulador de ponta-cabeça, a montagem do modelo mandibular será semelhante à do modelo maxilar. Com a bolacha no braço inferior do articulador, uma pequena porção de gesso é inserida apenas para unir o modelo à bolacha, sempre respeitando cada tempo de presa, o modelo é completado em camadas (Fig. 6.11).

**3.7** Após a aplicação de uma quantidade de gesso suficiente para a estabilidade dos conjuntos, o articulador é aberto e o registro em cera é removido. Nesse momento é fundamental checar se a oclusão entre os modelos confere com a relação cêntrica registrada no paciente. A relação de molares, overbite e o overjet são os parâmetros para a checagem (Fig. 6.12). Caso a oclusão não esteja de acordo com os registros, o modelo mandibular deve ser remontado.

Estando os modelos corretamente articulados, o restante do gesso pode ser aplicado até preencher toda a circunferência da superfície oclusal do modelo e da bolacha (Fig. 6.13);

**3.8** Nesse momento confere-se a inclinação do plano oclusal obtido no articulador com o encontrado na radiografia cefalométrica (Fig. 6.14).

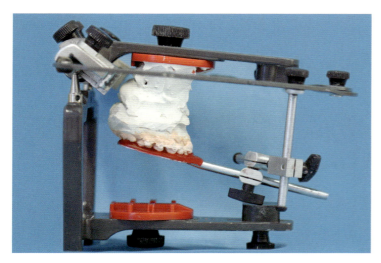

**Fig. 6.8** | *A colocação de uma quantidade maior de gesso pedra na união do modelo maxilar é importante.*

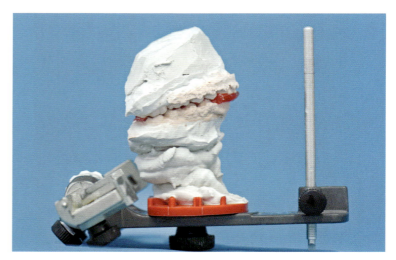

**Fig. 6.9** | *Modelo mandibular encaixado no maxilar de acordo com o registro de cera obtido a partir da relação cêntrica do paciente.*

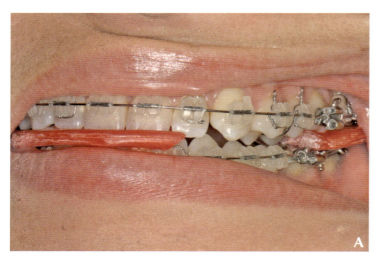

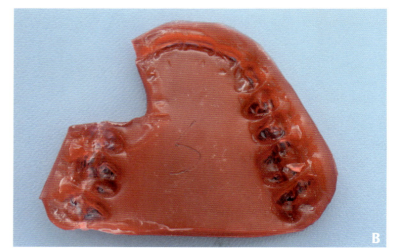

**Fig. 6.10** | *(A) Relação dentária dos caninos e pré-molares, durante a obtenção da RC do paciente. (B) Porção de cera recortada na região dos caninos, durante o registro, para facilitar a visualização da oclusão durante a montagem dos modelos no ASA.*

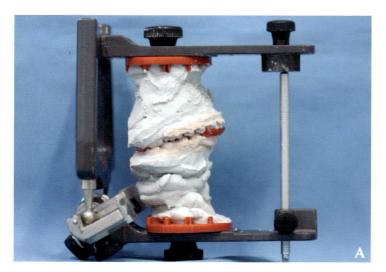

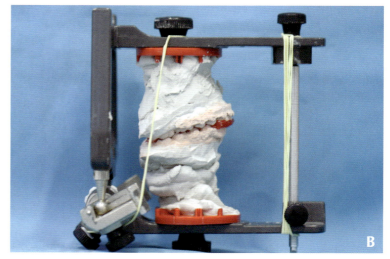

**Fig. 6.11** | *(A) Primeira camada de gesso inserida apenas para unir o conjunto, sempre em pequena quantidade para evitar distorção. (B) Novamente o articulador é preso com elástico.*

**Fig. 6.12** | *Checagem dos modelos montados no articulador. (A) O overjet entre os dentes 11 e 41 é medido para conferir se está de acordo com o encontrado clinicamente. (B) A relação ântero-posterior e o toque entre os molares devem ser iguais aos encontrados no paciente, em relação cêntrica.*

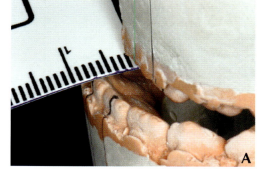

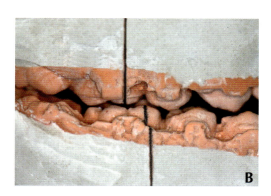

**Fig. 6.13** | *(A) Após a aplicação e presa do gesso, em quantidade suficiente para o trabalho, o registro de cera é removido e a oclusão é checada. (B) Toda a circunferência dos modelos é preenchida com gesso.*

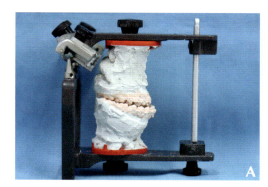

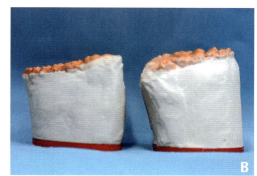

**Fig. 6.14** | *Conferência entre a inclinação do plano oclusal no ASA e raio X cefalométrico. (A e B) Transferência da altura do ICS do modelo para o traçado. (C e D) Transferência da altura do MS. (E) A união das duas alturas deverá ser feita por meio de uma reta paralela ao PHF. (F) O PHF será uma reta paralela à anterior passando pelo orbital. Isto facilitará a localização do pório na radiografia cefalométrica.*

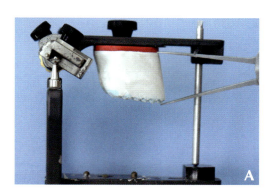

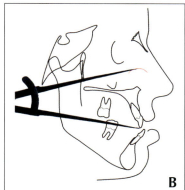

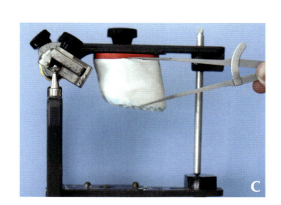

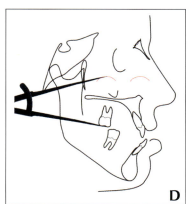

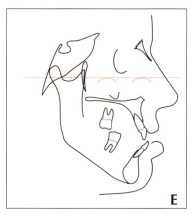

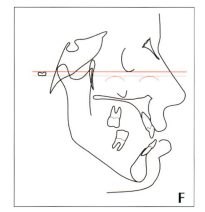

## Medidas iniciais dos modelos

**3.9** Para facilitar o manuseio e visualização, a próxima etapa é o acabamento dos modelos. Uma sequência de duas lixas, grossa e fina, será suficiente para deixar os modelos lisos, sem irregularidades (Fig. 6.15).

**3.10** Com os modelos prontos iniciam-se as marcações e medidas. Uma planilha com a sequência de medidas, que faz parte do preparo, é ilustrada na Fig. 6.16 e pode ser usada como guia.

**3.11** Todas as mensurações são realizadas na plataforma de Ericksson com a haste do paquímetro da plataforma inicialmente zerada no bloco, para servir como referência padrão (Fig. 6.17).

**3.12** Os pontos onde serão realizadas as medidas são marcados para que o operador as faça sempre no mesmo local. Na maxila são tomadas as medidas verticais dos primeiros molares (16 e 26) e dos incisivos centrais (11 e 21); as medidas horizontais nos dentes 11 e 21; e as medidas transversas na face vestibular do dente 16 e na linha média dentária da maxila (Fig. 6.18).

**3.13** Na mandíbula são tomadas as medidas verticais dos primeiros molares (36 e 46) e dos incisivos centrais (31 e 41); e as medidas horizontais dos dentes 11 e 21 (Fig. 6.19);

**3.14** Eventualmente, algum dente citado anteriormente pode estar ausente e a medição é então feita no dente mais próximo. Essa alteração também deve ser observada no traçado predictivo. Todos os valores são registrados na planilha mostrada na figura 6.15 (Fig. 6.20).

**3.15** Os modelos são identificados e marcados. Linhas verticais nos incisivos centrais superiores, nos primeiros molares e nas linhas médias dentárias são feitas na mesma cor. A linha média da face é demarcada em ambos os modelos em cor diferente, todas essas marcas facilitarão a reposição dos modelos.

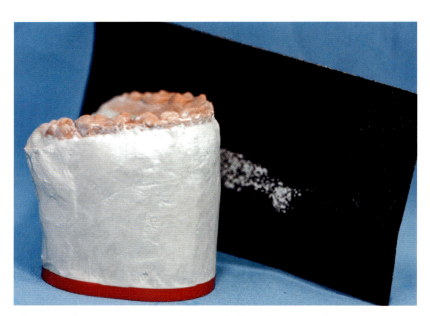

**Fig. 6.15** | *Demonstração do uso da lixa de partículas grossas para regularização do modelo. A lixa fina servirá para o polimento final.*

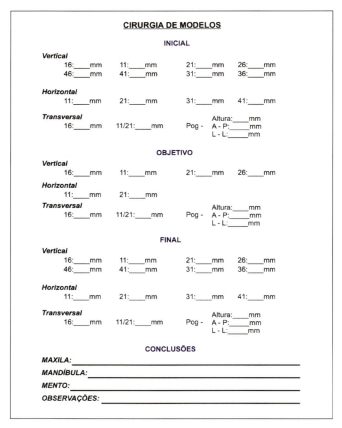

**Fig. 6.16** | *Folha do preparo para cirurgia ortognática. Esquema para anotação das medidas iniciais dos modelos, objetivo das movimentações e medidas finais.*

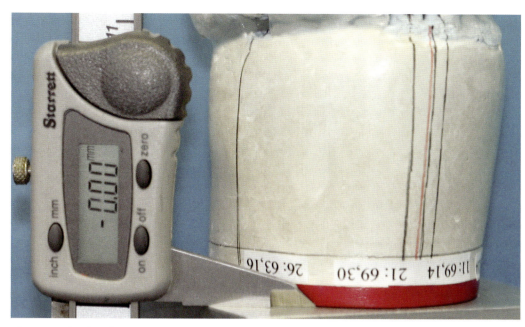

**Fig. 6.17** | *Plataforma de Ericksson. O paquímetro é zerado no bloco, essa referência servirá como marco zero para quase todas as medidas.*

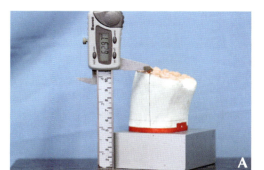
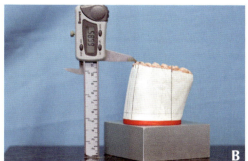
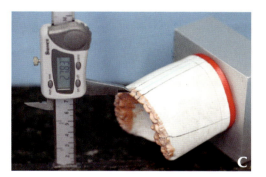

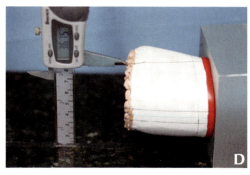
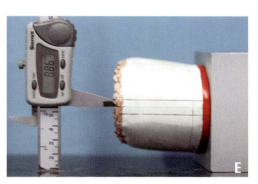

**Fig. 6.18** | *(A) Medida vertical no dente 16. (B) Medida vertical no dente 21. (C) Medida horizontal no dente 11. (D) Medida transversa no dente 16. (E) Medida transversa na linha média da maxila.*

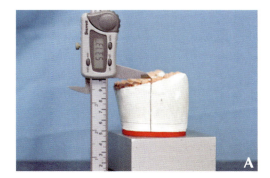
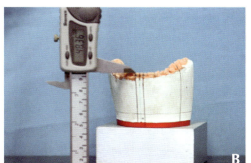
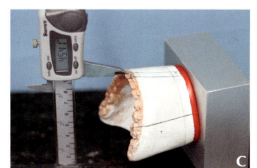

**Fig. 6.19** | *(A) Medida vertical no dente 36. (B) Medida vertical no dente 41. (C) Medida horizontal no dente 31.*

---

**CIRURGIA DE MODELOS**

**INICIAL**

*Vertical*
16: *62,97* mm   11: *66,76* mm   21: *66,85* mm   26: *62,52* mm
46: *53,35* mm   41: *48,36* mm   31: *48,69* mm   36: *53,75* mm

*Horizontal*
11: *27,83* mm   21: *27,76* mm   31: *45,41* mm   41: *45,42* mm

*Transversal*                                        Altura: *34* mm
16: *36,75* mm   11/21: *8,86* mm   Pog -   A - P: *32,38* mm
                                                     L - L: *-0,11* mm

**OBJETIVO**

*Vertical*
16: ____ mm   11: ____ mm   21: ____ mm   26: ____ mm

*Horizontal*
11: ____ mm   21: ____ mm

*Transversal*                                        Altura: ____ mm
16: ____ mm   11/21: ____ mm   Pog -   A - P: ____ mm
                                                     L - L: ____ mm

**FINAL**

*Vertical*
16: ____ mm   11: ____ mm   21: ____ mm   26: ____ mm
46: ____ mm   41: ____ mm   31: ____ mm   36: ____ mm

*Horizontal*
11: ____ mm   21: ____ mm   31: ____ mm   41: ____ mm

*Transversal*                                        Altura: ____ mm
16: ____ mm   11/21: ____ mm   Pog -   A - P: ____ mm
                                                     L - L: ____ mm

**CONCLUSÕES**

*MAXILA:* _____

*MANDÍBULA:* _____

*MENTO:* _____

*OBSERVAÇÕES:* _____

---

**Fig. 6.20** | *Anotação das medidas iniciais na folha de preparo para cirurgia ortognática.*

## Demarcação do pogônio no modelo mandibular

A medida do pogônio no modelo mandibular é importante para a confirmação do planejamento estético dos casos. Para determinar esse ponto são necessárias as medidas vertical e transversa do pogônio de tecido mole (Pog').

**3.16** A medida vertical é dada pela distância entre a margem incisal dos incisivos centrais inferiores até o Pog', que é medido na radiografia cefalométrica lateral (Fig. 6.21). A medida transversa do Pog' é mensurada na avaliação das linhas médias, durante a análise clínica frontal do paciente, onde é medida a distância entre o centro do mento e a linha média da face (Fig. 6.22).

Agora essas medidas são transferidas para o modelo mandibular.

**3.17** Com o modelo mandibular montado no bloco da plataforma de Ericksson, a haste do paquímetro é zerada na margem incisal do incisivo central inferior. A haste do paquímetro é movimentada até atingir a medida da altura do Pog', tomada na radiografia cefalométrica lateral, correspondendo à altura do Pog' no modelo mandibular (Fig. 6.23).

**3.18** A diferença entre o centro do mento e a linha média da face é transferida para o modelo mandibular a fim se determinar a posição transversa do Pog' (Fig. 6.24).

O encontro entre a referência vertical e a referência transversa do Pog' determina o ponto onde será considerado o Pog' no modelo de gesso (Pog''). Então, torna-se necessário medir a posição do Pog'' no espaço, antes da reposição dos modelos.

**Fig. 6.21** | *Altura do Pog': com uma régua posicionada na radiografia cefalométrica lateral mede-se a distância entre a margem incisal dos incisivos centrais inferiores e o ponto mais anterior do mento no tecido mole.*

**Fig. 6.22** | *Posição transversa do Pog' – o fio dental é posicionado na face do paciente para demarcar a posição da linha média desta. O centro do mento é marcado com caneta esferográfica. A distância entre o centro do mento e a linha média da face determinará a posição transversa do Pog'.*

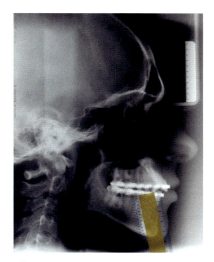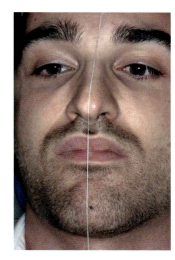

**Fig. 6.21**  **Fig. 6.22**

**Fig. 6.23** | *(A) Haste do paquímetro zerada na margem incisal dos incisivos mandibulares. (B) Observar a demarcação da altura de 34 mm do Pog'.*

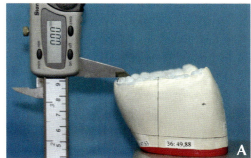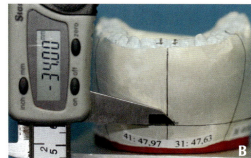

**Fig. 6.24** | *(A) A haste do paquímetro é zerada na linha média da face (que nesse caso coincidiu com a linha média mandibular). (B) O centro do Pog' está com desvio de 2 mm da linha média da face.*

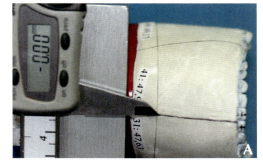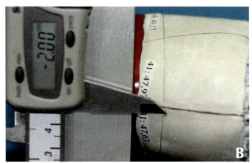

**3.19** Para realizar essa medida, os modelos são remontados no articulador na posição inicial, em relação cêntrica. O objetivo é saber que movimentação ocorrerá com o pogônio em relação à sua posição original, com o paciente em relação cêntrica. Para garantir que a posição do pogônio inicial (em relação cêntrica) será medida, os modelos no articulador são unidos um ao outro com cola quente (Fig. 6.25).

**3.20** Os modelos unidos são removidos do articulador e levados à plataforma de Ericksson. Novamente, a haste do paquímetro é zerada no bloco (Fig. 6.26).

**3.21** São realizadas as medidas antero-posterior e látero-lateral (transversa) do pogônio. Essas medidas representam a posição inicial do pogônio em relação cêntrica (Figs. 6.27 e 6.28).

**3.22** Os modelos estão todos medidos e marcados. Uma sutil camada de spray de verniz acrílico é aplicada para impermeabilizar os modelos, isso é feito para preservar as marcações durante o corte e manipulação dos modelos.

Neste momento, o articulador está pronto. Baseado nos achados clínicos, radiográficos, queixas do paciente, traçados predictivos e modelos

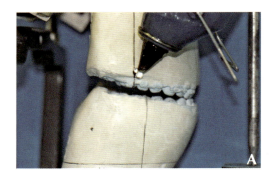
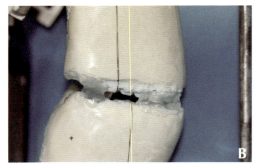

**Fig. 6.25** | *Modelos montados em articulador na posição original, em relação cêntrica. (A) Aplicação da cola quente, para unir os modelos. (B) Os modelos são unidos em vários pontos para garantir a fixação de ambos.*

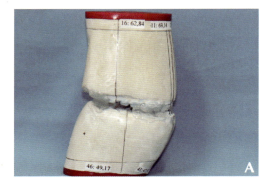
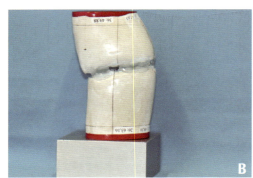
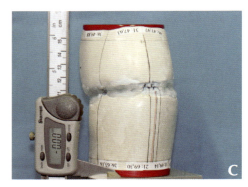

**Fig. 6.26** | *(A) Modelos removidos do articulador unidos na posição de relação cêntrica. (B) O conjunto é levado à plataforma de Ericksson com a maxila presa ao bloco. (C) O paquímetro é zerado na superfície do bloco.*

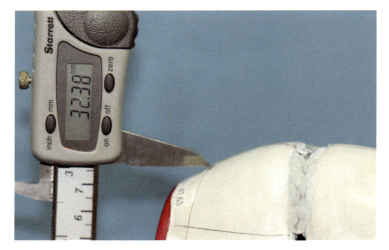
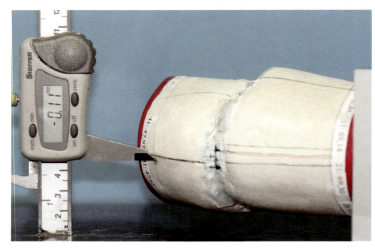

**Fig. 6.27** | *Medida ântero-posterior do pogônio inicial.*

**Fig. 6.28** | *Medida transversa do pogônio para um caso com 2 mm de desvio da linha média da face para a esquerda. O objetivo é que a medida final transversa fique 2 mm acima, ou seja, para direita.*

montados em articulador, a cirurgia de modelos é iniciada. A técnica para realização da cirurgia de modelos será dividida conforme cada modalidade de cirurgia.

## 4. Checagem do Articulador

A inclinação do plano oclusal maxilar em relação ao PHF é uma importante referência. Todas as movimentações feitas no traçado predictivo e na cirurgia de modelos são feitas tomando o PHF como referência. Portanto, para atingir a precisão, é fundamental que a inclinação do plano oclusal maxilar em relação ao PHF no traçado original tenha a mesma inclinação que a do plano oclusal do modelo maxilar em relação ao braço superior do ASA.

O trabalho publicado por Gateno et al. (2001) discutiu a imprecisão encontrada na angulação do plano oclusal maxilar no articulador semiajustável comparada à angulação encontrada na radiografia cefalométrica. O trabalho apresentou resultados mostrando que há realmente diferenças entre os modelos e a radiografia cefalométrica. Gateno et al. (2001) sugeriram uma modificação na técnica e no formato do ASA para aumentar a precisão.

O trabalho de Ellis (1990) também discorreu a respeito dessa imprecisão encontrada na transferência dos modelos através do arco facial. O autor sugeriu uma maneira mais simples de resolver o problema. Após anotar a inclinação obtida na radiografia cefalométrica lateral, a diferença da angulação encontrada no modelo montado em articulador é corrigida pela movimentação do pino incisal.

Outra maneira de corrigir é alterar a angulação do PHF no próprio traçado inicial. Muitas vezes é difícil determinar o ponto pório na radiografia cefalométrica, essa marcação pode ser feita tendo por base a angulação do PHF encontrada no articulador com relação ao plano oclusal. Mesmo se admitindo que isso pode alterar o PHF, isso não traz repercussão, já que o importante é ter um plano de referência que seja o mesmo entre traçados e modelos (Fig. 6.14).

## 5. Cirurgia de Mandíbula

Na cirurgia de mandíbula, o plano oclusal da maxila nunca é alterado. Após o corte e mobilização, a mandíbula é encaixada com a maxila, ou seja, o plano oclusal da maxila é que determina o plano oclusal final do paciente. Em outras palavras, uma cirurgia de mandíbula determina apenas alterações na mandíbula, pois o osso maxilar é um osso fixo e não permite mudanças em sua posição vertical. Nos casos de cirurgia de maxila isso muda pelo fato de a mandíbula ser um osso móvel, e com a rotação condilar, podem ser feitas movimentações verticais alterando a angulação do plano oclusal.

Por essa razão, muitos profissionais preferem utilizar articuladores tipo charneira ou Galleti para simplificar a etapa laboratorial. Assim, a cirurgia de modelos servirá apenas para a confecção de um guia cirúrgico final. Se os modelos permitirem uma oclusão estável, esse guia pode não ser necessário. Assim, se essa filosofia for empregada, não é necessário montar modelos em articulador. Entretanto, a confecção dos guias cirúrgicos não é o único objetivo da cirurgia de modelos.

Seguindo a sequência de montagem do articulador descrita anteriormente, a cirurgia de modelos também permite mensurar as alterações no mento e a movimentação da mandíbula, importantes componentes da estética facial. Por isso consideramos apenas o uso de articulador semiajustável, pois com o Galleti e/ou charneira as mudanças no mento não podem ser conhecidas previamente deixando o planejamento estético prejudicado.

**5.1** Com os modelos prontos até o estágio apresentado no tópico 3.22, os modelos de gesso (ainda não operados) são encaixados de acordo com a oclusão final desejada e, nessa posição, são fixados um ao outro com cola quente. Essa posição simula a cirurgia de mandíbula, sem cortar o modelo mandibular (Fig. 6.29). Caso essa manobra indique a necessidade de outra cirurgia, os modelos ainda estão preservados.

**5.2** O conjunto é levado à plataforma de Ericksson para medir as alterações causadas no mento com essa cirurgia de mandíbula (Fig. 6.30). As alterações medidas nessa etapa da cirurgia de modelos são confrontadas com os achados no traçado predictivo. Se as alterações não estiverem de acordo com o esperado, pode haver a necessidade de mudar o planejamento.

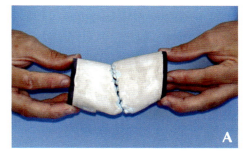
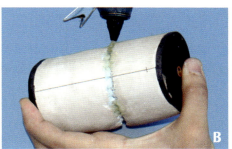

**Fig. 6.29** | *(A) Modelos de gesso, fora do articulador, encaixados na oclusão final planejada. (B) Modelos unidos com cola quente, na oclusão final, simulando uma cirurgia apenas de mandíbula para antecipar a posição final do mento.*

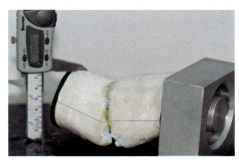

**Fig. 6.30** | *Modelos unidos na oclusão final montados na plataforma com o modelo maxilar encaixado no bloco. A posição do mento é então medida para se comparar a movimentação ocorrida no traçado predictivo.*

**5.3** Considerando as alterações dentro do planejado, os modelos são liberados. Enquanto o modelo maxilar é levado ao articulador, o mandibular é cortado.

**5.4** A porção dentária do modelo mandibular é unida novamente ao modelo maxilar na mesma oclusão testada antes do corte deste (oclusão final). A porção inferior do modelo mandibular é montada. Para estabilizar o conjunto, massa de modelar é utilizada para preencher o espaço criado no modelo mandibular. O articulador é fechado até tocar o pino incisal. Caso haja toque no modelo mandibular, antes do toque do pino, o gesso deve ser desgastada. Quando o pino incisal tocar, a mandíbula já pode ser fixada com cola quente (Fig. 6.31).

Dependendo da oclusão final e da preferência do cirurgião, o guia cirúrgico final pode ou não ser confeccionado.

**5.5** Para facilitar a confecção dos guias e evitar a fratura da porção oclusal dos modelos é necessário isolar o gesso para utilização da resina acrílica (Fig. 6.32).

**5.6** Uma dose padrão de resina acrílica é suficiente para confecção da goteira. É importante que a goteira seja a menor possível, para facilitar a utilização na cirurgia, a visualização dos dentes, a aplicação do bloqueio maxilomandibular e não interferir com a língua (Fig. 6.33).

**5.7** Com a cirurgia de modelo finalizada, por uma questão de conferência e registro, o modelo mandibular é levado à plataforma de Ericksson e as medidas finais do modelo são tomadas. As alterações numéricas podem ser registradas no modelo para que, na cirurgia, possam estar visíveis as movimentações e assim auxiliar o cirurgião no posicionamento do segmento proximal nas osteotomias mandibulares (Fig. 6.34).

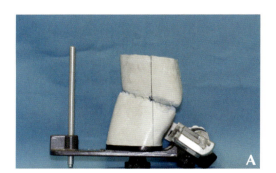
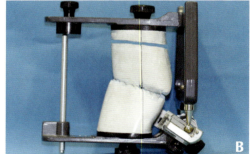
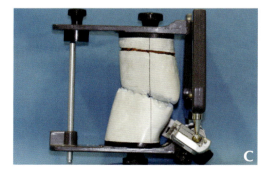
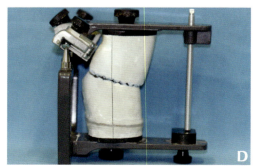

**Fig. 6.31** | *(A) Modelo maxilar montado no articulador com a porção dentária do modelo mandibular unido na oclusão final. (B) A porção inferior do modelo mandibular é montada no articulador. (C) O espaço entre as duas porções do modelo mandibular é preenchido com massa de modelar, o articulador é fechado até tocar o pino incisal. É importante se certificar se o côndilo do articulador está perfeitamente encaixado na cavidade glenoide. (D) As duas porções do modelo mandibular são unidas com cola quente.*

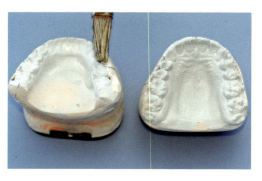

**Fig. 6.32** | *Aplicação de um isolante à base de alginato na superfície oclusal dos modelos.*

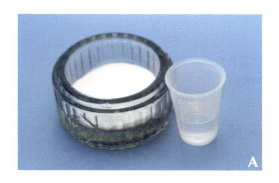 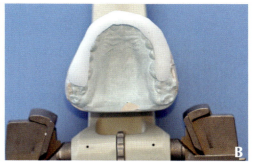 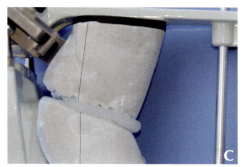

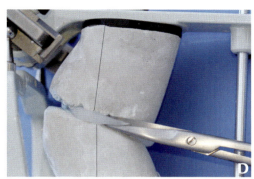 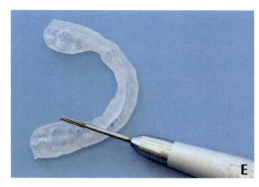 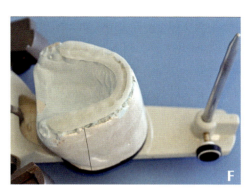

**Fig. 6.33** | *(A) Medida de resina acrílica que será utilizada na confecção do guia cirúrgico. (B) Colocação de uma quantidade suficiente de resina acrílica, para atingir apenas a porção oclusal dos dentes. (C) Articulador fechado na oclusão extravasando o excesso de resina acrílica. (D) Remoção dos excessos grosseiros, com tesoura, antes da presa final da resina acrílica. (E) Guia de acrílico, após a presa do material, que receberá acabamento com broca. (F) Visão do guia após o acabamento com brocas.*

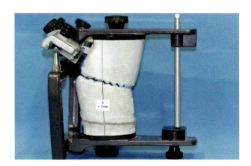

**Fig. 6.34** | *Modelo mandibular operado e medido, com as alterações colocadas no modelo.*

# 6. Cirurgia de Maxila

Se em cirurgia de mandíbula é importante a utilização de um articulador semiajustável, para a realização de uma cirurgia de maxila ele é fundamental. A maxila limita a quantidade de rotação mandibular, ou seja, o paciente termina a excursão quando toca na maxila. Quando a maxila é liberada cirurgicamente, a posição vertical que a maxila (operada) e a mandíbula (que faz autorrotação) vão assumir é definida pelas mãos do cirurgião, ou pelo pino incisal durante a cirurgia de modelos.

Durante a cirurgia de modelos, a maxila terá sua posição horizontal e transversa determinada pela oclusão com a mandíbula. Porém, a posição vertical da maxila, em conjunto com a mandíbula, poderá ser livremente alterada com a manipulação do pino incisal.

Então, quais seriam as vantagens da cirurgia de modelos, em ASA, em uma cirurgia apenas de maxila? Considerando o exemplo de uma cirurgia de reposição superior da maxila de 4 mm, com autorrotação mandibular. A autorrotação da mandíbula alterará a projeção anteroposterior do pogônio. Essa diferença poderá ser medida, se a cirurgia de modelos for realizada no ASA e os modelos levados à plataforma de Erickson (como citado na cirurgia de mandíbula no item 5.2). Além disso, a autorrotação da mandíbula será dada até que a maxila (que está unida à mandíbula) atinja a movimentação vertical desejada (em nosso exemplo, 4 mm superiormente). Essa movimentação se dá com o eixo de rotação no côndilo mandibular e isso causará uma movimentação horizontal da maxila, que também poderá ser medida na plataforma de Erickson. Sabendo o valor dessas medidas, o profissional pode comparar com as alterações obtidas no traçado predictivo, podendo estar de acordo com as alterações que irão causar nos tecidos moles ou indicando a necessidade de rever o planejamento.

**6.1** Considerando os modelos prontos, medidos e marcados, como identificado no item 3.22, o modelo maxilar é cerrado enquanto o mandibular permanece montado no articulador. A porção contendo a bolacha do modelo maxilar é remontada no articulador (Fig. 6.35).

**6.2** A porção dentada do modelo maxilar é posicionada na oclusão final, com o modelo mandibular, e mantida nessa posição com cola quente (Fig. 6.36).

**6.3** O próximo passo é determinar a posição vertical da maxila e consequentemente da mandíbula. Para isso, muitas vezes será necessário alterar a posição do pino incisal. Portanto, nessa etapa é necessário ter em mente qual será o overbite final e calcular a diferença no posicionamento vertical da maxila.

**6.4** Considerando que o paciente apresenta uma mordida aberta de 2 mm e que a oclusão final deixará os modelos com um overbite de 1,5 mm (Fig. 6.37). Quando o modelo maxilar for posicionado na oclusão com o mandibular, a maxila vai movimentar 3,5 mm no sentido inferior. Se o planejamento objetivar manter o ICS parado no sentido vertical, o pino incisal deve ser alterado de modo a permitir que o modelo maxilar (fixado ao modelo mandibular) suba os 3,5 mm na região dos incisivos. A mudança no pino incisal varia dependendo do paciente e do articulador, mas em geral uma regra de 1:2 pode ser empregada, ou seja, se o objetivo é movimentar 3,5 mm na região do ICS será necessário movimentar 7 mm no pino incisal (Fig. 6.38). Reposições inferiores da maxila seguem a mesma sequência.

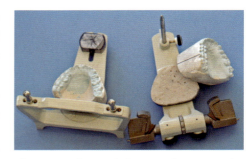

**Fig. 6.35** | *Modelo maxilar cortado, com a porção da bolacha montada no articulador.*

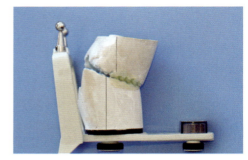

**Fig. 6.36** | *Os modelos são ocluídos e mantidos unidos na posição com cola quente.*

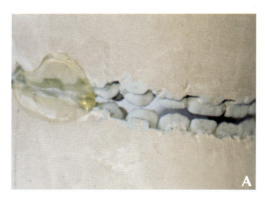
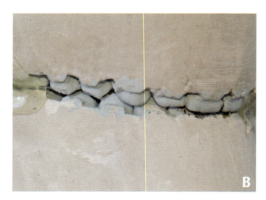
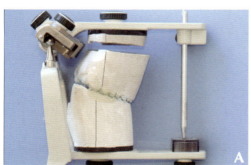
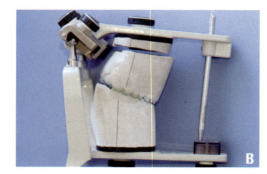
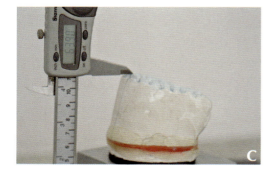
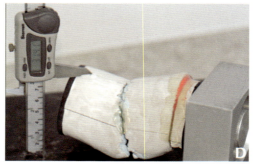

**Fig. 6.37** | *(A)* Modelos montados em articulador, em relação cêntrica, mostrando uma mordida aberta anterior de 2 mm. *(B)* O encaixe na oclusão final deixa os modelos com um overbite de 1,5 mm. Considerando que a mandíbula está parada no articulador, o ICS movimentou 3,5 mm para fechar a mordida.

**Fig. 6.38** | *(A)* Modelos ocluídos e fixados com o pino incisal inalterado. *(B)* O pino incisal é movimentado 7 mm. O modelo maxilar é unido à bolacha nessa posição. *(C)* O modelo maxilar é levado à plataforma de Erickson confirmando se a movimentação vertical planejada foi alcançada. A movimentação horizontal do ICS também é checada e comparada ao que foi planejado nos traçados. Caso as medidas do ICS não estejam como planejadas, o pino incisal é alterado quantas vezes forem necessárias, até se alcançar a posição vertical do ICS. *(D)* Após confirmar que a cirurgia de maxila está de acordo com o planejado, os modelos são unidos na oclusão final e levados à plataforma de Erickson para se medir a alteração ântero-posterior do pogônio.

# 7. Cirurgias Combinadas

A realização de cirurgia bimaxilar exige a utilização de ASA, para a confecção dos guias cirúrgicos através da cirurgia de modelos. Um guia (*splint*) intermediário é fundamental para o reposicionamento do primeiro maxilar a ser operado (já que o segundo é guiado pela oclusão). Os cirurgiões que não fazem isso realizam um posicionamento da maxila chamado de "*hands-free*". Consideramos que dessa maneira não há como se ter a mesma precisão alcançada ao se usar um guia confeccionado durante a cirurgia de modelos.

São muitas as variáveis que podem sair de maneira indesejada durante o posicionamento "*hands-free*". É muito difícil no transoperatório, por exemplo, o cirurgião definir a posição da maxila sem guias, somente com a mão, definir a posição vertical, horizontal e transversa.

A sequência de montagem dos modelos no ASA é a mesma, como citada até o item 3.22. A reposição da maxila é muito semelhante, a grande variação é que ela independe totalmente do modelo mandibular (em uma cirurgia apenas de maxila, a mandíbula serve como guia para o posicionamento horizontal e transverso). A maxila será reposicionada de acordo com o planejado seguindo-se os parâmetros para obtenção de estética e função apropriados para o caso.

A sequência a partir desse ponto segue o que foi publicado por Gil et al. (2007), para o posicionamento da maxila em cirurgias combinadas. As modificações dessa técnica, que mostrou-se eficaz no estudo, têm início na cirurgia de modelos e seguem até a o ato operatório. Durante a cirurgia de modelos, a diferença está na importância do pino incisal para manter a dimensão vertical dos modelos e, durante a cirurgia, um fio de Kirschner é usado simulando essa função do pino.

Se a opção para o reposicionamento da maxila for uma das técnicas convencionalmente utilizadas (referência interna ou externa), difere apenas que não há necessidade da imobilização do pino incisal.

**7.1** O modelo maxilar é cortado e levado à plataforma de Ericksson. Para unir as partes e estabilizar as movimentações do modelo maxilar, é utilizada uma camada de massa de modelar (Fig. 6.39).

Na ficha do paciente, os valores iniciais do modelo maxilar estão anotados. Um espaço na ficha é reservado para colocar os valores planejados, ou seja, o objetivo da cirurgia de maxila. Essa manobra facilita a reposição na plataforma de Ericksson (Fig. 6.40).

**7.2** A maxila começa a ser movimentada até atingir as movimentações planejadas, os valores são constantemente checados no paquímetro (Figs. 6.41 a 6.43).

**7.3** Quando os valores planejados são alcançados (algumas variações menores que 0,5 mm são aceitas), o modelo é fixado com cola quente (Fig. 6.44).

**7.4** Nesse momento a mesma manobra citada nos itens 5.1-5.3 é realizada para verificar quais repercussões serão causadas no mento com esse tipo de cirurgia. Com a cirurgia de maxila finalizada, os modelos são encaixados na oclusão final, unidos e levados à plataforma de Ericksson para conferir as alterações causadas no mento com cirurgia proposta (Fig. 6.45).

Estando os achados dentro do esperado, a cirurgia de modelos segue com a reposição do modelo mandibular de maneira convencional, e confecção do guia cirúrgico final. Caso contrário, o planejamento precisa ser refeito e a maxila reposicionada novamente.

Em alguns casos, os toques dentários determinam movimentações ânteroposteriores e transversais no mento, que não ocorrem no traçado predictivo,

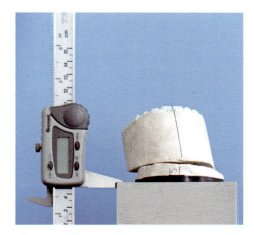

**Fig. 6.39** | *Sequência de uma cirurgia de modelos combinada. O modelo maxilar é cortado e levado à Plataforma de Ericksson para realizar as movimentações planejadas no traçado predictivo.*

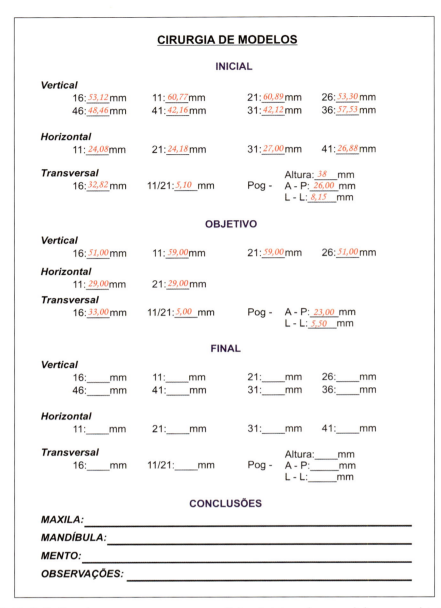

**CIRURGIA DE MODELOS**

**INICIAL**

*Vertical*
16: *53,12* mm    11: *60,77* mm    21: *60,89* mm    26: *53,30* mm
46: *48,46* mm    41: *42,16* mm    31: *42,12* mm    36: *57,53* mm

*Horizontal*
11: *24,08* mm    21: *24,18* mm    31: *27,00* mm    41: *26,88* mm

*Transversal*                                          Altura: *38* mm
16: *32,82* mm    11/21: *5,10* mm    Pog -    A - P: *26,00* mm
                                                       L - L: *8,15* mm

**OBJETIVO**

*Vertical*
16: *51,00* mm    11: *59,00* mm    21: *59,00* mm    26: *51,00* mm

*Horizontal*
11: *29,00* mm    21: *29,00* mm

*Transversal*
16: *33,00* mm    11/21: *5,00* mm    Pog -    A - P: *23,00* mm
                                                       L - L: *5,50* mm

**FINAL**

*Vertical*
16: ___ mm    11: ___ mm    21: ___ mm    26: ___ mm
46: ___ mm    41: ___ mm    31: ___ mm    36: ___ mm

*Horizontal*
11: ___ mm    21: ___ mm    31: ___ mm    41: ___ mm

*Transversal*                                          Altura: ___ mm
16: ___ mm    11/21: ___ mm    Pog -    A - P: ___ mm
                                                       L - L: ___ mm

**CONCLUSÕES**

*MAXILA:* _____

*MANDÍBULA:* _____

*MENTO:* _____

*OBSERVAÇÕES:* _____

**Fig. 6.40** | *Folha de preparo com as medidas inicias dos modelos e o objetivo da movimentação da maxila.*

fazendo com que o resultado estético obtido nesse traçado não seja alcançado. Essa é a grande importância da manobra citada nos itens 5.1-5.3.

**7.5** O modelo maxilar operado é remontado no articulador, sem se mexer no pino incisal (Fig. 6.46).

**7.6** O espaço entre os modelos (maxila operada e mandíbula intacta) é preenchido com material para confecção do guia cirúrgico intermediário, geralmente de acrílico. Após a presa do material, o guia recebe acabamentos (Fig. 6.47).

**7.7** Com o guia intermediário confeccionado, a cirurgia de mandíbula e confecção do guia final seguem convencionalmente. As medidas finais do modelo mandibular também são tomadas (Figs. 6.48 a 6.50).

**7.8** Nos casos de reposição inferior da maxila são necessários dois modelos maxilares montados no ASA, na mesma posição. Após a montagem da maxila já operada e checada, como descrito no item 7.5, os modelos estarão tocando antes de o pino incisal encontrar a base. Por essa razão, é necessário uma pequena modificação na técnica, com a confecção de um guia cirúrgico a mais. No capítulo "Técnicas de reposicionamento da maxila", há explicações para utilização de guia durante a cirurgia.

**Fig. 6.41** | *Modelo maxilar unido com massa de modelar, posicionado de acordo com o planejamento. (A e B) Medidas verticais nos ICS. (C e D) Medidas verticais nos primeiros MS.*

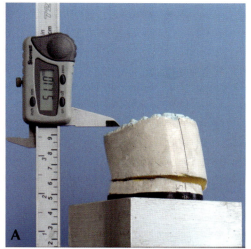
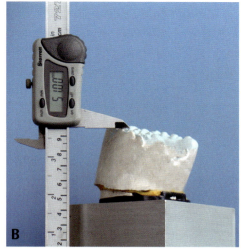
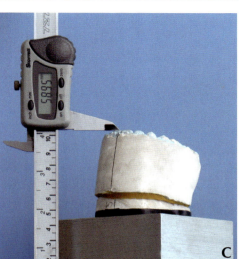
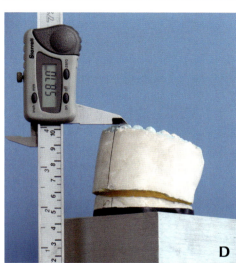

**Fig. 6.42** | *Medida horizontal nos ICS.*

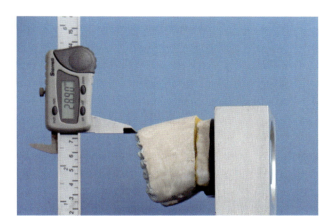

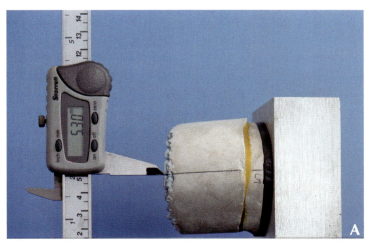
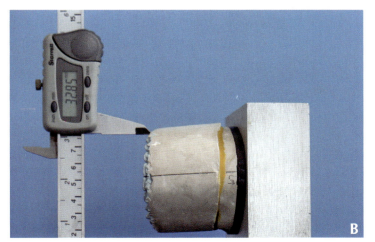

**Fig. 6.43** | *(A) Medida transversa na linha média dentária da maxila. (B) Medida transversa no primeiro MS. Usa-se como padrão sempre o lado direito.*

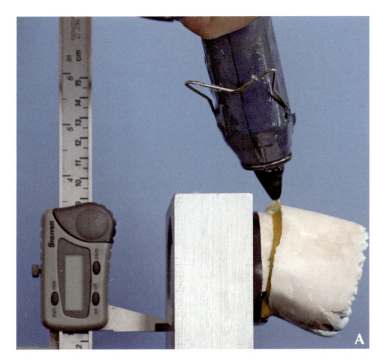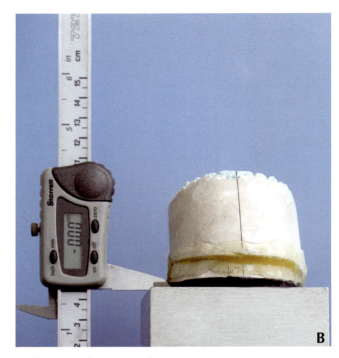

**Fig. 6.44** | *(A* e *B) Após atingir as movimentações desejadas, o modelo maxilar é unido com cola quente.*

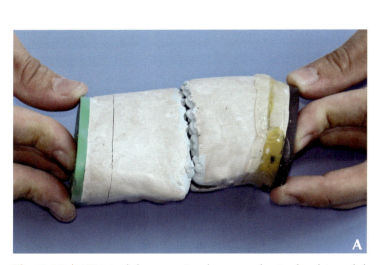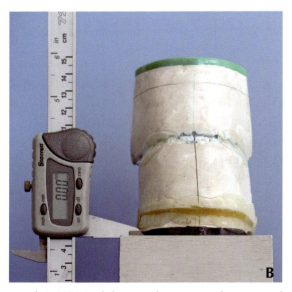

**Fig. 6.45** | *(A) Modelos encaixados na oclusão final (modelo maxilar já operado). (B) Modelos unidos com cola quente levados à plataforma de Ericksson.*

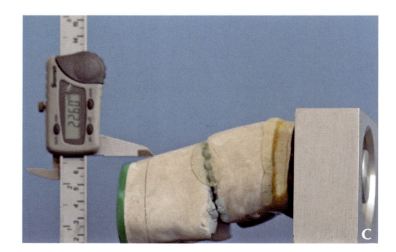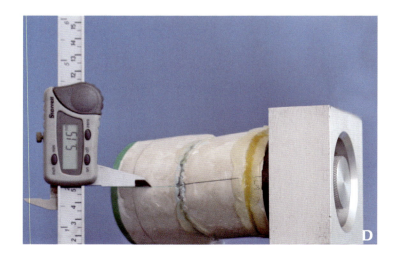

**Fig. 6.45** | *(C* e *D) Medida ântero-posterior e látero-lateral do pogônio, respectivamente, de acordo com o planejado.*

**Fig. 6.46** | *Modelo maxilar operado levado ao ASA. Pino incisal mantido. O espaço entre os modelos será preenchido pelo guia cirúrgico intermediário.*

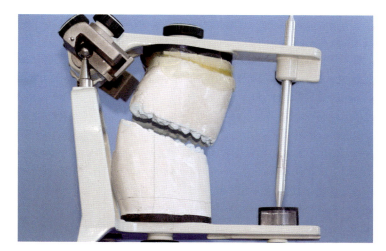

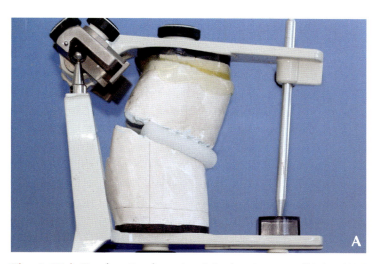

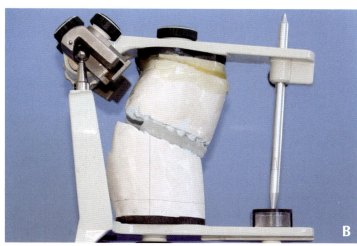

**Fig. 6.47** | *Confecção do guia cirúrgico intermediário. **(A)** Porção de acrílico manipulada, preenchendo o espaço entre os modelos. **(B)** Visão do guia após acabamento e polimento.*

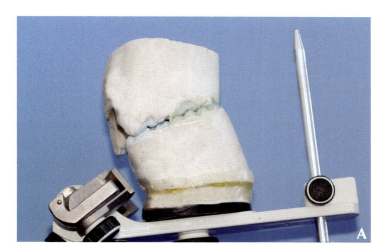

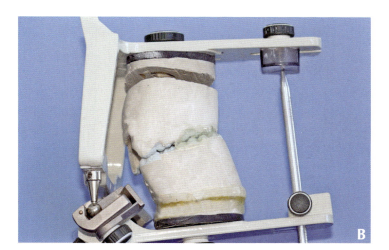

**Fig. 6.48** | ***(A)*** *Modelo mandibular cortado e unido na oclusão com a maxila. **(B)** ASA com o pino incisal mantido. **(C)** O modelo mandibular é unido à sua base, e a cirurgia de modelos estará finalizada. Se necessário, pode ser confeccionado um guia cirúrgico final.*

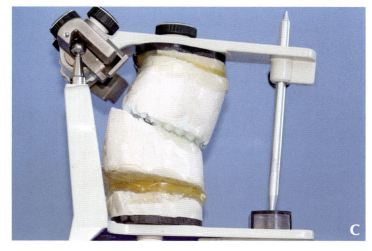

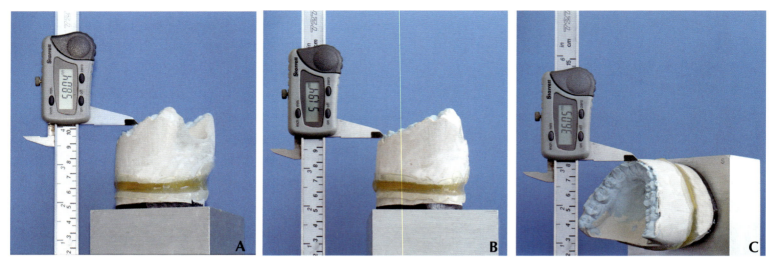

**Fig. 6.49** | *O modelo mandibular é levado à plataforma de Ericksson para tomada das medidas finais.*

## CIRURGIA DE MODELOS

### INICIAL

**Vertical**

16: *53,12* mm    11: *60,77* mm    21: *60,89* mm    26: *53,30* mm

46: *48,46* mm    41: *42,16* mm    31: *42,12* mm    36: *57,53* mm

**Horizontal**

11: *24,08* mm    21: *24,18* mm    31: *27,00* mm    41: *26,88* mm

**Transversal**

16: *32,82* mm    11/21: *5,10* mm    Pog -    Altura: *38* mm

    A - P: *26,00* mm

    L - L: *8,15* mm

### OBJETIVO

**Vertical**

16: *51,00* mm    11: *59,00* mm    21: *59,00* mm    26: *51,00* mm

**Horizontal**

11: *29,00* mm    21: *29,00* mm

**Transversal**

16: *33,00* mm    11/21: *5,00* mm    Pog -    A - P: *23,00* mm

    L - L: *5,50* mm

### FINAL

**Vertical**

16: *51,00* mm    11: *58,70* mm    21: *58,95* mm    26: *51,10* mm

46: *51,25* mm    41: *46,16* mm    31: *46,01* mm    36: *50,62* mm

**Horizontal**

11: *28,90* mm    21: *29,00* mm    31: *25,41* mm    41: *25,42* mm

**Transversal**

16: *32,85* mm    11/21: *5,30* mm    Pog -    Altura: *38* mm

    A - P: *22,60* mm

    L - L: *5,15* mm

### CONCLUSÕES

**MAXILA:** *AVANÇO DE 5 mm; REPOSIÇÃO SUPERIOR 2 mm*

**MANDÍBULA:** *RECUO 1 mm + GIRO 2 mm PARA ESQUERDA*

**MENTO:** *—*

**OBSERVAÇÕES:** *PACIENTE PREFERIU A OSTEOTOMIA VÉRTICO-SAGITAL*

**Fig. 6.50** | *Ficha preenchida com as medidas finais e conclusões.*

# CASO CLÍNICO

LFF, 22 anos, tinha como principal queixa a obtenção de uma mordida que permitisse uma mastigação eficiente e confortável. O indivíduo não tinha grandes aspirações estéticas, mas gostaria que sua face pudesse ser harmonizada junto com a correção de sua oclusão.

Ao exame clínico observamos face longa, afundamento paralateronasal importante e assimetria facial devido ao desvio da mandíbula para esquerda. Observamos overjet negativo de 5 mm e mordida aberta anterior. Notamos ainda que o mento apresentava-se aumentado verticalmente.

Diagnosticamos a anomalia dentofacial como deficiência ântero-posterior de maxila, lateroprognatismo mandibular e hipermentonismo. Havia uma oclusão Classe III assimétrica.

Na cirurgia objetivamos preencher a região paralateronasal, girar a mandíbula para direita e diminuir verticalmente o mento.

A cirurgia realizada na maxila foi um avanço pela osteotomia Le Fort I, com reposição superior para compensar o aumento da exposição dos ICS causado pelo avanço. O principal movimento na mandíbula foi a rotação com pequeno recuo, realizada através da osteotomia sagital, porque o paciente não gostaria de ficar com bloqueio maxilomandibular. Executamos ainda a redução vertical do mento por meio da osteotomia horizontal basilar anterior.

## Fase Pré-ortodontia

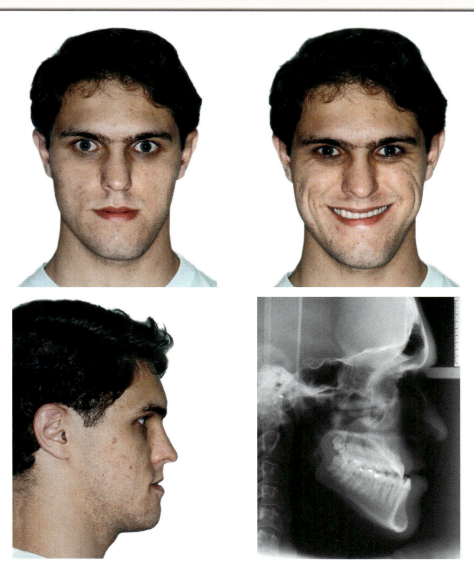

# Fase Pré-operatória

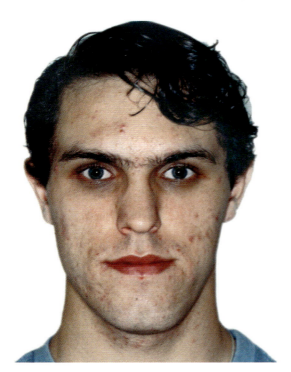 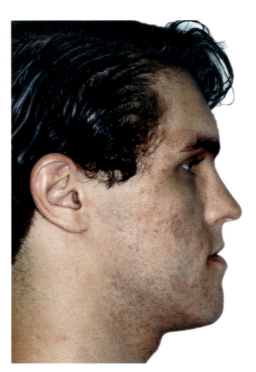

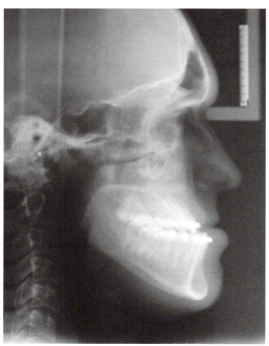

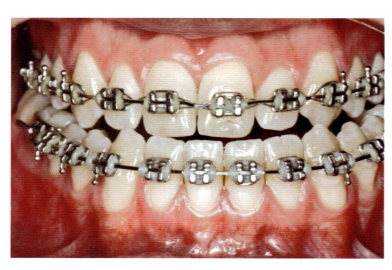 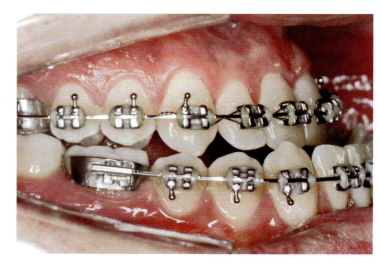

# Planejamento

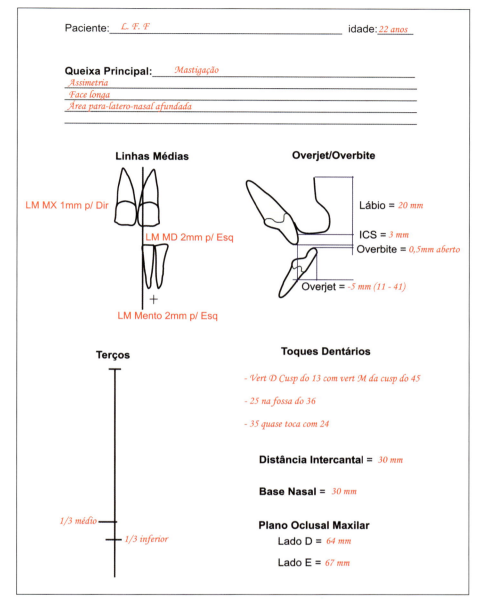

Paciente: *L. F. F*                    idade: *22 anos*

**Queixa Principal:** *Mastigação*
*Assimetria*
*Face longa*
*Área para-latero-nasal afundada*

### Linhas Médias

LM MX 1mm p/ Dir

LM MD 2mm p/ Esq

LM Mento 2mm p/ Esq

### Overjet/Overbite

Lábio = *20 mm*

ICS = *3 mm*

Overbite = *0,5mm aberto*

Overjet = *-5 mm (11 - 41)*

### Terços

*1/3 médio*

*1/3 inferior*

### Toques Dentários

- *Vert D Cusp do 13 com vert M da cusp do 45*

- *25 na fossa do 36*

- *35 quase toca com 24*

**Distância Intercanta**l = *30 mm*

**Base Nasal** = *30 mm*

**Plano Oclusal Maxilar**
Lado D = *64 mm*
Lado E = *67 mm*

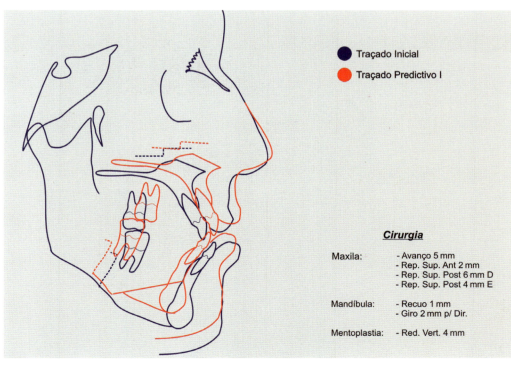

● Traçado Inicial

● Traçado Predictivo I

### *Cirurgia*

Maxila:
- Avanço 5 mm
- Rep. Sup. Ant 2 mm
- Rep. Sup. Post 6 mm D
- Rep. Sup. Post 4 mm E

Mandíbula:
- Recuo 1 mm
- Giro 2 mm p/ Dir.

Mentoplastia:
- Red. Vert. 4 mm

## Fase Pós-operatória – 6 Meses

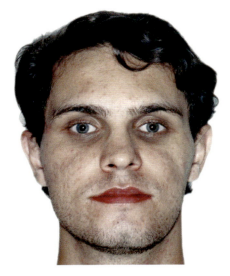
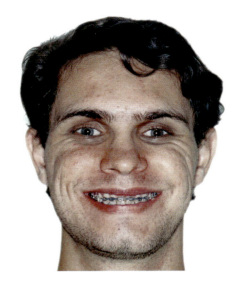
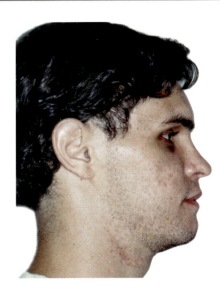

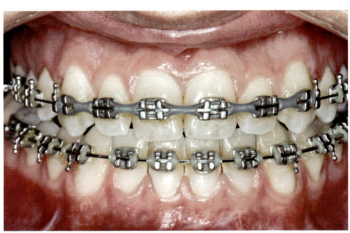
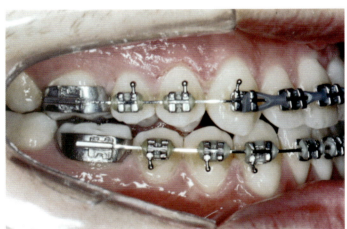

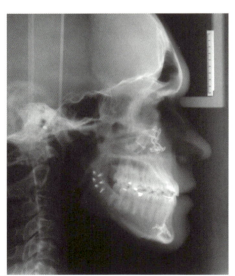
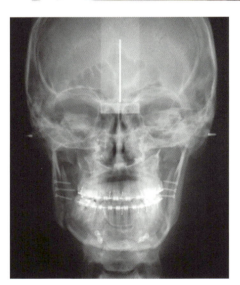

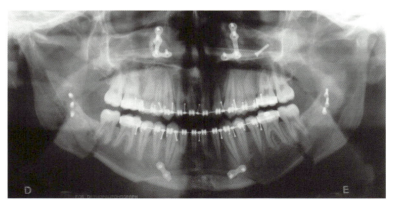

# Fase Pós-operatória – 1 Ano

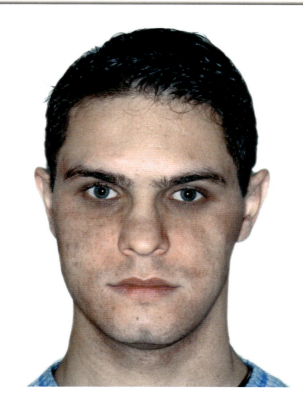
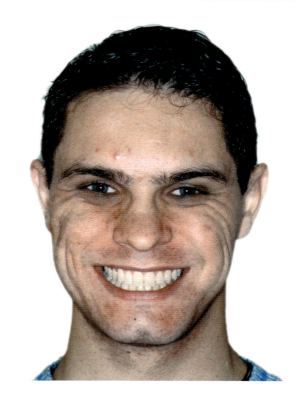

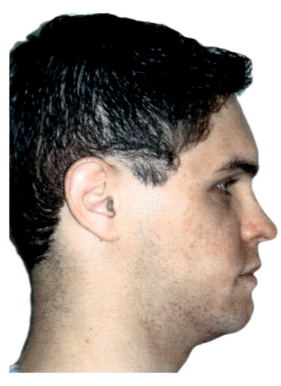
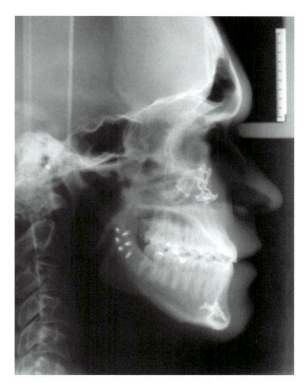

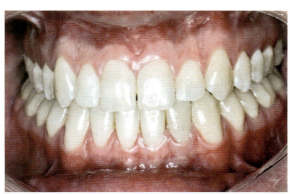
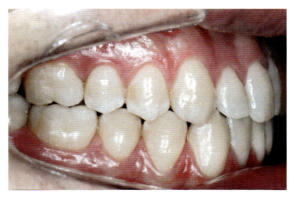

## Fase Pós-operatória – 3 Anos

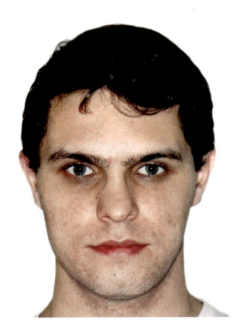 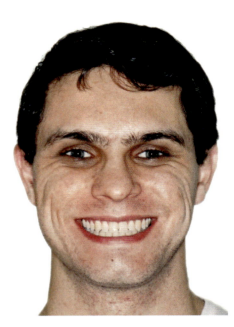 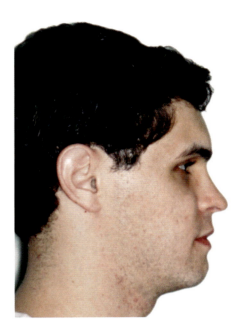

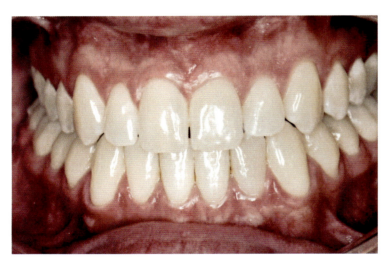 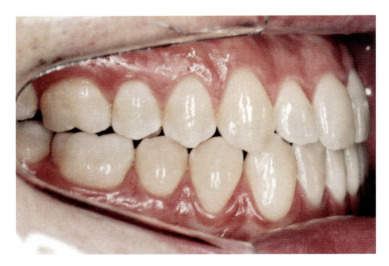

# Fase Pós-operatória – 5 Anos

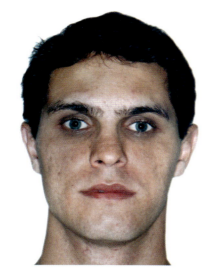
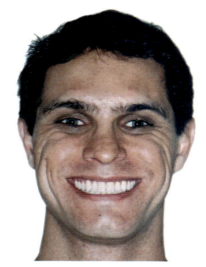
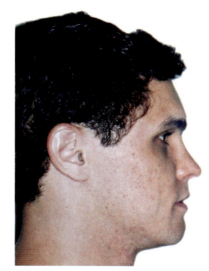

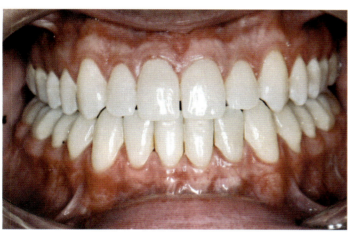
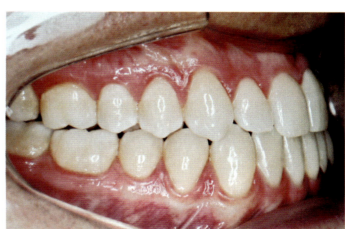

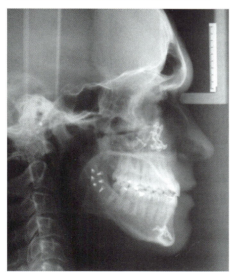
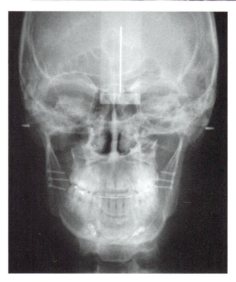

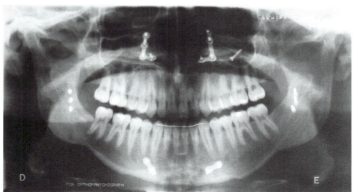

# Referências

1.  Bryan DC, Hunt NP. Surgical accuracy in orthognathic surgery. Br J Oral Maxillofac Surg. 1993; 31:343.
2.  Cohen AM. Uncertainty in cephalometrics. Br J Orthod. 1984; 11:44.
3.  Cottrell DA, Wolford LM. Altered orthognathic surgical sequencing and a modified approach to model surgery. J Oral Maxillofac Surg. 1994; 52:1010.
4.  Ellis E, Gall WJ. A method to accurately predict the position of the maxillary incisor in two-jaw surgery. J Oral Maxillofac Surg. 1984; 42:402.
5.  Ellis E. Accuracy of model surgery: evaluation of an old technique and introduction of a new one. J Oral Maxillofac Surg. 1990; 48:1161.
6.  Ellis E, Tharanon W, Gambrell K. Accuracy of face-bow transfer: Effect on surgical prediction and postsurgical result. J Oral Maxillofac Surg. 1992; 50:562.
7.  Ellis E. Bimaxillary surgery using an intermediate splint to position the maxilla. J Oral Maxillofac Surg. 1999; 57:53.
8.  Ellis E. Discussion. A comparison of 3 methods of face-bow transfer recording: Implications for orthognathic surgery. J Oral Maxillofac Surg. 2001; 56:641.
9.  Gateno J, Forrest KK, Camp B. A comparison of 3 methods of face-bow transfer recording: Implications for orthognathic surgery. J Oral Maxillofac Surg. 2001; 56:635.
10. Gil JN, Claus JDP, Lima Jr SM. Avaliação do reposicionamento maxilar durante cirurgia ortognática combinada. Rev Colégio Bras CTBMF. 2006; 3:15-18.
11. Gil JN, Claus JDP, Manfro R, Lima Jr SM. Predictability of the maxillary repositioning during bimaxillary surgery – Accuracy of a new technique. Int J Oral Maxillofac Surg. 2007; 36:296.
12. Gil JN, Claus JDP, Campos FEB, Marin C, Granato R, Righesso LAR. Predictability of chin position after bimaxillary surgery. J Oral and Maxillofacial Surgery. 2008; 66:99.
13. Proffit WR, White RP Jr, Sarver DM. Contemporary treatment of dentofacial deformity. St Louis: C.V. Mosby; 2002.
14. Stanchina R, Ellis III E, Gallo WJ, Fonseca RJ. A comparison of two measures for repositioning the maxilla during orthognathic surgery. Int J Adult Orthod Orthogn Surg. 1998; 3:149.
15. Proffit WR, White RP Jr, Sarver DM. Contemporary Treatment of Dentofacial Deformity. St Louis: C.V. Mosby; 2002.
16. Sharifi A, Jones R, Ayoub A, Moos K, Walker F, Khambay B, McHugh S. How accurate is model planning for orthognathic surgery? Int J Oral Maxillofac Surg. 2008; 37:1089.
17. Wolford LM, Chemello PD, Hillard FW. Oclusal plane alteration in orthognathic surgery. J Oral Maxillofac Surg. 1993; 51:730.
18. Wolford LM, Galiano A. A Simple and Accurate Method for Mounting Models in Orthognathic Surgery. J Oral Maxillofac Surg. 2007; 65:1406.

# Osteotomia Le Fort I

## 1. Introdução

A osteotomia Le Fort I, sozinha ou em combinação com osteotomias mandibulares, é comumente utilizada no tratamento de deformidades dento-faciais. Além de corrigir as discrepâncias entre as arcadas, as cirurgias de maxila proporcionam alterações estéticas muito interessantes. Arriscamos a citar que as alterações verticais da maxila são os movimentos de maior impacto estético, principalmente nos casos de excesso vertical, onde as alterações são observadas numa visão frontal que é como o paciente se vê.

## 2. Técnica Cirúrgica

A descrição da sequência cirúrgica não será exposta neste livro. A técnica da osteotomia Le Fort I é consagrada e está bem apresentada em várias outras fontes. Apresentamos as imagens passo a passo, chamando a atenção para alguns detalhes, nas figuras 7.1 a 7.13.

Um dos desafios em cirurgia ortognática é o correto posicionamento dos maxilares, principalmente durante cirurgias combinadas. O capítulo 12 discute as técnicas de posicionamento da maxila.

Uma das opções para o tratamento de deformidades transversas é a segmentalização da maxila juntamente da osteotomia Le Fort I. As considerações e indicações, incluindo a técnica cirúrgica, estão presentes no capítulo 8 sobre a expansão cirúrgica da maxila.

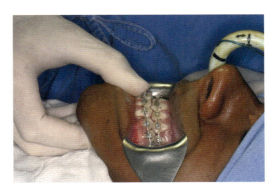

**Fig. 7.1** | *Logo após a indução anestésica e entubação naso-traqueal. O paciente é manipulado em relação cêntrica e a oclusão é checada e deve coincidir com a oclusão registrada na consulta pré--operatória com o paciente acordado.*

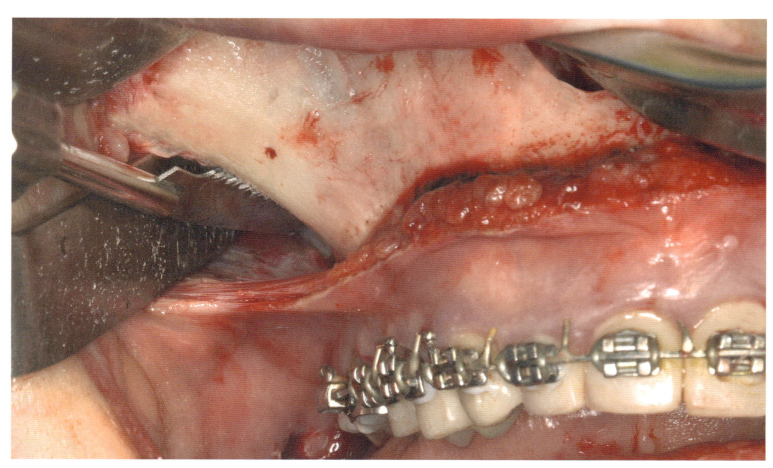

**Fig. 7.2** | *Vista lateral da maxila após a incisão e descolamento mucoperiosteal, além do descolamento da mucosa nasal. São realizadas duas marcações por onde irá passar a serra: um ponto 25 mm acima do 1º MS e outro 30 mm acima do canino – esta é a altura mínima que se deve respeitar para não atingir as raízes dentárias e/ou comprometer a vitalidade pulpar.*

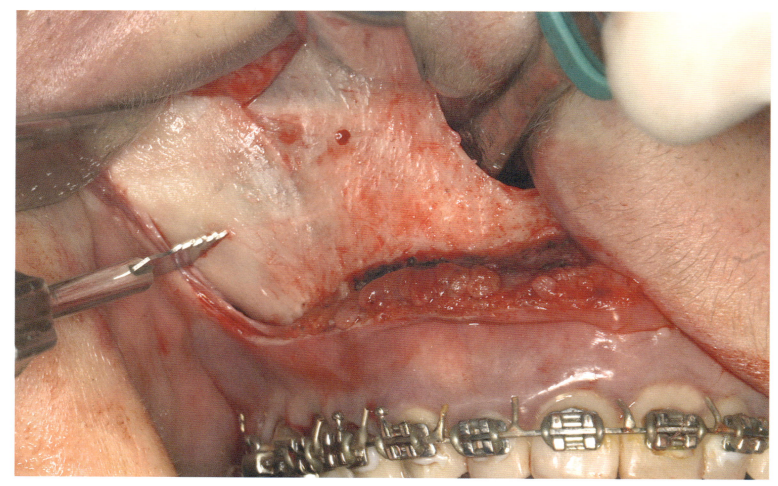

**Fig. 7.3** | *Corte realizado com serra. Também pode ser realizado com brocas.*

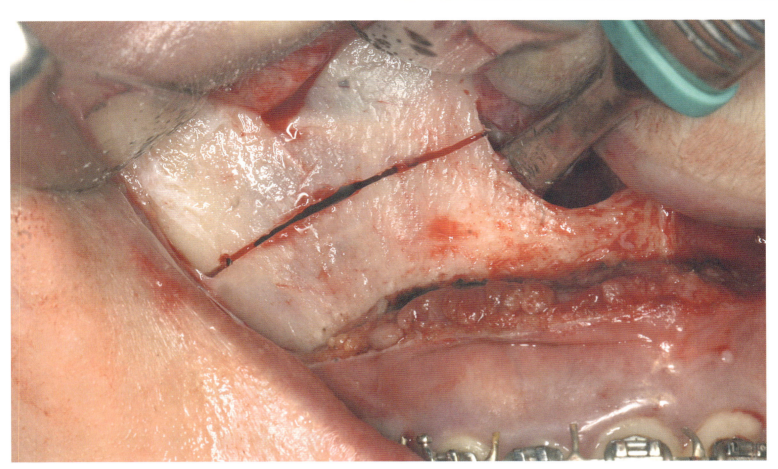

**Fig. 7.4** | *O corte da osteotomia Le Fort I segue até a abertura piriforme com um instrumento protegendo a mucosa nasal da ação da serra. Cuidado deve ser tomado com o sentido das osteotomias – pela posição do paciente deitado, há uma tendência de fazer o corte muito alto na região posterior. É importante que o traço de osteotomia seja paralelo ao plano oclusal da maxila.*

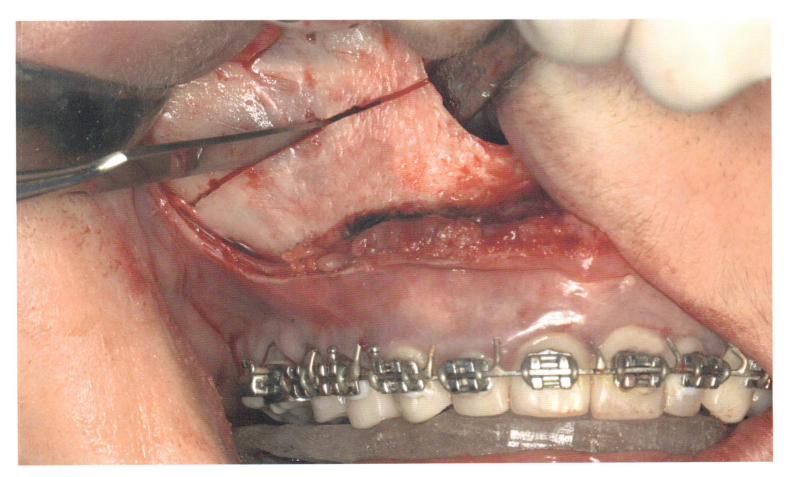

**Fig. 7.5** | *A osteotomia é completada com um cinzel fino para romper a parede lateral da cavidade nasal, ainda com o instrumento protegendo a mucosa nasal.*

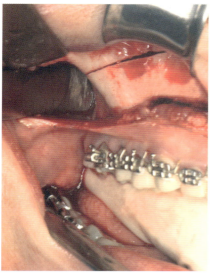

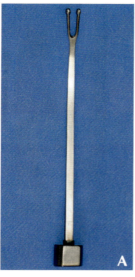

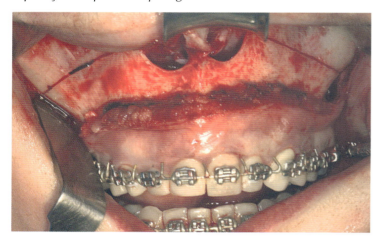

**Fig. 7.6** | *Um cinzel curvo é introduzido na região posterior à tuberosidade da maxila, abaixo do traço da osteotomia, para separação do processo pterigoide. Note que o dedo indicador do auxiliar é posicionado pelo palato. Esse cinzel deve ser utilizado até que o auxiliar sinta a separação do processo pterigoide.*

**Fig. 7.7** | **(A)** *Um cinzel específico é usado para separar a maxila do septo nasal (cartilaginoso e ósseo).* **(B)** *Note que o dedo do auxiliar na parte posterior da cavidade nasal orienta o cirurgião quanto ao término da osteotomia do septo.*

**Fig. 7.8** | *Osteotomia Le Fort I finalizada. Essa é a maneira mais simples de realizá-la, apenas um corte lateral contínuo. Dependendo do caso, a osteotomia pode ser em degrau ou invertida.*

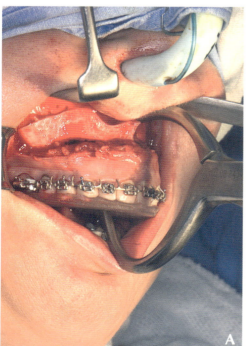

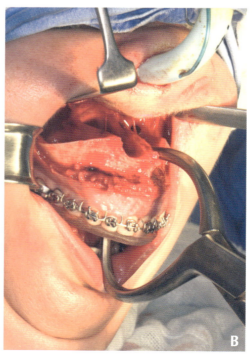

**Fig. 7.9** | **(A)** *O splint protetor de palato, confeccionado na cirurgia de modelos, é colocado para proteger a mucosa palatina durante a mobilização da maxila. O fórceps de Rowe é apoiado no soalho da cavidade nasal e nesse splint.* **(B)** *A maxila é tracionada para baixo, depois para frente e por fim um pouco para os lados, com isso ela fica liberada.*

**Fig. 7.10** | *Um gancho mantém a maxila tracionada inferiormente para permitir a remoção de irregularidades ósseas, e fazer o reparo da mucosa nasal, no caso de rompimento.*

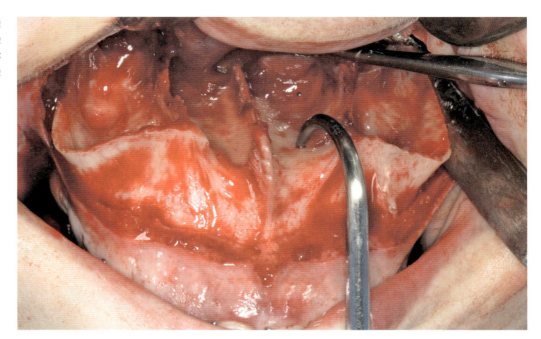

**Fig. 7.11** | *Sempre devemos nos preocupar com o comportamento do septo nasal após a movimentação da maxila. O septo nasal pode dificultar a impacção da maxila, quando não removido. Além disso, com a pressão da maxila para cima, o septo pode ficar desviado, o que traria prejuízos funcionais e estéticos para o paciente. A imagem ilustra a remoção de 4 mm do septo nasal, pois a impacção planejada era de 3 mm.*

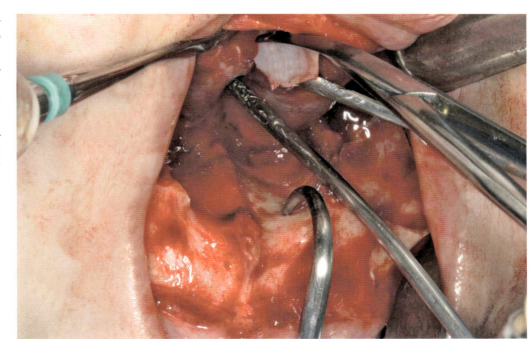

**Fig. 7.12** | *Maxila posicionada e fixada. As técnicas de posicionamento da maxila são discutidas no capítulo 8. A fixação interna rígida é aplicada com duas placas nos pilares caninos e, preferencialmente, mais duas placas nas cristas zigomaticoalveolares.*

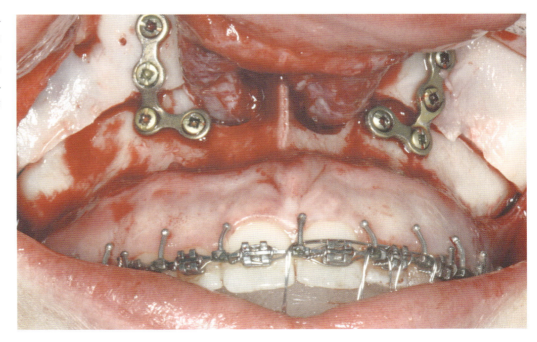

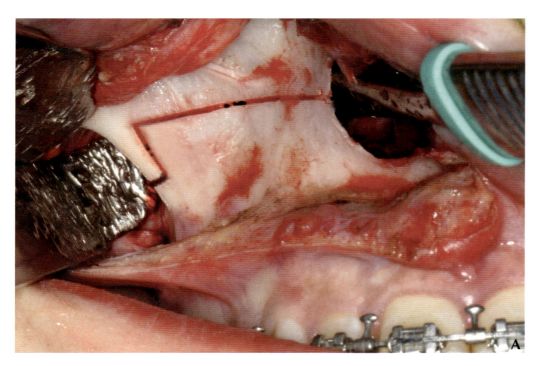

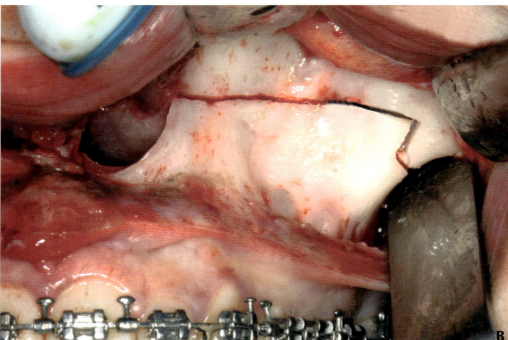

**Fig. 7.13** | *Osteotomia Le Fort I quadrilátera. (**A** e **B**) Após as demarcações acima das raízes dentárias (25 mm do 1º MS e 30 mm do canino), uma nova marca é feita 10 mm acima da marcação na crista zigomaticoalveolar. Osteotomia Le Fort I quadrilátera, evidenciando a simetria do corte. Não existem evidências de que haja diferença entre a osteotomia reta e a quadrilátera, mas acreditamos que com esse desenho possa promover um maior preenchimento paralateronasal, o que é interessante nos pacientes com grande deficiência de maxila.*

## 3. Alterações nos Tecidos Moles

A cirurgia ortognática envolve mudança na posição dos tecidos duros e moles e, consequentemente, na estética facial. O número de pacientes que demonstram profunda preocupação com a estética da face vem aumentando em comparação com o passado, quando a questão funcional era o principal objetivo. O resultado estético final na maioria das ocasiões vale mais que uma oclusão estável. O paciente pode até tolerar uma parestesia labial ou uma discreta oclusão classe II, por exemplo, se a estética estiver de acordo.

Alcançar os objetivos traçados dentro de um planejamento com cirurgia ortognática requer a exata predição das alterações que serão geradas nos tecidos moles da face após a cirurgia dos tecidos duros. Essa tarefa exige maior atenção nas cirurgias maxilares, pois envolve vários parâmetros estéticos: a exposição do incisivo central superior (ICS); sorriso gengival; ângulo nasolabial; e projeção da ponta do nariz e do mento, entre outras.

Apesar da importância, o assunto é carente de publicações recentes e envolve resultados controversos. As respostas dos tecidos moles às osteotomias estão apresentadas no capítulo 2. As alterações do tecido mole após a osteotomia Le Fort I são reportadas de 33% a 100% da movimentação óssea/dentária. Tais alterações sofrem influência direta pela magnitude e direção da movimentação maxilar e que são difíceis de controlar devido a algumas variáveis, como seguem no quadro abaixo:

| Variáveis que Influenciam na Resposta dos Tecidos Moles | | |
|---|---|---|
| **Pré-operatório** | **Intraoperatório** | **Pós-operatório** |
| Deformidades nasais | Quantidade de descolamento | Grau de reabsorção óssea |
| Trauma prévio | Formação de edema/hematoma | Recidiva |
| Espessura do lábio | Desgastes ósseos | Contração cicatricial |
| Fibrose do tecido mole | Técnicas de sutura | Infecção |
| | | Movimentações ortodônticas |

Duas das variáveis foram avaliadas por estudos: a espessura do lábio e o tipo de fechamento dos tecidos. Stella e colaboradores (1989) comprovaram que os lábios finos (12 mm a 17 mm) foram os que mostraram maior correspondência com a movimentação dos tecidos duros. Acredita-se que os lábios finos respondam de 70% a 100% do avanço maxilar enquanto lábios grossos respondem de 0 a 50%.

Toda vez que uma osteotomia Le Fort I for realizada devemos nos preocupar com a tendência de alargamento da base nasal no pós-operatório. Esse fenômeno, infelizmente, é desfavorável esteticamente para a maioria dos pacientes. A manobra cirúrgica para conter tal ocorrência é a plicatura da base nasal (Figs. 7.14 a 7.16), que pode ser realizada somente interna (mais comum) ou associada com externa.

Talebzadeh & Pogrel (2000) investigaram retrospectivamente o efeito das técnicas de sutura após a osteotomia Le Fort I. Em dez pacientes a incisão foi fechada com uma sutura tipo V-Y e em outros oito o fechamento foi por meio de sutura contínua simples. Radiografias cefalométricas pré e pós-operatórias de um ano foram usadas para medir altura e espessura do lábio. Os autores não encontraram diferença estatística tanto no tamanho quanto na espessura em ambas as porções do lábio (porção superior e inferior). Por outro lado, Peled e colaboradores (2004) em um estudo mais completo avaliando 17 pacientes suturados com a técnica V-Y e outros 18 com sutura contínua simples, ambos os grupos após osteotomia Le Fort I para avanços maxilares. Os autores encontraram que a movimentação do lábio superior foi 88,9% do avanço maxilar no grupo da sutura contínua e 90,8% no grupo V-Y. A espessura da porção superior do lábio superior aumentou em média 2,0 mm e 2,3 mm nos dois grupos, respectivamente. A espessura da porção inferior do lábio superior aumentou em média 1,9 mm e 1,1 mm, respectivamente. A única variável que se mostrou diferente entre os grupos foi o tamanho (altura) do lábio superior. Os autores encontraram que o lábio encurtou em média 0,8 mm no grupo da sutura contínua simples enquanto

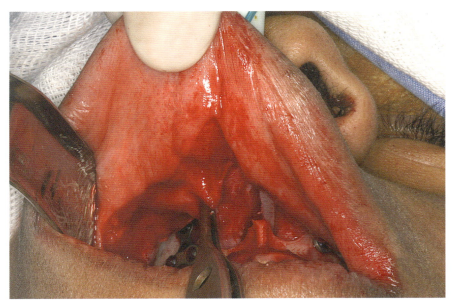

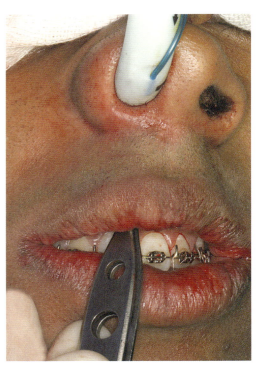

**Fig. 7.14** | *Plicatura da base nasal. Com o dedo polegar o cirurgião levanta o lábio enquanto o dedo indicador pressiona na base nasal direita, assim facilita pegar com a pinça o tecido da base alar do nariz.*

**Fig. 7.15** | *O lábio é solto e a pinça tracionada inferiormente para checar se a base nasal também move. A mesma sequência é realizada no lado esquerdo.*

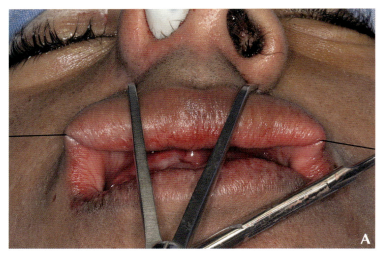

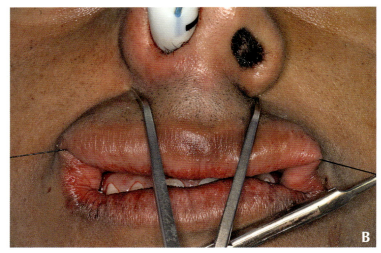

**Fig. 7.16** | *Após a apreensão nos dois lados, estes são unidos através de ponto simples. (A e B) O primeiro nó é apertado até atingir a medida pré-operatória. Note que um compasso com a medida inicial (tomada na consulta pré-operatória) é usado para checar até quando o nó deve ser apertado.*

no grupo V-Y o lábio aumentou em 1,1 mm. É importante o leitor ter em mente esses efeitos de cada tipo de sutura para saber aplicá-las de acordo com a necessidade de cada paciente (Figs. 7.17 a 7.21). De uma maneira geral, quando não queremos um encurtamento do lábio e objetivamos aumentar o volume da área paralateronasal, associamos uma sutura interna em toda a extensão da incisão.

Considerando ainda as alterações de tecido mole, maior preocupação relacionada à estética, sugerimos a leitura do trabalho de Urban e colaboradores (2004). Os autores apresentam os resultados da osteotomia Le Fort II, realizada por via intrabucal, em 21 pacientes com acompanhamento médio de 6,2 anos. Apesar do aumento da morbidade, o procedimento pode ser considerado em pacientes com marcante retrognatismo maxilar. Não existe evidência científica de que quanto mais alta a osteotomia maior serão as alterações do tecido mole.

**Fig. 7.17** | *Sutura V-Y. Com um fio de nylon, ou um gancho de pele o lábio é tracionado superiormente na linha mediana. Um compasso transfere a medida de 10 mm nas duas bordas. Essa será a extensão vertical da sutura.*

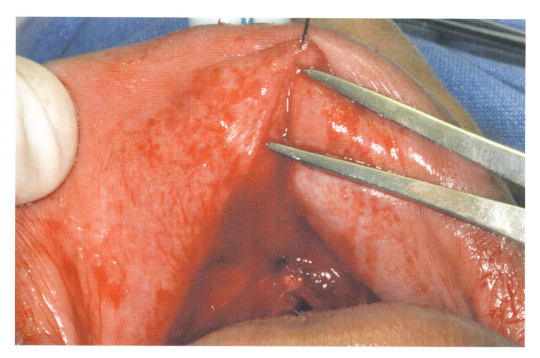

**Fig. 7.18** | *(A e B) Após a porção vertical suturada, um ponto interno é realizado para unir a porção labial com o lado gengival da incisão.*

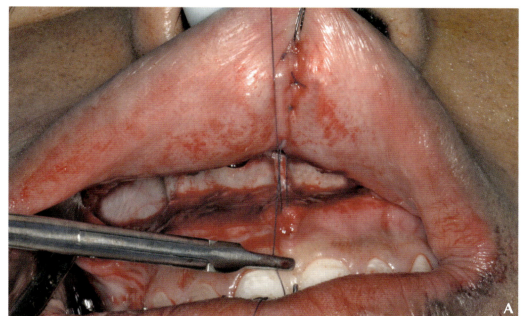

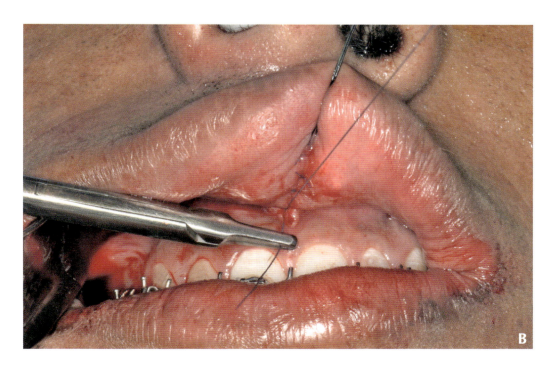

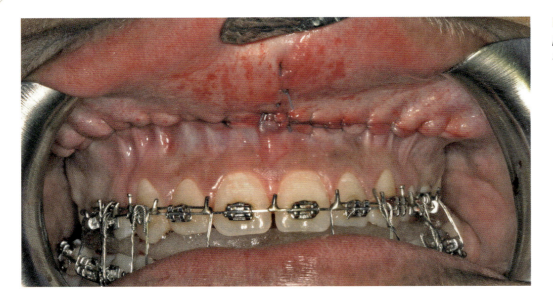

**Fig. 7.19** | *O restante do fechamento pode ser realizado por meio de pontos simples ou sutura contínua.*

## 4. Fixação Interna Rígida (FIR)

A introdução dos conceitos de FIR ampliou as possibilidades de tratamento para as deformidades dentofaciais. Atualmente, após a osteotomia Le Fort I, a estabilização é realizada pelo emprego de placas monocorticais. Não há na literatura nenhum tipo de consenso ou protocolo para os sistemas de fixação, número e localização das placas. Em geral, são utilizadas miniplacas nos pilares canino e zigomaticoalveolar. Os profissionais conduzem seus casos baseados na própria experiência. Devemos estar atentos para o interesse comercial envolvido na utilização dos materiais de fixação.

Murray e colaboradores (2003) investigaram a estabilidade pós-operatória da osteotomia Le Fort I fixada com duas ou quatro miniplacas, em um estudo retrospectivo envolvendo 32 pacientes com 18 meses de controle. Os autores não incluíram na amostra reposição inferior da maxila. Os resultados não apresentaram diferença estatística entre os grupos e os autores concluíram que duas miniplacas podem ser uma alternativa estável para fixação da osteotomia Le Fort I.

Yoon e colaboradores (2005) consideraram estável a utilização apenas de fixação na região anterior (pilar canino). Consideramos precipitada essa conclusão, pois os autores realizaram uma análise de apenas 12 pacientes e com diferentes esquemas de aplicação dos materiais de fixação, inclusive utilizando fio de aço.

A quantidade e a localização das miniplacas após a osteotomia Le Fort I depende de algumas variáveis como: direção do movimento; magnitude da movimentação; tipo facial; hábitos parafuncionais; espessura do tecido ósseo etc. Em avanços maiores que 5 mm e/ou reposições inferiores da maxila, achamos fundamental a colocação de quatro miniplacas e deve-se ponderar a utilização de enxertos ósseos.

Em carta enviada ao editor, Gibbons & Cousley (2007) criticaram a utilização de apenas duas miniplacas na região anterior. Os autores deixaram de usar esse tipo de fixação, pois notaram que a maxila apresentava mobilidade na região posterior em até seis semanas de pós-operatório.

Alberts e colaboradores (2003) realizaram um estudo em cadáveres para avaliar a distribuição de forças na maxila, antes e após osteotomia Le Fort I, submetida a forças semelhantes às mastigatórias. Esse é um artigo inédito que sugerimos a leitura, pois, por meio de sua metodologia, oferece ao leitor o entendimento do que acontece com a maxila e com as miniplacas após a osteotomia Le Fort I.

**Fig. 7.20** | *Sutura duplo V-Y. (**A**) O fio de nylon apreende o lábio em duas porções, na região dos caninos de cada lado. (**B** e **C**) O compasso transfere a medida de até 10 mm em cada região onde são realizadas as suturas.*

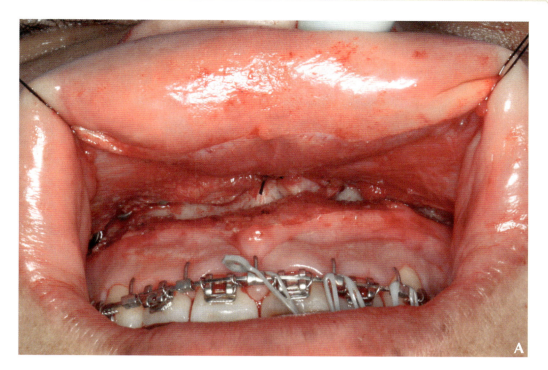

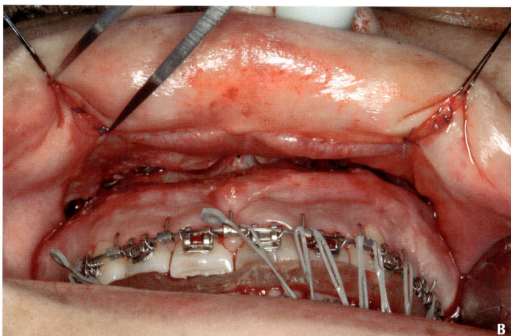

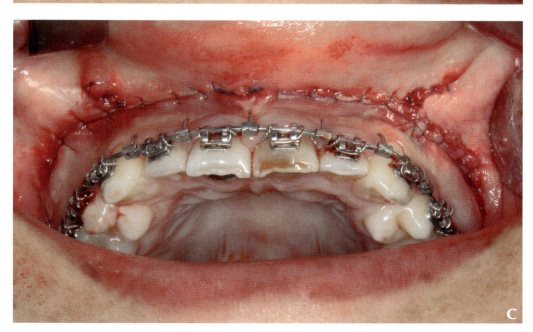

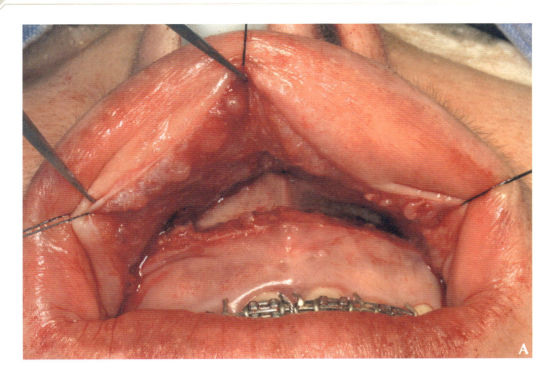

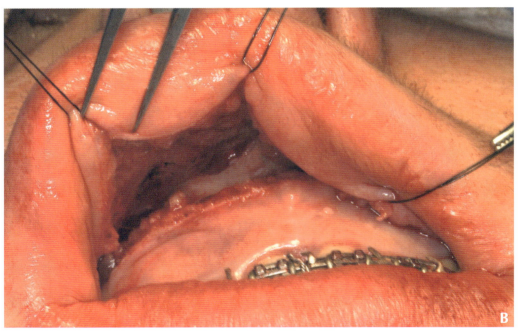

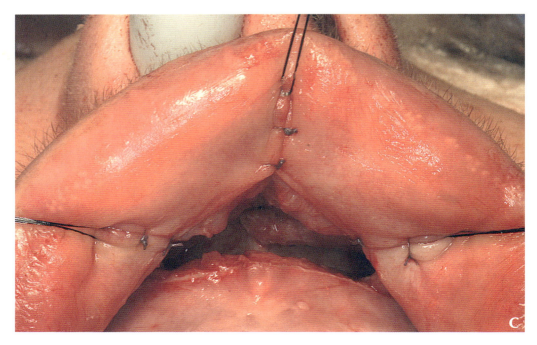

**Fig. 7.21** | *Sutura triplo V-Y. (**A**) O fio de nylon apreende o lábio em três porções, uma na região de cada canino e uma na linha média. Para obter simetria, a distância entre cada fio deve ser checada com o compasso. (**B** e **C**) Após checar a simetria, o compasso transfere a medida de até 10 mm em cada região onde são realizadas as suturas.*

Ataç e colaboradores (2008, 2009) publicaram uma série de três trabalhos onde avaliaram a estabilidade da maxila em modelos de crânio construídos a partir de TC por meio de análise por elemento finito. Os autores simularam o estresse gerado após a aplicação de forças na região posterior da maxila (simulando a mastigação) em três diferentes situações: avanço, impacção e avanço com reposição inferior da maxila. Para todas as situações os autores encontraram diferenças na distribuição das forças que, mecanicamente, justificaria a necessidade de colocação de quatro placas em todas as situações.

Apesar da escassez de informações científicas a respeito, é bem provável que a colocação de duas miniplacas forneça estabilidade pós-operatória para os movimentos como reposição superior e pequenos avanços de maxila, onde o contato ósseo é intenso e as estruturas ósseas da maxila mostram-se espessas e resistentes na fixação. Mas nós também temos receio dessa mobilidade da maxila na região posterior. Durante muitos anos utilizamos apenas duas miniplacas para a grande maioria dos casos, com bons resultados clínicos. Entretanto, atualmente estamos com uma rotina de emprego de quatro miniplacas. A razão se deve muito à estabilidade transoperatória e pós-operatória imediata, quando a rigidez depende só das placas. A ausência de micromovimentos é importante para o reparo ósseo eficaz.

Para quem inicia cirurgias combinadas pelo reposicionamento da maxila, sabe que, após a fixação da maxila, durante o afastamento dos tecidos para execução das osteotomias mandibulares, alguma pressão de instrumental pode, acidentalmente, pressionar e mover a maxila. Outra preocupação é com o uso de elásticos no pós-operatório, que frequentemente são necessários. No caso de elásticos tipo classe III, por exemplo, a pressão do elástico pode tracionar inferiormente a região posterior da maxila.

A nossa experiência ao longo dos anos é que para os casos de pequenos movimentos não existiu diferença clínica/radiográfica de estabilidade em longo prazo entre duas e quatro miniplacas. A maior rigidez fornecida por quatro miniplacas para o transoperatório e pós-operatório imediato, em grandes movimentos e em reposições inferiores, é o que justifica a opção por quatro miniplacas (Figs. 7.22 a 7.24).

Outra questão a respeito das fixações após a osteotomia Le Fort I é a utilização de sistemas reabsorvíveis. Norholt e colaboradores (2004) compararam a estabilidade da maxila após osteotomia Le Fort I entre o uso de miniplacas de titânio e miniplacas reabsorvíveis. Em uma amostra com total de 60 pacientes, além de dois casos de infecção do material absorvível, os

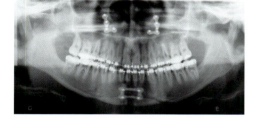

**Fig. 7.22** | *Fixação interna rígida após osteotomia Le Fort I. Fixação com duas miniplacas nos pilares caninos. Essa opção deve ser escolhida apenas em pequenas movimentações da maxila quando houver proximidade e contato ósseo entre os dois segmentos. No caso ilustrado, o paciente ainda optou pela osteotomia vertical na mandíbula, assim o BMM por três semanas também favorece a estabilização da maxila.*

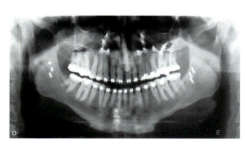

**Fig. 7.23** | *Fixação com duas miniplacas nos pilares caninos e uma terceira placa na crista zigomaticoalveolar esquerda, região onde não havia toque ósseo.*

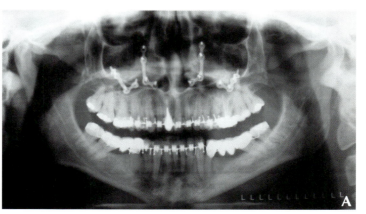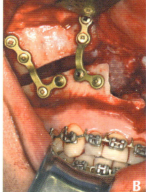

**Fig. 7.24** | *(A) Fixação com quatro miniplacas, essa é a opção mais aconselhada devido à estabilidade primária da maxila. (B) Reposição inferior de maxila mostrando o gap entre os segmentos, necessitando a colocação de duas miniplacas de cada lado e enxerto ósseo.*

autores encontraram uma diferença estatisticamente significante na posição vertical da maxila na análise com seis semanas de cirurgia para o grupo de miniplacas reabsorvíveis. Ueki e colaboradores (2006) realizaram um estudo semelhante, com uma amostra de 47 pacientes e também encontraram diferença estatisticamente significante na posição vertical da maxila.

A vantagem de um material reabsorvível é que após um período de seis a doze meses, em média, o material é todo reabsorvido no organismo, o que diminuiria os problemas com o material de fixação. Entretanto, são desprezíveis, em nossa casuística e na literatura, os problemas com o titânio em cirurgias ortognáticas. Assim, hoje não há razão para substituir o titânio como material de fixação nas osteotomias maxilares.

## 5. Enxertos Ósseos

São duas as razões que nos fazem pensar na utilização de enxertos ósseos nas cirurgias de maxila: recidiva e pseudoartrose. Ambas estão associadas a mecanismos semelhantes. A recidiva deve-se principalmente à pressão exercida pelos tecidos moles no sentido de tracionar os segmentos ósseos para sua posição original enquanto a pseudoartrose deve-se ao fato de que a maxila não é um osso maciço, ou seja, o contato ósseo dos segmentos é pobre.

A reposição inferior e grandes avanços da maxila (acima de 5 mm) seriam dois movimentos em que consideramos importante o uso de enxertos ósseos. A reposição inferior da maxila é um dos movimentos mais instáveis em cirurgia ortognática. A falta total de contato ósseo entre os segmentos exige o uso de um material que permita e/ou facilite a consolidação da maxila. Nos casos de avanço de maxila preferimos realizar a osteotomia Le Fort I invertida (Fig. 7.25). O desenho dessa osteotomia permite que, após o avanço da maxila, ocorra um maior contato ósseo que favoreça a aplicação de FIR, diminuindo as chances de recidiva.

Então, nas reposições inferiores da maxila, em grandes avanços ou na combinação desses movimentos recomendamos a utilização de enxertos ósseos. Não há dúvidas de que o osso autógeno apresenta as melhores propriedades biológicas para essa aplicação. Sempre que houver a necessidade de enxertos e uma osteotomia de mandíbula e/ou mentoplastia estiver programada, a opção deve ser pela utilização de enxerto autógeno da mandíbula (Fig. 7.26). Durante as reposições superiores (impacções) de maxila é necessário remover interferências ósseas para permitir a reposição do maxilar, esses fragmentos sempre devem ser guardados para, se necessário, serem usados como enxerto nos espaços ao longo do traço de fratura (Fig. 7.27).

Quando não houver disponibilidade na mandíbula, seguindo ainda a preferência pelo osso autógeno, uma opção seria o osso de crista ilíaca. Esta talvez fosse o padrão ouro para enxertia, considerando as propriedades biológicas e disponibilidade. Mas, nessas ocasiões, considerando a morbidade envolvida, raramente utilizamos.

Os blocos ósseos oriundos dos bancos de ossos humanos é a nossa primeira opção (Figs. 7.28 e 7.29). A principal propriedade desejada é mecânica, servindo como um anteparo, mantendo os segmentos em posição, e como uma barreira para impedir a migração do tecido mole. Além disso, mesmo que biologicamente inferior quando comparado ao osso autógeno, possui a propriedade de osseocondução, permitindo ao longo do tempo a união óssea entre os segmentos. Outra vantagem é que os blocos se apresentam em grande quantidade e permitem fácil adaptação aos espaços das osteotomias. Essa é uma das condições em que consideramos a utilização do banco de ossos,

**Fig. 7.25** | *(A) Osteotomia Le Fort I invertida. (B) Visão do posicionamento ósseo após um avanço maxilar de 5 mm com reposição inferior de 2 mm. Observe que o desenho da osteotomia permitiu um toque ósseo, facilitando a aplicação da FIR.*

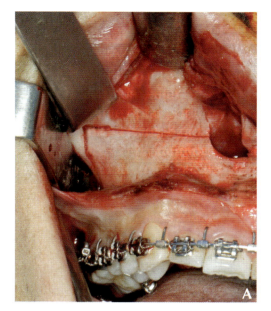
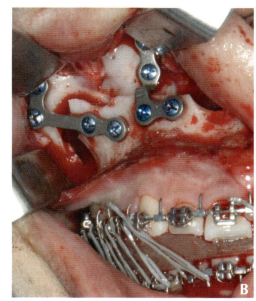

**Fig. 7.26** | *(A) Avanço de maxila de 7 mm em um paciente já submetido a cirurgias na maxila, o que aumenta a fibrose dos tecidos, aumentando a tendência à recidiva. (B) O paciente optou pelo enxerto autógeno, como se tratava apenas de um avanço sem reposição inferior, optou-se pelo bloco ósseo removido do mento.*

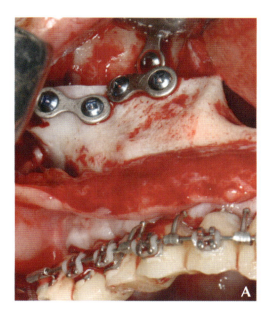
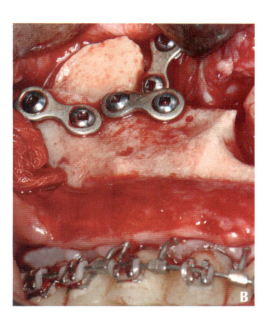

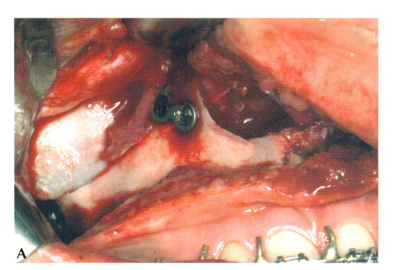
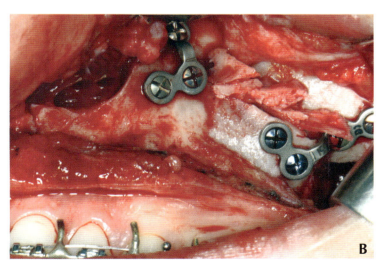

**Fig. 7.27** | *(A e B) Cirurgia de avanço de 4 mm de maxila, com impacção de 2 mm do lado direito e reposição inferior de 2 mm do lado esquerdo (para correção da assimetria). Os fragmentos ósseos removidos após a mobilização da maxila foram colocados nos gaps ósseos. A intenção desse enxerto é otimizar o reparo ósseo, limitando a migração de tecido mole para os espaços.*

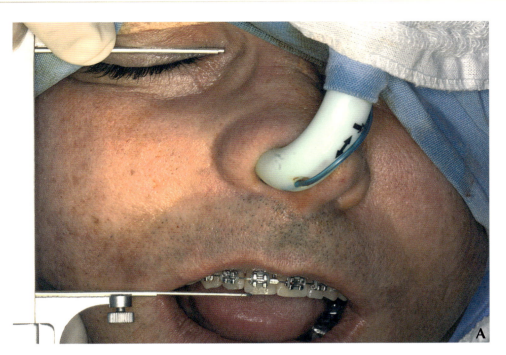

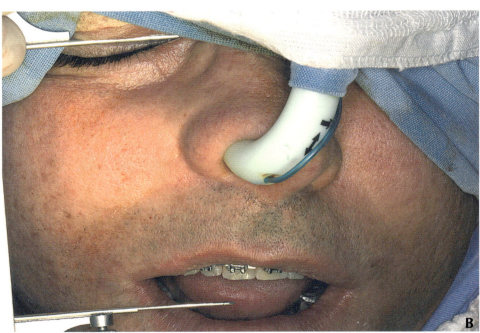

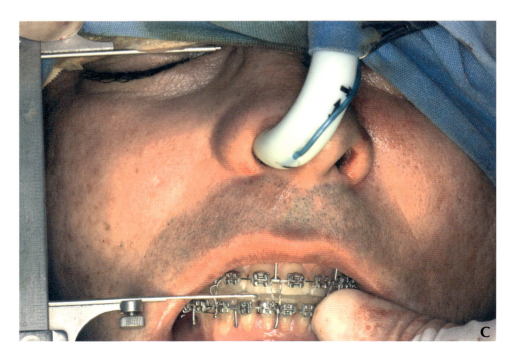

**Fig. 7.28** | *(A) Referência vertical externa inicial, utilizando o ligamento cantal medial em um paciente com face curta. (B) A medida vertical é alterada conforme o planejamento que era para uma reposição inferior de 7 mm e autorrotação da mandíbula. (C) Referência externa vertical após a reposição da maxila conforme o planejamento. O paciente está com a maxila liberada, presa à mandíbula pelo BMM. O complexo é manipulado em RC até a obtenção da altura vertical planejada.*

**Fig. 7.29** | **(A)** *Cirurgia de modelos mostrando a reposição inferior da maxila.* **(B)** *Enxerto ósseo de banco de osso (homógeno), um anel de tíbia dividido em três fragmentos.* **(C)** *Visão transoperatória após a osteotomia Le Fort I, reposição inferior de 7 mm da maxila, fixação interna rígida com quatro miniplacas, blocos adaptados e fixados no gap ósseo. Note que os enxertos vedam o traço de osteotomia, inibindo a migração do tecido mole e, além disso, servem como anteparo mecânico na tentativa de impedir a recidiva.*

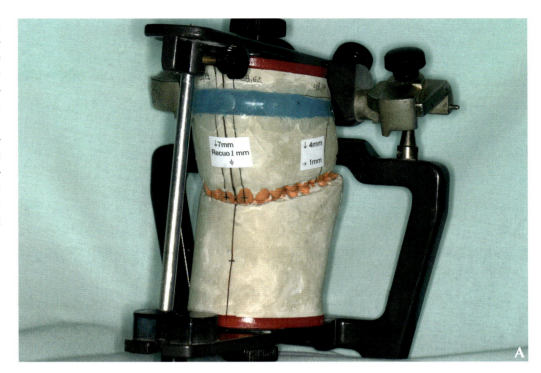

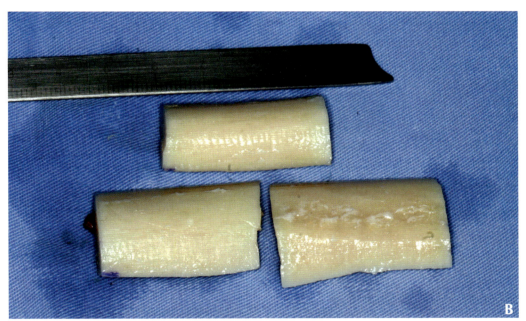

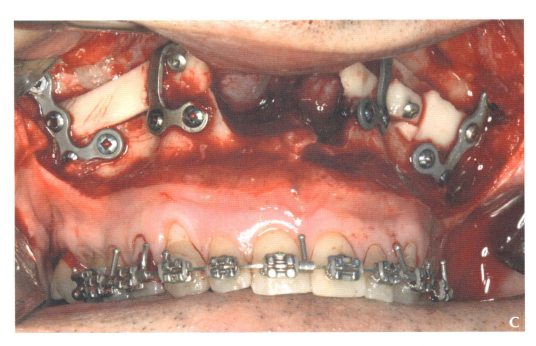

como material de preenchimento. Tudo isso é explicado para o paciente, que inclusive pode ajudar na escolha da fonte de enxerto. Clareza e ética são sempre necessárias quando se trata do assunto banco de ossos.

## 6. Turbinectomia

Se para os grandes avanços e reposições inferiores da maxila existe a preocupação com recidiva e pseudoartrose, nos casos de reposição superior da maxila a preocupação é com os cornetos nasais. Mais especificamente, o corneto nasal inferior pode se apresentar como uma barreira anatômica que pode dificultar, limitar e até impedir a impacção da maxila. Além disso, nas reposições superiores há uma preocupação com a diminuição da cavidade nasal e seus efeitos para a respiração. Nos casos em que o corneto inferior apresenta tamanho aumentado, é necessário realizar o diagnóstico diferencial entre hipertrofia de mucosa e excesso de volume ósseo.

Para aumentar o volume do espaço da cavidade nasal, recomendamos realizar a turbinectomia sempre que a reposição superior da maxila for igual ou maior que 5 mm, ou sempre que no transoperatório se note uma possível obstrução da movimentação devido aos cornetos nasais inferiores.

A técnica mais comum é comprimir o corneto inferior com um instrumento rombo, realizando um amassamento. Essa é uma opção mais simples, que provoca pouco sangramento, mas não remove o volume de dentro da cavidade nasal. A técnica mais eficaz é por meio de uma incisão e descolamento da mucosa nasal e remoção do corneto com uma pinça goiva (Fig. 7.30).

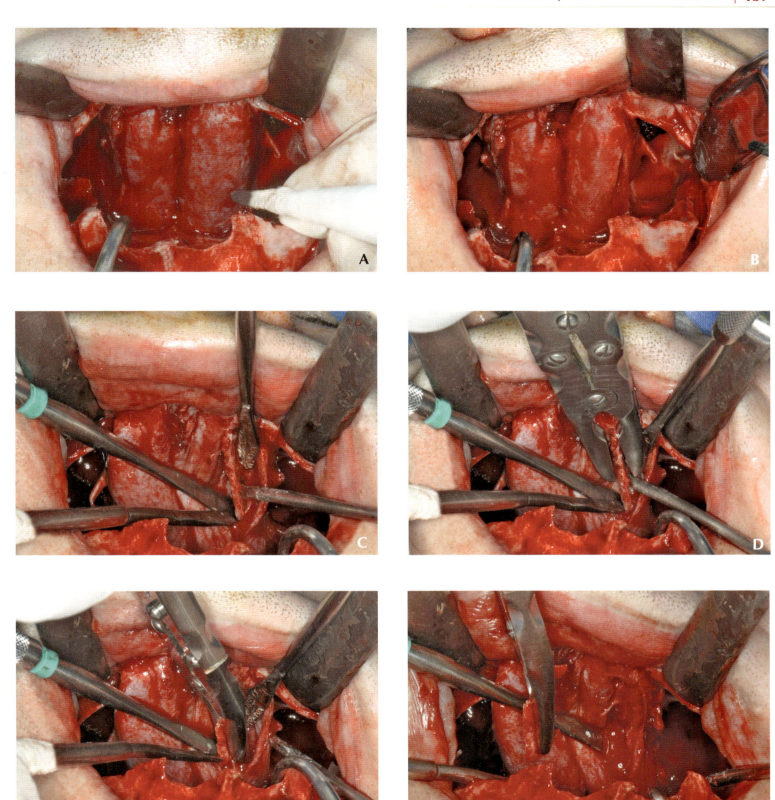

**Fig. 7.30** | *(A) Transcirúrgico após a mobilização da maxila, onde o planejamento era uma reposição superior de 6 mm da maxila. Bisturi elétrico posicionado para incisão na mucosa nasal. (B) Um corte de 2 cm é o suficiente para o acesso. (C) Descolamento mucoperiosteal visualizando o corneto nasal inferior em toda extensão. (D) Inserção da pinça goiva. (E) Apreensão e torção da pinça para fraturar o corneto. (F) Remoção do corneto nasal. Esse fragmento ósseo pode ser usado para preenchimento dos espaços ao longo da osteotomia. A manobra é realizada dos dois lados e termina com suturas absorvíveis contínuas.*

# CASO CLÍNICO

BK, 23 anos, queixava-se esteticamente pela falta de projeção do mento e por ter a parte inferior da face alongada. Reclamava também da mordida aberta e de que os lábios não se tocavam no repouso.

No exame clínico havia desproporção entre o terço médio e inferior da face, mordida aberta anterior, incompetência labial, assimetria facial causada por desvio mandibular, *overjet* de 4 mm, exposição do ICS de 5 mm com o lábio superior medindo 23 mm. O mento apresentava-se retraído em relação aos terços superiores da face.

Tratava-se de um paciente de face longa determinada pelo excesso vertical de maxila, com rotação horária da mandíbula o que causava a retração do mento.

O objetivo do tratamento cirúrgico foi a reposição superior de maxila e avanço mandibular, fazendo uma rotação anti-horária para projetar o mento. O traçado predictivo e a cirurgia de modelos indicaram que a posição ântero-posterior do mento ainda iria ficar deficiente e por isso vimos a necessidade de avançar ainda mais o mento.

A cirurgia realizada foi a osteotomia Le Fort I da maxila para reposição superior associada à osteotomia sagital bilateral do ramo, para avanço e rotação anti-horária da mandíbula. Executamos ainda a mentoplastia para aumentar a projeção do mento.

# Fase Pré-ortodontia

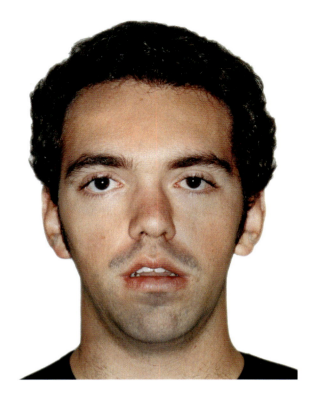
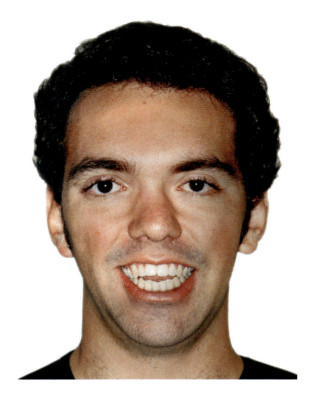

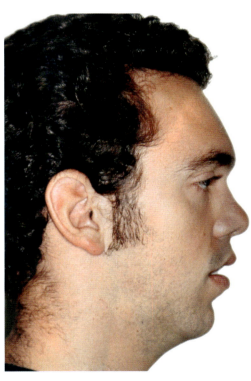
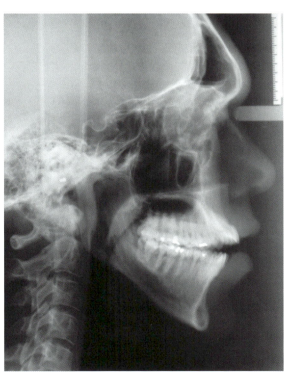

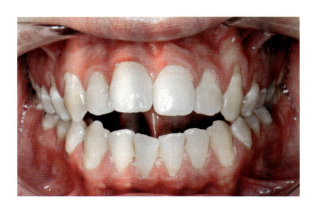
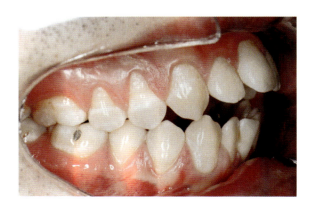

# Fase Pré-operatória

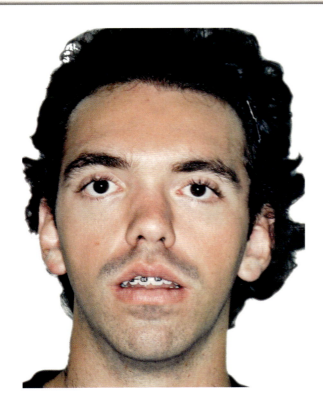
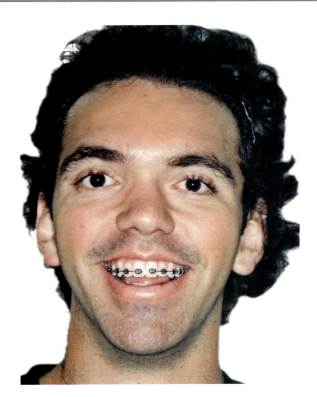

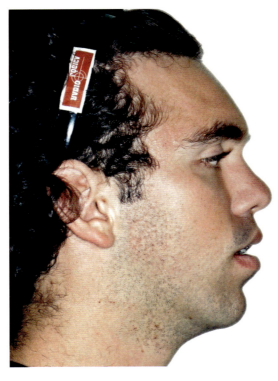
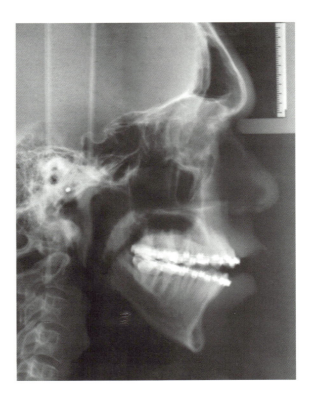

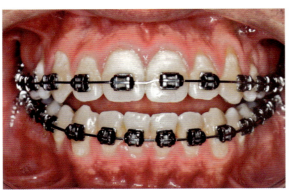
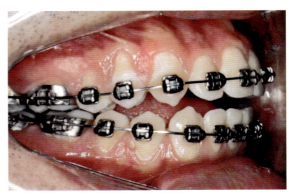

# Planejamento

Paciente: *B K*      idade: *23 anos*

**Queixa Principal:** *Fechar a mordida*
*Reduzir o tamanho do terço inferior*
*Diminuir a protrusão do lábio inferior*
*Dificuldade para fechar os lábios*
*Falta de projeção do mento*

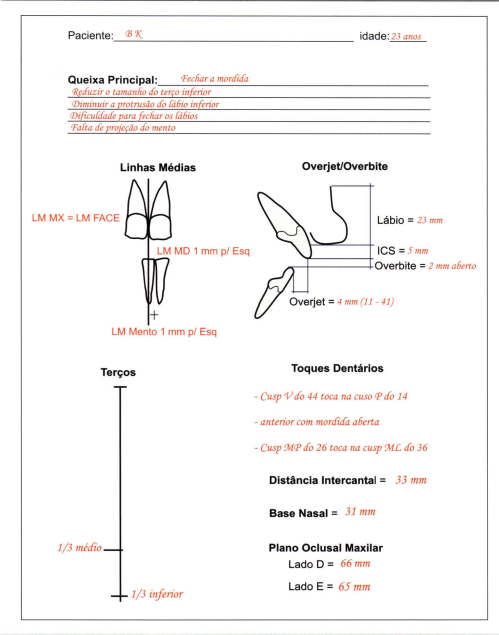

**Linhas Médias**

LM MX = LM FACE

LM MD 1 mm p/ Esq

LM Mento 1 mm p/ Esq

**Overjet/Overbite**

Lábio = *23 mm*

ICS = *5 mm*

Overbite = *2 mm aberto*

Overjet = *4 mm (11 - 41)*

**Terços**

*1/3 médio*

*1/3 inferior*

**Toques Dentários**

- *Cusp V do 44 toca na cuso P do 14*

- *anterior com mordida aberta*

- *Cusp MP do 26 toca na cusp ML do 36*

**Distância Intercantal** = *33 mm*

**Base Nasal** = *31 mm*

**Plano Oclusal Maxilar**
Lado D = *66 mm*

Lado E = *65 mm*

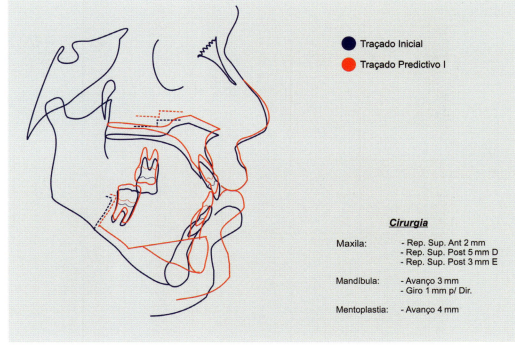

● Traçado Inicial

● Traçado Predictivo I

**_Cirurgia_**

Maxila:
- Rep. Sup. Ant 2 mm
- Rep. Sup. Post 5 mm D
- Rep. Sup. Post 3 mm E

Mandíbula:
- Avanço 3 mm
- Giro 1 mm p/ Dir.

Mentoplastia:
- Avanço 4 mm

## Fase Pós-operatória – 6 Meses

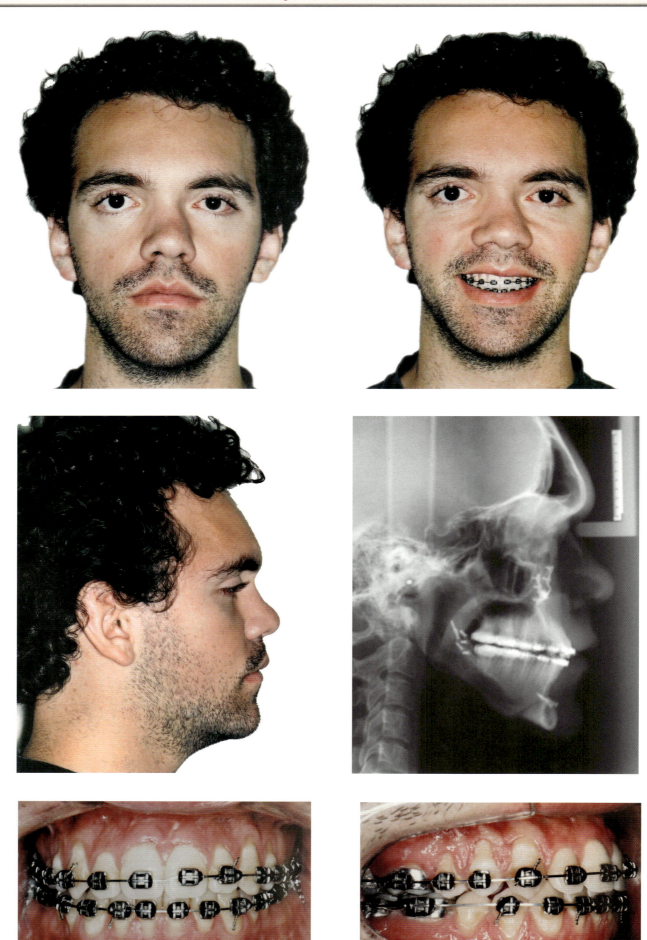

## Fase Pós-operatória – 4 Anos

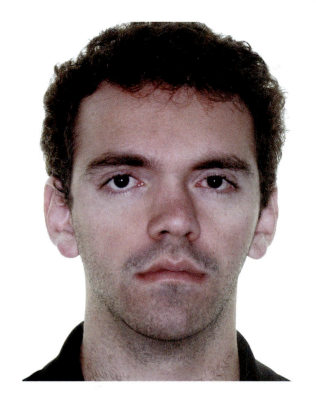

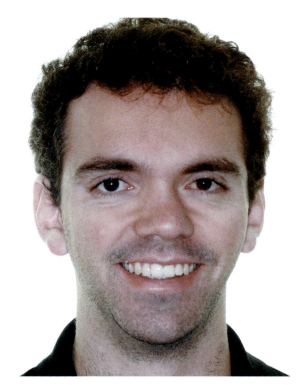

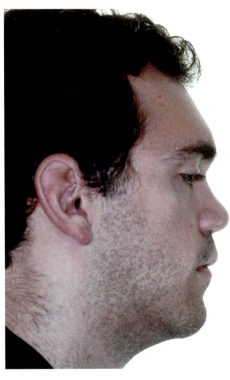

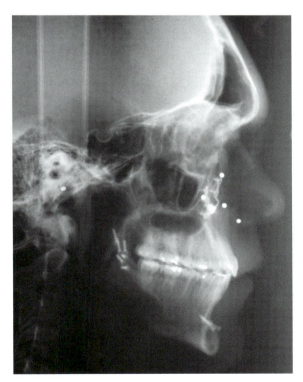

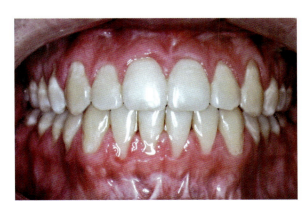

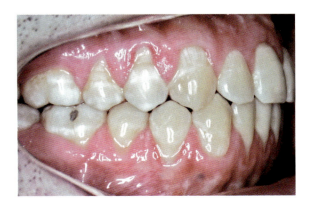

# Referências

1. Alberts LR, Phillips KO, Tu HK, Stinson WW, Friedman A. A biologic model for assessment of osseous strain patterns and plating systems in the human maxilla. J Oral Maxillofac Surg. 2003; 61:79.
2. Ataç MS, Erkmen E, Yücel E, Kurt A. Comparison of biomechanical behaviour of maxilla following Le Fort I osteotomy with 2- versus 4-plate fixation using 3D-FEA. Part I: Advancement surgery. Int J Oral Maxillofac Surg. 2008; 37:1117.
3. Ataç MS, Erkmen E, Yücel E, Kurt A. Comparison of biomechanical behaviour of maxilla following Le Fort I osteotomy with 2- versus 4-plate fixation using 3D-FEA. Part II: Impaction surgery. Int J Oral Maxillofac Surg. 2009; 38:58.
4. Ataç MS, Erkmen E, Yücel E, Kurt A. Comparison of biomechanical behaviour of maxilla following Le Fort I osteotomy with 2- versus 4-plate fixation using 3D-FEA. Part III: Inferior and anterior repositioning surgery. Int J Oral Maxillofac Surg. 2009; 38:173.
5. Chew MT, Sandham A, Wong HB. Evaluation of the linearity of soft- to hardtissue movement after orthognathic surgery. Am J Orthod Dentofacial Orthop. 2008; 134:665.
6. Csaszar GR, Bruker-Csaszar B, Niederdellmann H. Prediction of soft tissue profiles in orthodontic surgery with the Dentofacial Planner. Int J Adult Orthod Orthognath Surg. 1999; 14:285.
7. Gerbo LR, Poulton DR, Covell DA, et al. A comparison of a computer-based orthognathic surgery prediction system to postsurgical results. Int J Adult Orthod Orthognath Surg. 1997; 12:55.
8. Gibbons AJ, Cousley R. To the editor: use of anterior fixation alone in Le Fort I osteotomy. J Oral Maxillofac Surg. 2007; 65:819.
9. Koh CH, Chew MT. Predictability of soft tissue profile changes following bimaxillary surgery in skeletal class III chinese patients. J Oral Maxillofac Surg. 2004; 62:1505.
10. Mankad B, Cisneros GJ, Freeman K, et al. Prediction accuracy of soft tissue profile in orthognathic surgery. Int J Adult Orthod Orthognath Surg. 1999; 14:19.
11. Murray RA, Upton LG, Rottman KR. Comparison of the postsurgical stability of the Le Fort I osteotomy using 2- and 4-plate fixation. J Oral Maxillofac Surg. 2003; 61:574.
12. Norholt SE, Pedersen TK, Jensen J. Le Fort I miniplate osteosynthesis: a randomized, prospective study comparing resorbable PLLA/PGA with titanium. Int J Oral Maxillofac Surg. 2004; 33:245.
13. Peled M, Ardekian L, Krausz AA, Aizenbud D. Comparing the effects of V-Y advancement versus simple closure on upper lip aesthetics after Le Fort I advancement. J Oral Maxillofac Surg. 2004; 62:315.
14. Stella JP, Streater MR, Epker BN, Sinn DP. Predictability of upper lip soft tissue changes with maxillary advancement. J Oral Maxillofac Surg. 1989; 47:697.
15. Talebzadeh N, Pogrel MA. Upper lip length after V-Y versus continuous closure for Le Fort I level maxillary osteotomy. Oral Surg Oral Med Oral Pathol Oral Radiol Endod. 2000; 90:144.
16. Ueki K, Marukawa K, Shimada M, Nakagawa K, Shamiul Alam S, Yamamoto E. Maxillary stability following Le Fort I osteotomy in combination with sagittal split ramus osteotomy and intraoral vertical ramus osteotomy: a comparative study between titanium miniplate and poly-l-lactic acid plate. J Oral Maxillofac Surg. 2006; 64:74.
17. Urban SD, Rebellato J, Keller EE. Intraoral maxillary quadrangular le fort ii osteotomy: a long-term follow-up study. J Oral Maxillofac Surg. 2004; 62:943.
18. Yoon HJ, Rebellato J, Keller EE. Stability of the Le Fort I osteotomy with anterior internal fixation alone: a case series. J Oral Maxillofac Surg. 2005; 63:629.

# Avaliações Transversas e Expansão da Maxila

# Capítulo 8

## 1. Introdução

A deficiência maxilar transversa, isolada ou associada com outras deformidades dentofaciais, acarreta problemas estéticos e funcionais que vão desde problemas respiratórios até dificuldade de mastigação. A expansão rápida do palato (ERP), também conhecida como expansão ortodôntica, é um procedimento indicado para o tratamento da deficiência maxilar transversa em pacientes em fase de crescimento. A ERP foi primeiramente descrita por Angell (1860) e depois difundida por Haas (1961).

A ERP é eficaz em crianças e possui efeitos limitados em pacientes que já alcançaram a maturação esquelética. Isso se deve à ossificação progressiva da sutura palatal mediana que, segundo Lanigan & Mintz (2002), é mais acentuada na região posterior. Apesar de algumas controvérsias, trabalhos mostram que a expansão ortodôntica em pacientes adultos tem efeitos limitados (Woods et al., 1997; Berger et al., 1998). A ERP, nesses pacientes, resulta apenas em complicações como reabsorção do processo alveolar, dor, compressão do ligamento periodontal e inclinações dentárias sem alcançar a expansão do osso maxilar propriamente dito (Bays & Grecco, 1992; Capelozza et al., 1997). Por outro lado, existem autores que defendem a tentativa de expansão ortodôntica lenta até mesmo em pacientes adultos. Não é objetivo deste capítulo discutir a expansão ortodôntica em pacientes adultos.

Então, quando a ERP não é permitida, torna-se necessária a realização de uma expansão maxilar cirurgicamente assistida (EMCA). As indicações para a EMCA em pacientes de maturidade óssea são: hipoplasia maxilar transversa uni ou bilateral; apinhamento dentário; corredor bucal aumentado (corredor negro durante o sorriso); doença periodontal (pequenas expansões dentárias podem estar contraindicadas) e todas as situações em que a ERP tenha falhado.

A eficácia da EMCA no aumento do diâmetro maxilar, permitindo um melhor posicionamento dentário, é bem-estabelecida. Entretanto, na revisão de Nelley et al. (2007), embora a EMCA tenha um efeito significante na largura da cavidade nasal, os benefícios clínicos relacionados à resistência respiratória desse efeito ainda não estão bem-determinados.

Além de descrever a técnica cirúrgica, o objetivo deste capítulo é abordar dois pontos de discussão. O primeiro relaciona-se à técnica cirúrgica para a EMCA, que difere com relação à necessidade ou não de osteotomias da sutura pterigomaxilar e do septo nasal. Segundo, quais as indicações para a execução de uma expansão da maxila simultaneamente a uma cirurgia ortognática (osteotomia Le Fort I segmentada) ou quando a EMCA deve ser realizada previamente.

## 2. Técnica Conservadora e Técnica Radical

A expansão cirúrgica da maxila é um procedimento consagrado na literatura. Entretanto, a ausência de conclusões precisas é pertinente a esse tema. Uma revisão de literatura (Koudstaal et al., 2005) debate sobre a ausência de consenso com relação ao tipo de aparelho, quantidade de expansão, técnica cirúrgica, taxas de recidiva etc. A recidiva é um fenômeno comum a todas as técnicas de distração osteogênica, incluindo a expansão maxilar. Sobrecorreção é indicada por muitos, independente da técnica cirúrgica.

Existem diversas variações descritas para a realização da EMCA de acordo com as regiões anatômicas que oferecem resistência à expansão maxilar. De um lado estão procedimentos menos invasivos e com menor morbidade, mas com uma possibilidade maior de recidiva, inclinações dentárias indesejáveis e problemas periodontais. Do outro estão procedimentos mais invasivos, com possíveis maiores complicações e menor risco de recidiva.

Pogrel et al. (1992) fizeram a questão "Qual é o menor procedimento requerido para produzir uma expansão maxilar consistente e estável?" O dilema do cirurgião é conciliar o sucesso terapêutico com o procedimento menos invasivo. É comum em todas as áreas da saúde uma tentativa de minimizar os procedimentos, com isso diminuindo a morbidade, reduzindo os custos e, assim, ampliando o acesso para um maior número de indivíduos na população.

É comum à maioria dos métodos propostos que a região da sutura zigomaticomaxilar seja importante ponto de resistência para a expansão da maxila. Um trabalho realizado em macacos (Kennedy et al., 1976) aponta a sutura zigomaticomaxilar como local de maior resistência da maxila, e comprova a necessidade de osteotomias em toda a parede lateral da maxila e da sutura pterigomaxilar para permitir o real movimento do osso basal.

A sutura palatina mediana foi considerada como a região de maior resistência à expansão, contudo não é mais considerada assim (Isaacson et al., 1964; Kennedy et al., 1976). A osteotomia da sutura palatal mediana com cinzéis foi descrita para permitir e facilitar a real expansão do osso maxilar (Lines, 1975; Bell & Epker, 1976; Jacobs et al., 1980; Timms & Vero, 1981). Outros trabalhos chamaram a atenção para a importância da osteotomia da parede medial da maxila, ou seja, a parede lateral da cavidade nasal (Alpern & Yurosko, 1987).

Não existe um consenso ou evidências que suportem qual a melhor técnica para a ECMA. Entre as diferenças técnicas que variam entre os profissionais, a principal discussão que existe sobre ECMA é a realização ou não da osteotomia da sutura pterigomaxilar e do septo nasal.

Existe na literatura uma tentativa de divisão entre técnicas "*conservadora*" e "*radical*". Os trabalhos consideram uma ECMA conservadora, a técnica realizada sem a osteotomia da sutura pterigomaxilar e do septo nasal (Glassman et al., 1984; Bays & Grecco, 1992; Pogrel et al., 1992; Freitas et al., 2008). Pogrel et al. (1992) reportam que a osteotomia bilateral da parede lateral da maxila e a osteotomia da sutura palatina mediana é um procedimento mais simples, com menores riscos, podendo até ser executado sob anestesia local e sedação, em consultórios ou ambiente ambulatorial.

Os trabalhos de Pogrel et al. (1992) e Northway & Meade (1997) confirmam que é possível alcançar a expansão maxilar desejada somente com a realização de osteotomias na parede lateral de maxila e sutura palatina mediana.

Estudo recente de Freitas et al. avaliou 20 pacientes submetidos à EMCA conservadora, comparando valores pré e pós-operatórios da distância intercanina superior e de primeiros molares superiores. Os pacientes foram acompanhados por um período de 7 e 15 dias, 3 e 6 meses e 1 ano, em que se constatou expansão maxilar através do aumento do valor das medições pré e pós-operatórias.

Por outro lado, alguns cirurgiões preferem a técnica cirúrgica que inclui a liberação das suturas pterigomaxilar. Apesar de ser uma técnica mais invasiva, os defensores alegam que a expansão maxilar pode ser incompleta sem a realização dessa osteotomia. Além disso, existe uma força de estresse gerada na região dos processos pterigoides, em função da não liberação da sutura, que poderia gerar tensões e até fraturas em outros ossos da face. Além disso, tende a favorecer a recidiva e inclinar dentes.

Alguns cirurgiões realizam até a osteotomia do septo nasal alegando que a expansão pode ser assimétrica se uma das partes do osso maxilar estiver aderida ao septo nasal. Porém, o estudo tomográfico de Schwarz et al. (1985), em EMCA sem osteotomia do septo nasal, mostrou que não houve alteração significante na posição do septo nasal e que houve aumento do espaço aéreo nasal. Além disso, a revisão de literatura de Neeley et al. (2007) a respeito das alterações nasais após a EMCA não encontrou nenhuma evidência para suportar esta teoria sobre o desvio do septo.

O instrumento comumente utilizado para a osteotomia da sutura pterigomaxilar é um cinzel curvo (cinzel de pterigoide). O uso desse instrumento pode causar uma fratura alta da placa pterigoide, o que tem potencial para causar dano ao complexo vasculonervoso presente na fossa pterigopalatina, sendo origem de hemorragia. Em situações mais extremas, essa fratura pode até se estender para a base do crânio e órbita (Robinson & Hendy, 1986; Laningan, 1997). Essa é uma das razões por que alguns autores não indicam a osteotomia da sutura pterigomaxilar sob anestesia local, pois o manejo dessas complicações é extremamente difícil com o paciente acordado, fora de um ambiente hospitalar. Além disso, outra defesa para a EMCA conservadora é a possibilidade de deslocamento horizontal e vertical da maxila que pode ser observado na técnica radical (Chung et al., 2001).

Uma revisão de literatura (Lanigan & Miniz, 2002) sobre as complicações relacionadas com a EMCA revelou que infecção, hemorragias e alterações pulpares são as intercorrências mais frequentes. No entanto, os autores relatam um caso de parestesia parcial temporária do nervo oculomotor que motivou uma interessante discussão sobre a possível relação entre a complicação e a técnica cirúrgica conservadora utilizada. Por meio de exames de tomografia computadorizada, constatou-se uma fratura da parede posterior do seio maxilar estendendo até o osso esfenoide como possível resultado da tensão gerada na região dos processos pterigoides devido a não execução da osteotomia da sutura pterigomaxilar. Em função disso, os autores afirmam que a realização da osteotomia é a melhor opção.

Shetty et al. (1994) analisaram as forças de estresse geradas após a EMCA em um modelo fotoelástico do crânio humano (material sintético que simulava a cortical óssea). Um aparelho expansor tipo Hyrax foi instalado para realizar a expansão propriamente dita. Foram realizadas as osteotomias palatal mediana, zigomaticomaxilar e pterigomaxilar, nessa sequência. Após cada corte, o aparelho Hyrax foi ativado de maneira padronizada e então as forças de estresse geradas no crânio foram analisadas no modelo fotoelástico por meio do sistema de cores. Os autores concluíram que a separação da sutura pterigomaxilar resultou em uma redução substancial da resistência à expansão maxilar devido à diminuição marcante do estresse gerado nas regiões do crânio e que, portanto, deveria ser utilizada em todos os casos. Contudo, Dechow (1994) discute esse trabalho citado anteriormente e questiona se resultados similares poderiam ter sido obtidos se a sequência de osteotomias fosse alterada. Além disso, o autor contesta a validade das conclusões formadas considerando o fato de ser um modelo sintético diferente do que realmente é o osso humano, sem a presença dos tecidos moles e ligamento periodontal.

Mehra et al. (1999) reportam um caso de hemorragia durante o pós-operatório imediato de uma EMCA com a liberação dos processos pterigoides. A origem de hemorragias nessa região dos ramos terminais da artéria maxilar interna, que passam pela fossa pterigopalatina. O trabalho de Turvey & Fonseca (1980) encontrou que a distância média entre a porção mais inferior da junção do processo pterigoide na maxila até a porção mais inferior da artéria maxilar interna é de 25 mm. Isso indicaria que a utilização de cinzéis para a separação dos processos pterigoides não traria danos ao plexo vascular. Porém, o estudo de Lanigan & Guest (1993) sugere que as hemorragias se devem ao trajeto da fratura no processo pterigoide causada, indiretamente, pela ação dos cinzéis.

Avaliamos a efetividade da técnica cirúrgica que utilizamos na EMCA no trabalho de Marin et al.(2009). Foram 13 pacientes adultos, sem a realização da osteotomia pterigomaxilar e do septo nasal, sob anestesia local. Realizamos análises dos modelos de gesso pré e pós-tratamento ortodôntico. Para avaliar se a expansão maxilar causou ou não inclinação dentária, foram medidas as distâncias intercaninos e intermolares em dois pontos (um na região cervical por palatino, outro na cúspide do canino ou no sulco central do primeiro molar). Se a distância entre os dentes medida na região dos cíngulos fosse aumentada na mesma proporção que a distância medida nas cúspides para os caninos ou fossa central para os molares, o aumento da distância entre os pontos teria sido causado apenas pela expansão óssea, ou seja, sem inclinação dentária. Os autores concluíram que em todos os casos houve aumento da distância entre caninos e entre molares, mostrando que houve real expansão do osso maxilar. Não houve diferença estatisticamente significante entre a expansão obtida nos caninos e nos molares, sugerindo que a não liberação dos processos pterigoides não causa expansão desigual da maxila entre a região anterior e posterior. Foi observado também que a inclinação dentária encontrada não foi estatisticamente significante.

O trabalho de Marin et al. (2009) ainda se propôs a avaliar o resultado obtido pela EMCA segundo a opinião dos ortodontistas de cada caso. Quando questionados sobre a inclinação dentária, 69% dos ortodontistas informaram que a EMCA não causou inclinação dentária. Dos 31% dos ortodontistas que notaram algum tipo de inclinação dentária, 100% deles classificaram como uma inclinação não excessiva. Quando questionados sobre a satisfação com a EMCA, os autores encontraram 100% de satisfação dos ortodontistas.

O sucesso de uma técnica depende da sua efetividade, facilidade de execução e baixos custos. A EMCA conservadora é um procedimento que pode ser realizado em caráter ambulatorial, feito sob anestesia local e sedação, de fácil realização e menores custos quando comparado à técnica invasiva.

Diante da ausência de evidências científicas para comprovar a efetividade da osteotomia da sutura pterigomaxilar, somado ao sucesso obtido com a realização da EMCA de maneira conservadora em trabalhos na literatura, será descrito a técnica para a realização da EMCA sem a realização da osteotomia da sutura pterigomaxilar.

O objetivo é optar por uma técnica menos invasiva que seja eficaz, não somente porque é realizada sob anestesia local. Independente da técnica cirúrgica, a escolha da modalidade anestésica é muito influenciada pelo perfil e opção do paciente. Existem diversas maneiras de utilizar sedação em cirurgia bucomaxilofacial, por via oral, endovenosa, pela inalação de gases ou associação de vias. Não cabe aqui discutir o melhor método de sedação, o ideal será aquele em que o profissional melhor se adapte e com aquele que der satisfação ao paciente. O trabalho de Rodgers (2005) mostra que a sedação em cirurgias orais é um procedimento seguro com baixos índices de complicações, que pode ser realizada em consultórios desde que o cirurgião siga medidas padronizadas de segurança como monitorização da pressão arterial, batimentos cardíacos e saturação de oxigênio, entre outras.

## 2.1. Técnica cirúrgica

Após bloqueio do nervo alveolar superior, médio e anterior, do nervo nasopalatino e do nervo palatino maior bilateral, uma incisão tipo Caldwell-Luc é realizada bilateralmente da região do primeiro molar superior até o canino, para o acesso à parede lateral da maxila. Descolamento mucoperiosteal é estendido superiormente até a exposição do processo zigomaticoalveolar, posteriormente até permitir acesso direto à tuberosidade maxilar e anteriormente até a visualização da abertura piriforme (Fig. 8.1).

A osteotomia da parede lateral da maxila é realizada preferencialmente com broca n.º 703. A osteotomia tipo Le Fort I é realizada bilateralmente desde a região posterior da tuberosidade maxilar até a lateral da abertura piriforme. O aparelho expansor maxilar gera um vetor que leva ao deslocamento látero-superior das hemimaxilas, o componente superior dessa força faz que haja uma tendência de aproximação dos segmentos osteotomizados. Por essa razão, não aconselhamos a execução das osteotomias com serras ou brocas que promovam um corte ósseo fino, a fim de se evitar que haja um bloqueio da expansão maxilar devido ao toque ósseo, aumentando a força sobre os dentes, predispondo a uma maior inclinação dental. Recomenda--se que o corte seja de pelo menos a espessura de uma broca, distando no mínimo 5 mm dos ápices dentais, sendo que na crista zigomaticoalveolar (maior resistência) esse corte possa ser ampliado (Figs. 8.2 e 8.3).

Em função da dificuldade de acesso, a osteotomia da região posterior da tuberosidade pode ser completada com um cinzel fino sem atingir a região do processo pterigoide (Fig. 8.4). Entretanto, caso a opção seja pela osteotomia da sutura pterigomaxilar, essa etapa é realizada com a introdução de um cinzel curvo encaixado entre a maxila e o processo pterigoide (Fig. 8.5), o dedo indicador do auxiliar é posicionado medialmente pelo palato para ajudar na sensibilidade da profundidade da osteotomia. A parede medial do seio maxilar (parede lateral da cavidade nasal) também é liberada com um cinzel de ponta romba (Fig. 8.6).

O aparelho ortodôntico é ativado para oferecer uma força inicial de expansão da maxila que facilita a abertura. Essa ativação inicial é realizada até que se perceba a resistência do osso, o que geralmente fica em torno de 10 quartos de volta.

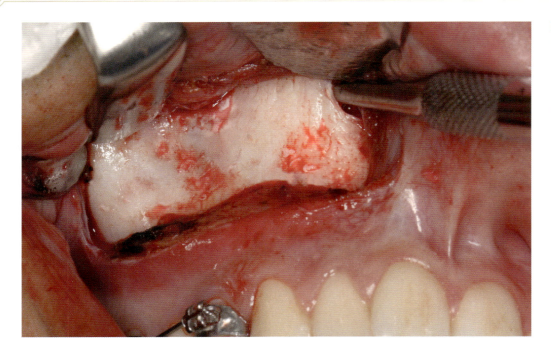

**Fig. 8.1** | *Acesso à parede lateral da maxila após incisão de Caldwell-Luc e descolamento mucoperiosteal. Note que um instrumento foi introduzido na cavidade nasal para proteger a mucosa nasal durante o corte. Essa manobra é difícil de ser realizada, da maneira como está ilustrada, sob anestesia local.*

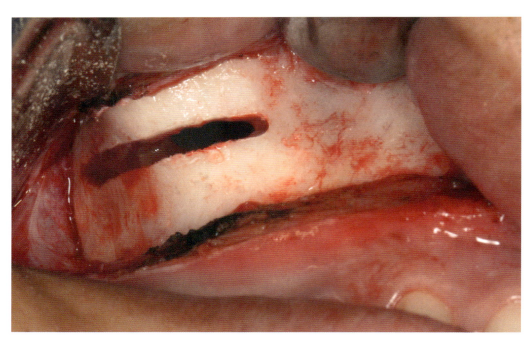

**Fig. 8.2** | *Osteotomia na região da crista zigomaticoalveolar, 5 mm acima dos ápices radiculares.*

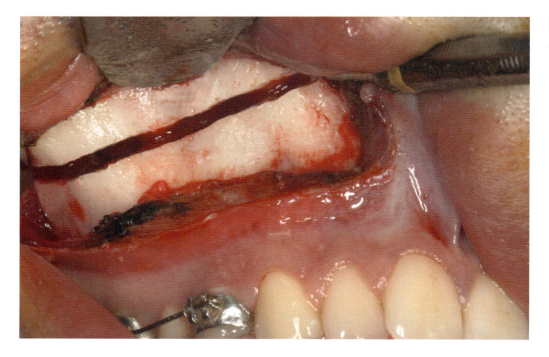

**Fig. 8.3** | *O corte é estendido até o pilar canino.*

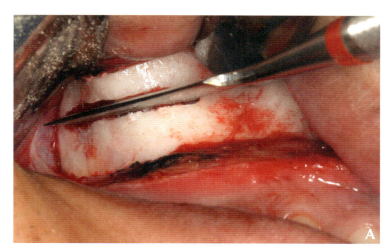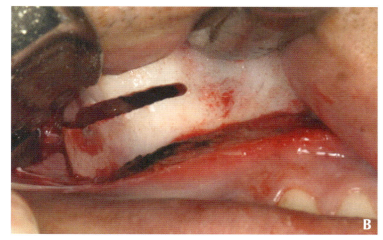

**Fig. 8.4** | **(A)** *A osteotomia é estendida posteriormente até a tuberosidade maxilar. Esse corte pode ser feito com broca ou com cinzel (ilustrado na figura).* **(B)** *Note que a extensão do corte vai até o processo pterigoide.*

**Fig. 8.5** | *Cinzel curvo utilizado para romper o processo pterigoide. Do ponto de vista técnico, essa manobra pode ser feita sob anestesia local sem problemas de sensibilidade. O problema é que essa etapa aumenta o risco de hemorragia, o que seria uma complicação mais difícil de ser contornada com o paciente sob anestesia local. Por isso evitamos.*

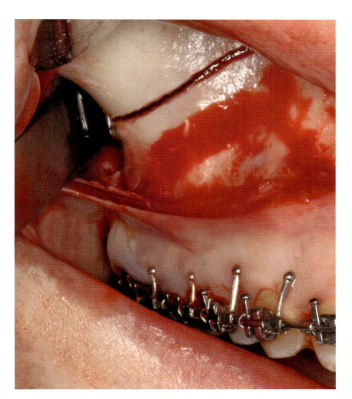

**Fig. 8.6** | *A osteotomia também inclui a parede lateral da cavidade nasal, esta também é uma região de resistência à expansão. O corte é feito com cinzel. Note que um instrumento protege a mucosa nasal da ação do cinzel. A introdução desse instrumento nem sempre é possível sob anestesia local devido à sensibilidade do paciente. Mesmo assim, sob anestesia local, um cinzel rombo é batido com menor intensidade para apenas fragilizar a parede lateral da cavidade nasal, isso já diminui a resistência óssea sem romper a mucosa nasal. O rompimento da mucosa nasal não interfere no procedimento de maneira significativa, apenas aumenta o sangramento pós-operatório pelo nariz.*

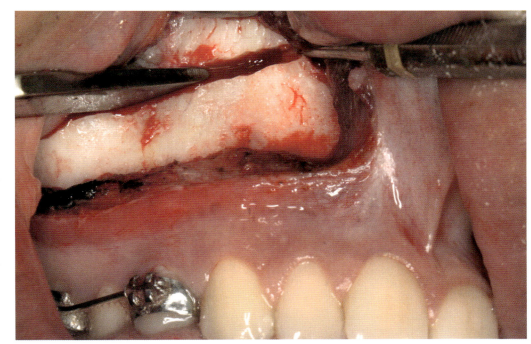

A incisão para acesso à sutura maxilar mediana é confeccionada lateralmente ao freio labial, no sentido vertical (Fig. 8.7). O descolamento mucoperiosteal estende-se até a exposição da espinha nasal anterior (Fig. 8.8). A osteotomia é feita com a utilização de cinzel reto fino direcionando póstero-superiormente para fratura da região do soalho nasal e póstero-inferiormente para fratura do processo alveolar (Fig. 8.9). A fratura é completada com cinzel de médio calibre até que se note a separação da maxila por meio da visualização de um diastema entre os incisivos centrais superiores.

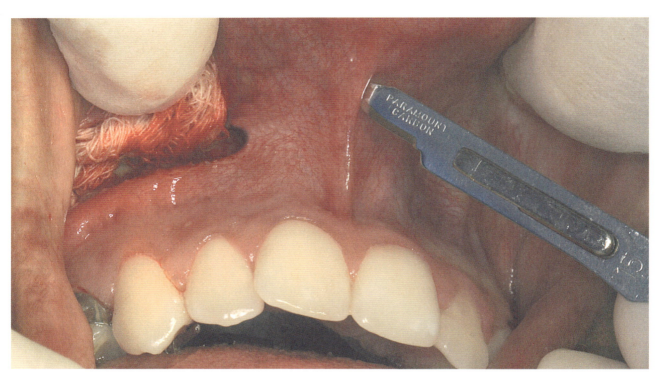

**Fig. 8.7** | *Uma pequena incisão vertical bem próxima ao freio é suficiente para permitir acesso à sutura intermaxilar.*

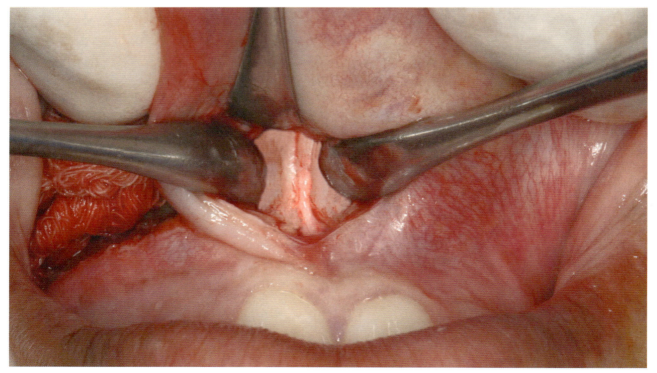

**Fig. 8.8** | *Após o descolamento mucoperiosteal é possível a visualização do rebordo alveolar até a espinha nasal anterior.*

**Fig. 8.9** | *(A)* Um cinzel fino é introduzido na linha média. Nesse momento o aparelho expansor já foi ativado, em torno de 10 quartos de volta, até se notar resistência. Deve-se visualizar a anatomia do palato para cuidar com o sentido e direção da introdução do cinzel, evitando traumatizar a mucosa palatina e raízes dos incisivos. *(B)* Com a introdução do cinzel médio já se alcança a fratura da maxila (note o diastema). Para conseguir a fratura, o cinzel deve ser aplicado desde o rebordo até a espinha nasal anterior. *(C)* Traço da fratura após a aplicação dos cinzéis.

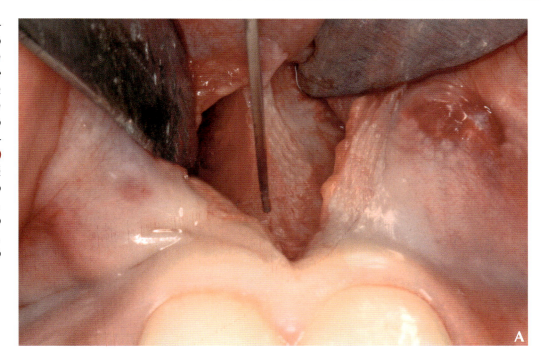

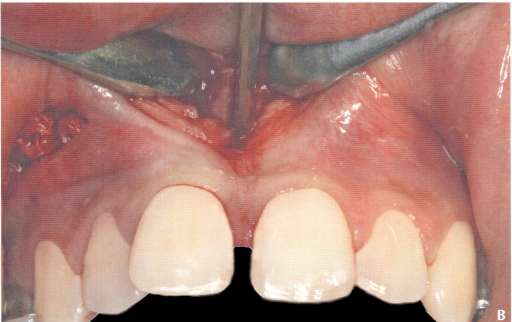

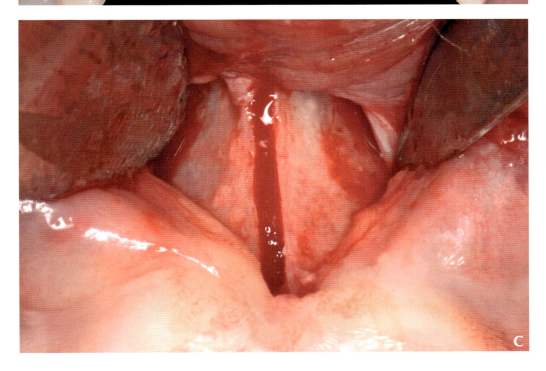

O aparelho expansor volta a ser ativado até encontrar novamente resistência, geralmente ficando em torno de mais 15 quartos de ativação. Constantemente deve-se observar o comportamento do aparelho ortodôntico nos dentes, checando se não há fratura do aparelho, desencaixe nos dentes ou até mesmo extração dentária.

Ao término das ativações, dois sinais são observados para certificar-se de que houve separação das hemimaxilas. Primeiro, o diastema entre os incisivos centrais superiores aparece (Fig. 8.9). Segundo, deve-se checar na parede lateral da maxila o comportamento dos segmentos ósseos, como dito anteriormente, porque o vetor das forças do aparelho expansor tem uma tendência de aproximação dos segmentos (Fig. 8.10). Esse último passo é muito importante inclusive para garantir que não houve separação apenas de uma das hemimaxilas. O cirurgião deve estar certo de que o movimento de ambos os lados está ocorrendo de maneira simétrica.

O aparelho expansor mais usado é o tipo Hyrax com apoio nos dentes. O vetor de força do Hyrax é no sentido látero-superior. Com a ativação do aparelho e devido ao formato da maxila há uma tendência de ocorrer toque ósseo entre os segmentos, limitando a expansão. Por essa razão é que indicamos o corte na crista zigomaticoalveolar, que deve ser com broca, deixando um espaço entre 2-3 mm entre os segmentos.

Após garantir que a expansão foi obtida, o aparelho ortodôntico é totalmente desativado. O procedimento é encerrado após as suturas (Fig. 8.11).

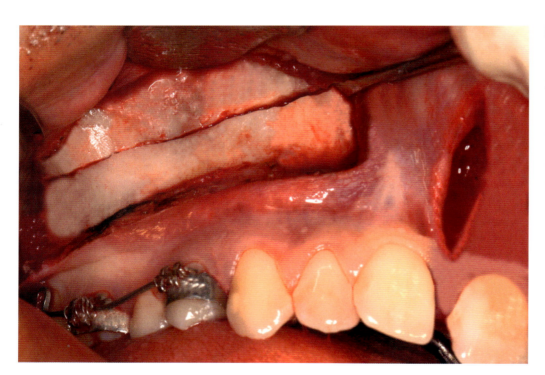

**Fig. 8.10** | *Após a aplicação dos cinzéis e nova ativação do aparelho expansor, os acessos cirúrgicos são visualizados para comprovar a expansão maxilar. Note que a hemimaxila direita movimentou no sentido látero-superior fazendo coincidir o traço da osteotomia. Por essa razão recomendamos esse corte com uma broca 703, em vez de serras finas.*

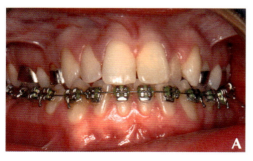 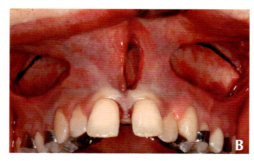 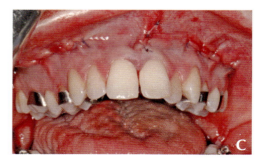

**Fig. 8.11** | *(A)* Visão pré-operatória evidenciando a atresia maxilar transversa. *(B)* Visão transcirúrgica dos acessos após a expansão. *(C)* Visão transcirúrgica após a desativação do aparelho expansor e realização das suturas. Observe que a condição é semelhante à pré-operatória. Note que esse tipo de incisão, evitando uma incisão circunvestibular total, é mais conservadora e favorece o reparo.

## 2.2. Aparelho expansor

O aparelho Haas proporciona um apoio maior no osso palatino com um vetor de força mais no sentido lateral, todavia apresenta o problema da compressão da mucosa palatina, que pode levar até a necrose. Uma vantagem do Haas, é que no período de contenção, a recidiva óssea é menos provável.

O aparelho tipo Hyrax é o mais utilizado, com apoio nos dentes da maxila, mas também apresenta desvantagens. O apoio dentário pode ser perigoso em dentes com condição periodontal abalada. Além disso, gera um vetor de força no sentido látero-superior e esse componente superior do vetor não é uma característica desejada na EMCA.

Gerlach & Zahl (2005) relataram um caso do uso do aparelho de Hyrax soldado em miniplacas apoiado diretamente no palato com a intenção de evitar as desvantagens do apoio dentário. A dificuldade de aceitação pelo paciente e risco de infecção descartam o uso dessa técnica. Harzer et al. (2006) reportaram dois casos do uso de implantes no palato para servirem de apoio ao Hyrax, além de um dispositivo ortodôntico na região anterior para completar a expansão. Os implantes foram utilizados como ancoragem na fase de contenção.

## 2.3. Latência e protocolos de ativação

Os protocolos de distração osteogênica foram idealizados e inicialmente aplicados nos ossos longos, onde se consideram sete dias de latência para iniciar as ativações. Geralmente, para a EMCA esse período também é respeitado na maioria dos casos com estabilidade, sem intercorrências. Troulis et al. (2000), considerando que a região bucomaxilofacial apresenta alta vascularização, mostraram protocolos com 0 a 4 dias de latência também com bons resultados. Fatores como idade do paciente e quantidade de expansão desejada devem ser considerados.

O protocolo de ativação do aparelho expansor mais utilizado é de 1mm ao dia, baseado no trabalho de Ilizarov (1989), que avaliou histologicamente o tecido formado com 0,5 mm, 1 mm e 2 mm ao dia. O autor encontrou que 0,5 mm ao dia gerou um tecido ósseo imaturo, 2 mm ao dia causou danos ao tecido mole e formação de pseudoartrose.

## 2.4. Contenção e recidiva

O período de retenção após a ativação do aparelho expansor permite a maturação do tecido ósseo neoformado, variando entre 3 e 6 meses. Um estudo experimental em macacos provou que embora radiograficamente haja imagem de formação óssea na sutura palatina mediana após três meses de retenção, o tecido apresentava-se desorganizado histologicamente, com a maturação do tecido estando completa ao término dos seis meses (Cleall et al., 1965). O idealizador do processo de distração osteogênica descreve que um período de retenção deficiente pode causar desconforto ao paciente, inadequada formação óssea e infecção (Ilizarov, 1989).

A revisão de Lagravère et al. (2006) propôs-se a avaliar o que existe na literatura a respeito das alterações dentárias e esqueléticas causadas pela EMCA, durante a ativação, contenção e pós-operatório. Os autores encontraram 183 publicações referentes à EMCA, mas somente 62 preenchiam os requisitos para seleção. Desses trabalhos, apenas 12 foram selecionados e mostraram em média uma recidiva de 0,5 a 1 mm na região de molares, após um ano do tratamento ortodôntico. Com resultados semelhantes, o trabalho prospectivo de Freitas et al. (2008) recomenda a sobrecorreção de aproximadamente 20% da expansão necessária.

A evolução da Ortodontia criou alguns dispositivos desenvolvidos para o paciente usar após o tratamento ortodôntico, de manutenção, que controlam a recidiva transversa. As questões de sobrecorreção e recidiva devem ser discutidas junto com o ortodontista, considerando as diferenças para cada paciente, principalmente com relação à estabilidade oclusal e idade.

## 2.5. Mordida cruzada virtual

A análise da mordida cruzada deve ser feita tendo em vista a posição dos maxilares. Nos pacientes com retrognatismo mandibular, a mandíbula está posicionada mais posteriormente e, devido seu formato em "V", dificilmente os molares estarão cruzados mesmo que haja atresia transversa de maxila (Figs. 8.12 e 8.13).

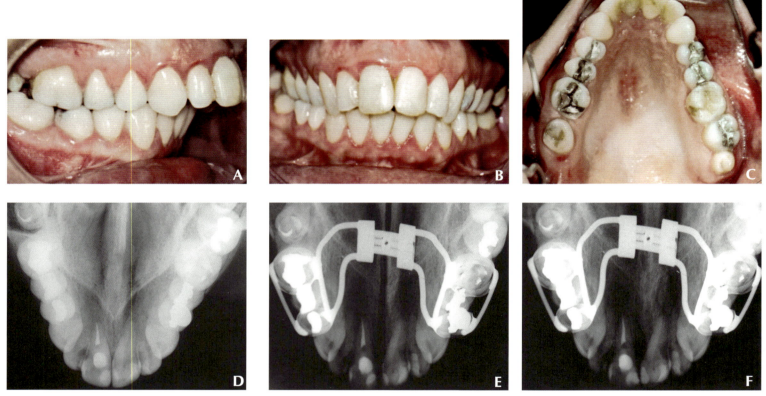

**Fig. 8.12 | (A)** *Visão intrabucal frontal mostrando a atresia maxilar transversa em uma paciente com oclusão Classe II. Não há mordida cruzada devido ao retrognatismo e à compensação do arco mandibular. **(B)** Vista lateral da maloclusão Classe II. **(C)** Vista oclusal evidenciando o formato atrésico da maxila. **(D)** Raio-X oclusal pré-operatório. **(E)** Raio-X pós-operatório de 30 dias, ao término do período de ativação. **(F)** Raio-X pós-operatório de quatro meses, ao término do período de contenção.*

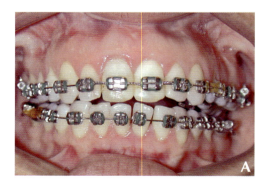
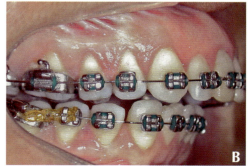
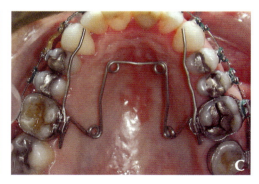

**Fig. 8.13 | (A)** *Vista intrabucal frontal, já na fase de preparo para a cirurgia ortognática, mostrando a sobrecorreção da mordida cruzada que será corrigida após o avanço mandibular. **(B)** Vista lateral, por causa da correção das angulações dentárias houve diminuição da discrepância ântero-posterior. Em fase de finalização para o avanço mandibular. **(C)** Vista oclusal evidenciando o novo formato do arco maxilar, com o dispositivo ortodôntico prevenindo a tendência de recidiva.*

Nos pacientes com prognatismo mandibular, deve-se ter atenção para a presença de uma mordida cruzada virtual. A relação de molares está cruzada, mas devemos analisar os modelos de gesso, simulando a oclusão final após a movimentação dos maxilares. Em muitos casos a mordida cruzada é corrigida apenas com a cirurgia ortognática (Fig. 8.14).

## 3. Expansão Cirúrgica Prévia à Cirurgia Ortognática *"Versus"* Osteotomia Le Fort I Segmentada

Discrepâncias transversas podem-se apresentar de maneira isolada ou em combinação com outras deformidades dentofaciais. Obwegeser, em 1969, descreveu a osteotomia paramediana no palato associada à osteotomia Le Fort I para permitir a expansão da maxila, conhecida como osteotomia Le Fort I segmentada. Desde então, a técnica recebeu algumas modificações e atualmente existem indicações para o uso, dependendo muito da preferência de cada cirurgião.

Quando se deve optar por uma EMCA previamente à cirurgia ortognática? E pela osteotomia Le Fort I segmentada? Para responder segue uma sequência de fatores a serem discutidos (ver esquema da Fig. 8.15):

- **Alinhamento e nivelamento dentário:** durante o planejamento inicial, o ortodontista deve definir se é possível alinhar e nivelar os dentes dentro do perímetro maxilar. Em alguns casos, a discrepância transversa é tão acentuada que o perímetro maxilar é menor que o perímetro dentário, nesses casos é necessário a realização da EMCA previamente.

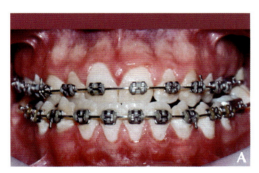 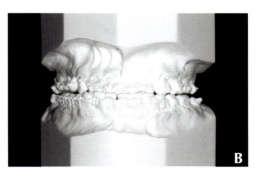 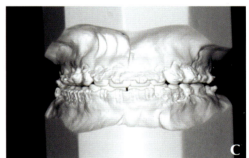

**Fig. 8.14** | *(A) Oclusão pré-operatória de uma paciente Classe III candidata a avanço de maxila, com mordida cruzada bilateral. (B) Oclusão dos modelos em gesso em relação cêntrica. (C) Simulação dos modelos após encaixá-los na oclusão final (pós-cirúrgica). Note que a mordida cruzada posterior desaparece, evidenciando que o diagnóstico inicial é de mordida cruzada virtual.*

**Fig. 8.15** | *Sequência esquemática do plano de tratamento para decidir por realizar a osteotomia Le Fort I segmentada em único passo, ou realizar a expansão palatina e cirurgia ortognática em dois tempos.*

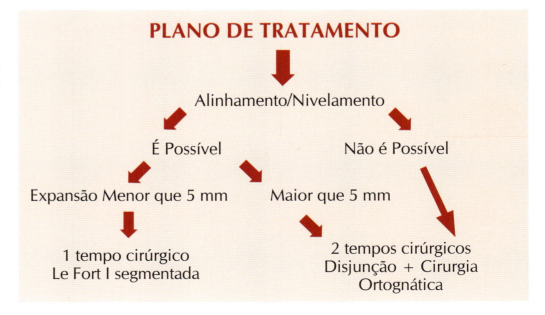

**PLANO DE TRATAMENTO**

Alinhamento/Nivelamento

É Possível — Não é Possível

Expansão Menor que 5 mm — Maior que 5 mm

1 tempo cirúrgico Le Fort I segmentada

2 tempos cirúrgicos Disjunção + Cirurgia Ortognática

Dependendo do planejamento ortocirúrgico, extrações dentárias e desgastes interproximais podem ser realizados a fim de se evitar a EMCA. Essa opção é cada vez menos utilizada em razão de parâmetros estéticos.

- **Amplitude da expansão:** nos casos em que é possível o alinhamento e nivelamento dentário ortodonticamente, sem a EMCA, e há discrepância transversa entre maxila e mandíbula, a escolha da técnica será influenciada pela amplitude da discrepância entre os maxilares. Em geral, para expansões de até 5 mm na região de molares, o ganho transverso pode ser por meio de uma osteotomia Le Fort I segmentada.

Expansões maiores que 5 mm são mais bem conduzidas por meio de um processo de distração osteogênica, que na verdade é uma distração histogênica, pois permite o alongamento ósseo e dos tecidos moles sem limite de quantidade. A grande limitação para a osteotomia Le Fort I segmentada com grandes expansões é a mucosa palatina, que quando muito extendida, pode ser rompida e estabelecer uma comunicação buconasal, favorecer a recidiva (pela pouca elasticidade) e colocar em risco a vascularização da maxila.

Para reduzir a tensão exercida pela mucosa palatina em expansões maiores que 5 mm Wolford et al. (2002) avaliaram retrospectivamente o comportamento da incisão parasagital bilateral na mucosa palatina associada à colocação de enxertos de blocos de hidroxiapatita entre os segmentos ósseos. Os autores concluem como sendo um procedimento seguro e eficaz mesmo com as complicações encontradas. De um total de 311 pacientes avaliados, 18 pacientes (6%) tiveram complicações, incluindo 9 casos de infecção dos enxertos (2,9%) e 8 casos de comunicação bucossinusal (2,6%).

O corte da osteotomia Le Fort I segmentada geralmente é sagital paramediano em uma região de fina espessura óssea, desviando da espinha nasal para facilitar o corte e evitar uma ruptura da mucosa palatina. Holmes & Clark (2006) publicaram uma modificação no sentido desse corte, fazendo-o no sentido oblíquo. O objetivo dos autores é interessante, aumentar a área de contato ósseo após a mobilização dos segmentos, evitando-se a tendência à recidiva transversa.

A segmentação da maxila também pode estar indicada para o tratamento da mordida aberta. Nesses casos, é comum o desenho anterior da osteotomia envolver os caninos, segmentando a maxila em três. Essa é uma excelente opção, mas pode ser evitada na maioria dos casos por meio da comunicação com o ortodontista. Com poucas exceções, o arco maxilar pode ser nivelado sem segmentação, permitindo que a rotação no sentido horário da maxila faça o fechamento da mordida aberta. O tempo de tratamento, a morbidade, os riscos da técnica operatória, a possibilidade de recidiva e o tipo de deformidade são os fatores a serem considerados na escolha de uma segmentação maxilar.

## 3.1. Técnica cirúrgica

A técnica cirúrgica para a segmentação da maxila em duas partes é ilustrada nas figuras 8.16 a 8.20. O mesmo princípio pode ser usado para a segmentação em mais partes, se assim for indicado.

Devido à tendência de recidiva durante as cirurgias segmentares da maxila, aconselhamos a utilização de uma goteira de acrílico de contenção. Esse é o mesmo guia cirúrgico final, apenas com a inclusão de uma barra palatina para evitar o movimento da recidiva, por causa da contração tecidual no sentido transverso (Fig. 8.21). O paciente sai da cirurgia com a goteira

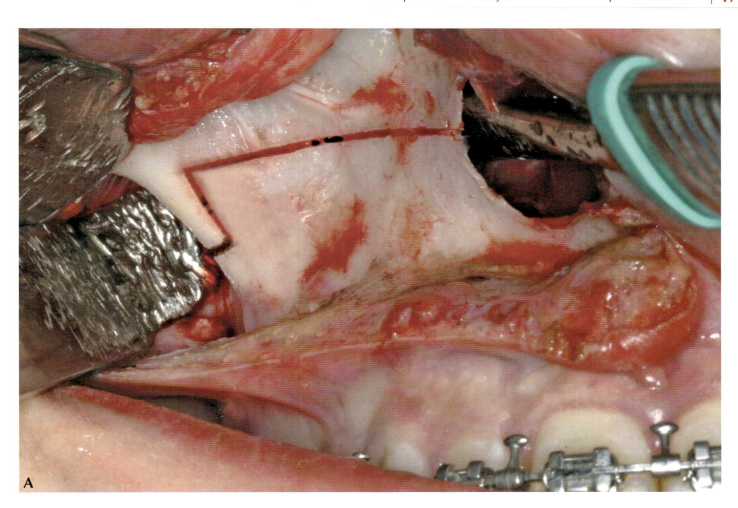

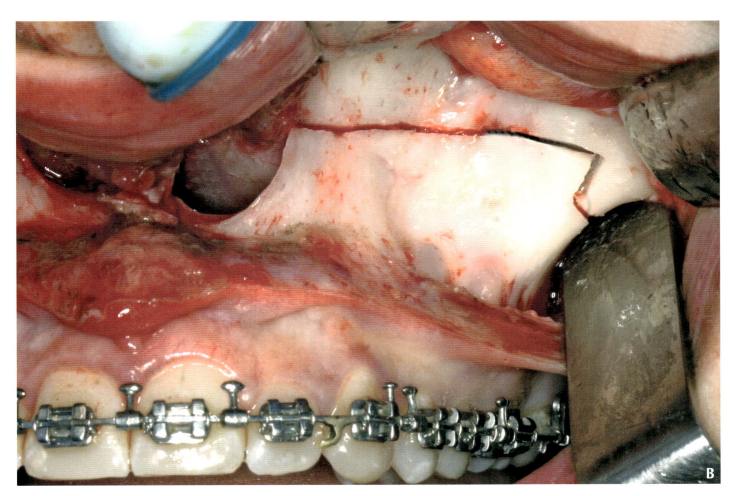

**Fig. 8.16** | *(A e B) Osteotomia Le Fort I para avanço de maxila com segmentação na linha média para correção de deficiência transversa de 5 mm.*

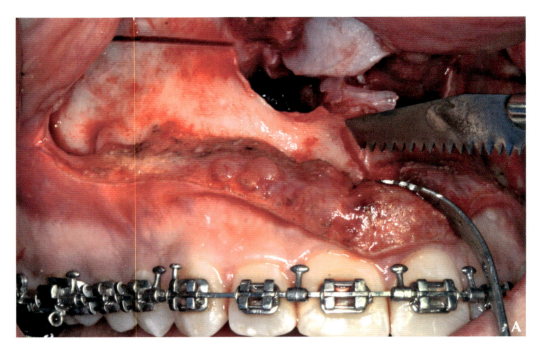

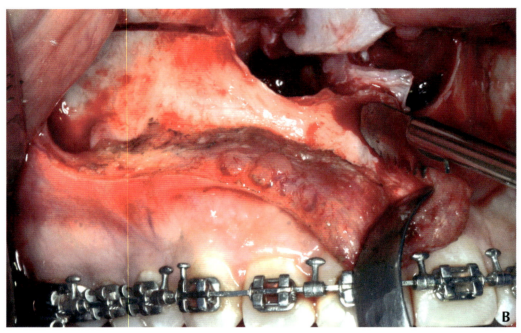

**Fig. 8.17** | *(A)* Antes da mobilização da maxila é iniciado o corte sagital paralelo à linha média, distante uns 2 mm, onde a espessura óssea é menor. Tecnicamente é mais fácil iniciar essa etapa sem a mobilização da maxila, pois o osso ainda está firme. *(B)* A serra é introduzida ao longo de toda a maxila até onde o cirurgião tenha segurança e visualização de que não está traumatizando a mucosa palatina.

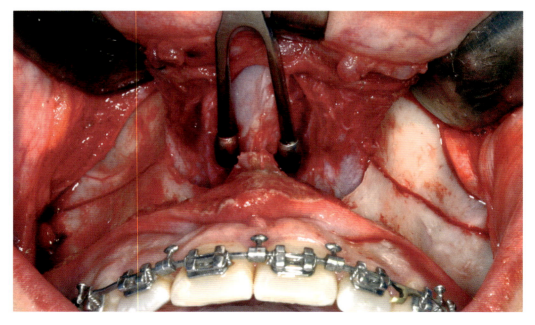

**Fig. 8.18** | *Osteotomia do septo nasal. Então, procede-se com a osteotomia dos processos pterigoides e downfracture da maxila.*

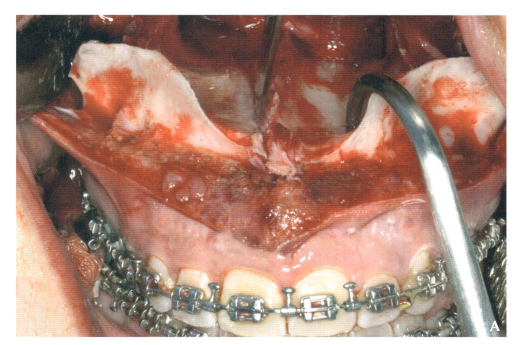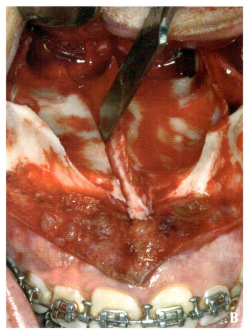

**Fig. 8.19** | *(A) Após a mobilização da maxila, um cinzel fino é aplicado ao longo de toda a osteotomia sagital para finalizar o corte da serra. Nesse momento, o auxiliar mantém o dedo na mucosa palatina para assegurar que o cinzel não vai atingi-la. (B) Com um cinzel de calibre pouco maior, preferencialmente com a ponta romba, a separação da maxila é finalizada.*

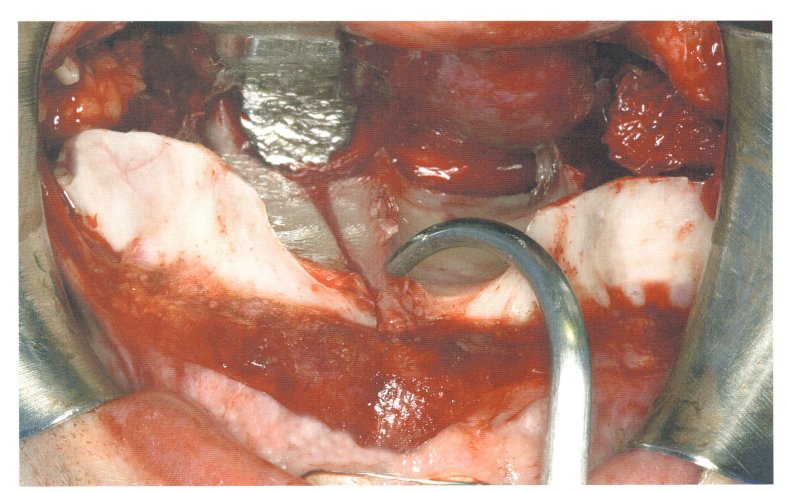

**Fig. 8.20** | *Visão superior da maxila após a colocação do guia cirúrgico interoclusal e bloqueio maxilomandibular. Nesse momento, pode ser necessário que o auxiliar tracione cada hemimaxila para posicioná-las e mantê-las dentro do guia.*

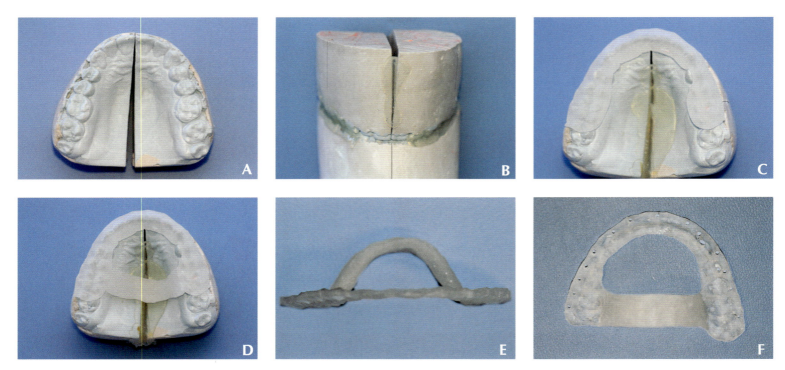

**Fig. 8.21** | *Sequência da cirurgia de modelos para cirurgias segmentares da maxila. **(A)** Após a montagem dos modelos em ASA, medidas e checagens, o modelo maxilar é cerrado junto à bolacha. Os cortes nas regiões dentárias devem ser com serras finas para não atingir os dentes. **(B)** A maxila é montada na mandíbula de acordo com a oclusão final planejada e mantida unida com cola quente. **(C)** Visão do guia cirúrgico final confeccionado com os modelos ocluindo na oclusão final. **(D)** Uma quantidade adicional de acrílico é manipulada para confecção de uma barra palatina, para evitar a distorção do* splint *no momento em que ele é fixado aos dentes e também para ajudar a conter a recidiva transversa. Essa barra deve ser aliviada para não pressionar o palato. O importante é manter esse* splint *em boca até a instalação de um dispositivo ortodôntico para substituí-lo. **(E)** Visão do* splint *após acabamento e polimento. **(F)** Perfurações na lateral do* splint *realizadas para permitir a amarria do guia na maxila.*

amarrada à maxila. Quando o paciente for liberado para o ortodontista, encaminhamos o modelo de gesso maxila utilizado na cirurgia de modelos para que o ortodontista já prepare um arco palatino. O intervalo entre a remoção da goteira e a instalação do dispositivo ortodôntico de contenção deve ser imediato.

## 4. Considerações Finais

Os autores desta obra respeitam o limite de 5 mm de expansão na segmentação da maxila. A Cirurgia Ortognática é uma cirurgia eletiva e o tratamento deve envolver procedimentos estáveis e com o mínimo de riscos. A osteotomia Le Fort I segmentada é conhecida como a movimentação mais instável em cirurgia ortognática.

O trabalho de Kahnberg et al. (2005), a respeito das complicações associadas à segmentação da maxila, avaliou retrospectivamente 82 pacientes com um total de 158 osteotomias interdentárias envolvendo 316 dentes. Os autores concluem que as osteotomias verticais interdentárias são um procedimento seguro sem maiores complicações. Porém, os autores encontraram reabsorção óssea horizontal em seis dentes, reabsorção radicular em 11 dentes, lesão osteolítica periapical em 3 dentes (um deles necessitou tratamento endodôntico), além de três dentes traumatizados iatrogenicamente que até o final do estudo (trinta meses) apresentavam-se assintomáticos.

## CASO CLÍNICO

RWF, 23 anos, apresentava dores de cabeça e por isso procurou tratamento. Não apresentava queixa estética e só operaria por necessidade funcional. Gostaria de ter selamento labial e corrigir a mordida cruzada posterior.

Clinicamente observamos que o terço inferior da face estava alongado, exposição aumentada do ICS, incompetência labial, mordida aberta anterior e cruzada posterior, *overjet* de 4 mm e retração da mandíbula.

Diagnosticamos a deformidade dentofacial como excesso vertical de maxila com deficiência transversa associada à deficiência mandibular.

O objetivo cirúrgico foi diminuir a exposição do ICS e corrigir a mordida cruzada. Discutimos riscos e benefícios com a paciente e decidimos não operar a mandíbula. Ela não buscava mudança estética e não gostaria de arriscar alterações nervosas relacionadas ao NAI. Optou pela cirurgia mais conservadora.

A cirurgia realizada foi reposição superior com expansão transcirúrgica da maxila com autorrotação anti-horária da mandíbula.

## Fase Pré-ortodontia

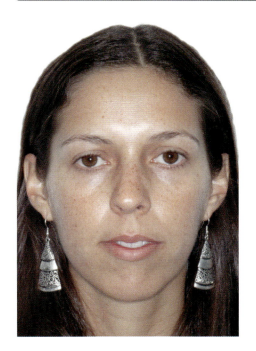
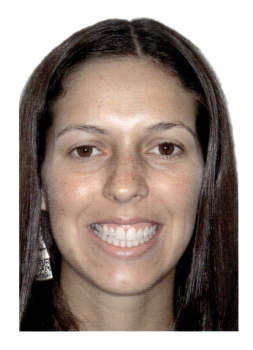
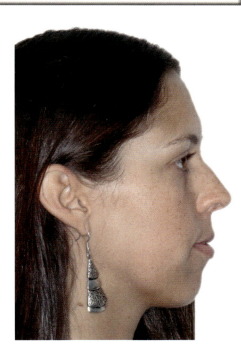

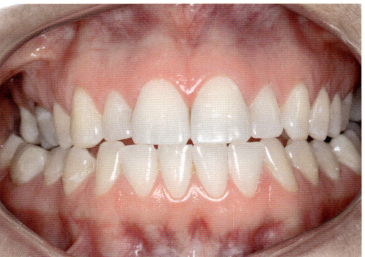
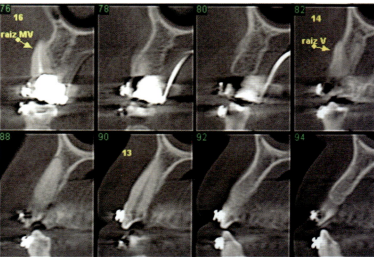

## Fase Pré-operatória

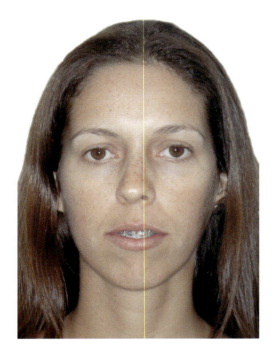
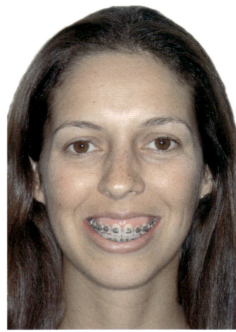
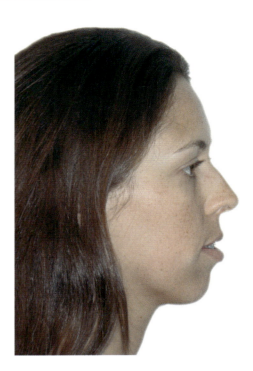

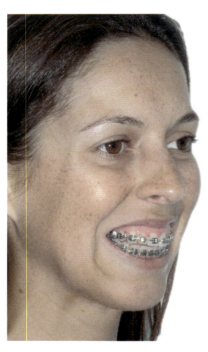
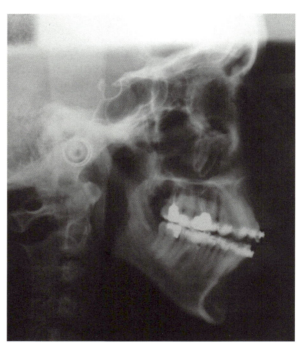

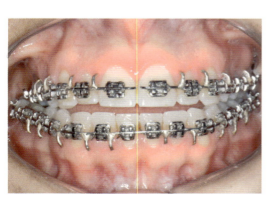
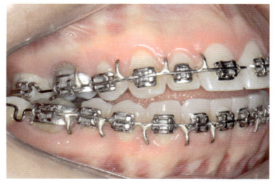
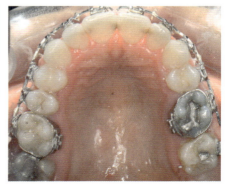

# Planejamento

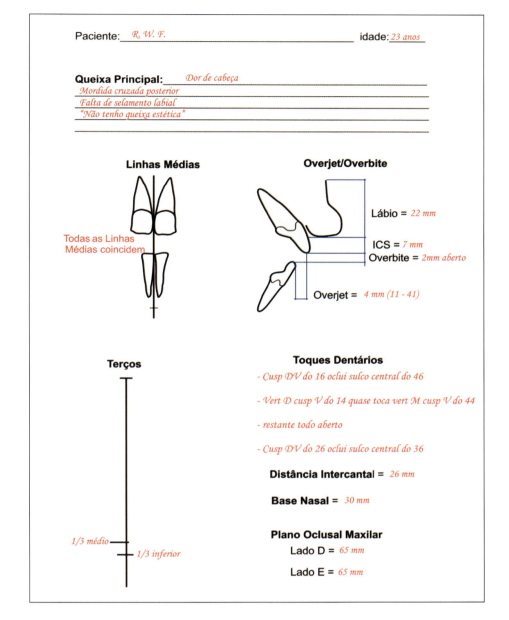

Paciente: _R. W. F._  idade: _23 anos_

**Queixa Principal:** _Dor de cabeça_
_Mordida cruzada posterior_
_Falta de selamento labial_
_"Não tenho queixa estética"_

**Linhas Médias**

Todas as Linhas
Médias coincidem

**Overjet/Overbite**

Lábio = _22 mm_

ICS = _7 mm_
Overbite = _2mm aberto_

Overjet = _4 mm (11 - 41)_

**Terços**

1/3 médio
1/3 inferior

**Toques Dentários**
- _Cusp DV do 16 oclui sulco central do 46_
- _Vert D cusp V do 14 quase toca vert M cusp V do 44_
- _restante todo aberto_
- _Cusp DV do 26 oclui sulco central do 36_

**Distância Intercantal** = _26 mm_

**Base Nasal** = _30 mm_

**Plano Oclusal Maxilar**
Lado D = _65 mm_
Lado E = _65 mm_

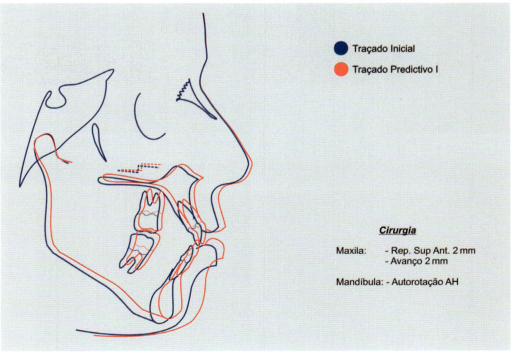

● Traçado Inicial
● Traçado Predictivo I

_**Cirurgia**_

Maxila:  - Rep. Sup Ant. 2 mm
         - Avanço 2 mm

Mandíbula: - Autorotação AH

# Fase Pós-operatória

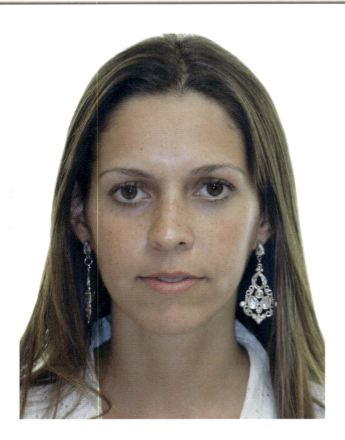
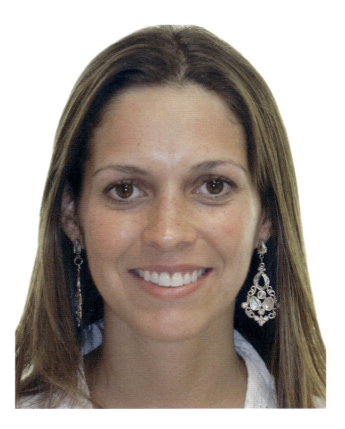

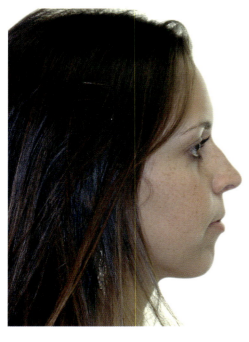
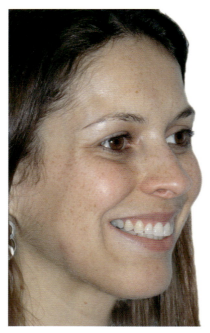
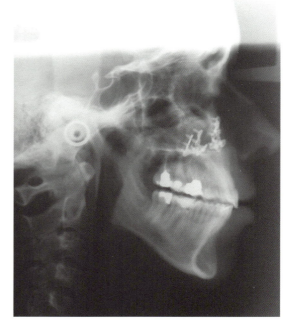

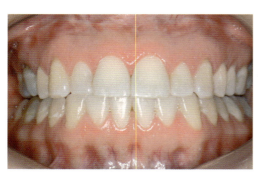
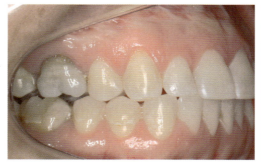
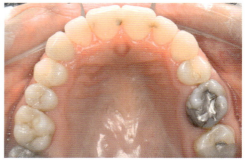

# Referências

1. Alpern MC, Yurosko JJ. Rapid palatal expansion in adults with and without surgery. Angle Orthod. 1987; 57:245.
2. Angell EH. Treatment of irregularities of the permanent adult tooth. Dent Cosmos. 1860; 1:540.
3. Bays RA, Grecco JM. Surgically assisted rapid palatal expansion: An out patient technique with long-term stability. J Oral Maxillofac Surg. 1992; 50:110.
4. Bell WH, Epker BN. Surgical-orthodontic expansion of maxilla. Am J Orthod. 1976; 70:517.
5. Berger JL, Pangrazio-Kulbersh V, Borgula T, et al. Stability of orthopedic and surgically assisted rapid palatal expansion over time. Am J Orthod Dentofac Orthop. 1998; 113:638.
6. Betts NJ, Sturtz DH, Aldrich, DA. Treatment of transverse (width) discrepancies in patients who require isolated mandibular surgery: the case for maxillary expansion. J Oral Maxillofac Surg. 2004; 62:361.
7. Capelozza Silva L, Silva Filho OG. Expansão rápida de maxila: considerações gerais e aplicação clínica. Parte II. Rev Dental Press Ortodon Ortop Facial. 1997; 2:86.
8. Chung C, Woo A, Zagarinski J, et al. Maxillary sagittal and vertical displacement induced by surgically assisted rapid palatal expansion. Am J Orthod Dentofac Orthop. 2001; 120:144.
9. Cleall JF, Bayne DI, Posen JM, Subtelny JD. Expansion of the midpalatal in the monkey. Angle Orthod. 1965; 35:23.
10. Dechow PC. Biomechanical rationale for surgical-orthodontic expansion of the adult maxilla (discussion). J Oral Maxillofac Surg. 1994; 52:750.
11. Freitas RR, Gonçalves AJ, Moniz NJ, Maciel FA. Surgically assisted maxillary expansion in adults: prospective study. Int J Oral Maxillofac Surg. 2008.
12. Gerlach KL, Zahl C. Surgically assisted rapid palatal expansion using a new distraction device: report of a case with an epimucosal fixation. J Oral Maxillofac Surg. 2005; 63:711.
13. Glassman AS, Nhijian SJ, Medway JM, et al. Conservative surgical orthodontic adult rapid palatal expansion: sixteen cases. Am J Orthod Dentofac Orthop. 1984; 85:207.
14. Haas AJ. Rapid expansion of the maxillary dental arch and nasal cavity by opening the midpalatal suture. Angle Orthod. 1961; 31:73.
15. Harzer W, Schneider M, Gedrange T, Tausche E. Direct bone placement of the hyrax fixation screw for surgically assisted rapid palatal expansion (SARPE). J Oral Maxillofac Surg. 2006; 64:1313.
16. Holmes JD, Clark DM. A new osteotomy design for surgical expansion of the maxilla: the oblique maxillary sagittal osteotomy. J Oral Maxillofac Surg. 2006; 64:344.
17. Ilizarov GA. The tension-stress effect on the genesis and growth of tissues. Part I. The influence of stability of fixation and soft-tissue preservation. Clinical Orthopaedics and Related Research. 1989; 238:249.
18. Ilizarov GA. The tension-stress effect on the genesis and growth of tissues. Part II. The influence of rate and frequency of distraction. Clinical Orthopaedics and Related Research. 1989; 263:249.
19. Isaacson RJ, Ingram AH. Forces produced by rapid maxillary expansion I: forces present during treatment. Angle Orthod. 1964; 34:256–260.
20. Isaacson RJ, Wood JL, Ingram AH. Forces produced by rapid maxillary expansion II. Angle Orthod. 1964; 34:261.
21. Jacobs JD, Bell WH, Willians CE, et al. Control of transverse dimension with surgery and orthodontics. Am J Orthod Dentofac Orthop. 1980; 77:284.
22. Kahnberg KE, Vannas-Löfqvist L, Zellin G. Complications associated with segmentation of the maxilla: a retrospective radiographic follow up of 82 patients. Int J Oral Maxillofac Surg. 2005; 34:840.
23. Kennedy JW, et al. Osteotomy as adjunct to rapid maxillary expansion. Am J Orthod Dentofac Orthop. 1976; 70:123.
24. Koudstaal MJ, Poort LJ, Wal KGH, Wolvius EB, Prahl-Andersen B, Schulten AJM. Surgically assisted rapid maxillary expansion (SARME): a review of the literature. Int. J. Oral Maxillofac Surg. 2005; 34:709–714.
25. Lagravère MO, Major PW, Flores-Mir C. Dental and skeletal changes following surgically assisted rapid maxillary expansion. Int J Oral Maxillofac Surg. 2006; 35:481.
26. Lanigan DT. Vascular complications associated with orthognathic surgery. Oral Maxillofac Surg Clin North Am. 1997; 9:231.

27. Lanigan DT. Internal carotid artery and ophthalmic injuries. Oral Maxillofac Surg Clin North Am. 1997; 9:271.

28. Lanigan DT Miniz SM. Complications of surgically assisted rapid palatal expansion: review of the literature and a report a case. J Oral Maxillofac Surg. 2002; 60:104.

29. Lanigan DT, Guest P. Alternative approaches to pterygomaxillary separation. Int J Oral Maxillofac Surg. 1993; 22:191.

30. Lines PA. Adult rapid maxillary expansion with corticotomy. Am J Orthod Dentofac Orthop. 1975; 67:44.

31. Marin C, Gil JN, Lima Jr SM. J Oral Maxillofac Surg. 2009; 67:1274.

32. Mehra P, Cottrell DA, Caiazzo A, et al. Life-threatening, delayed epistaxis after surgically assisted rapid palatal expansion: a case report. J Oral Maxillofac Surg. 1999; 57:201.

33. Neeley WW, Edgin WA, Gonzales DA. A review of the effects of expansion of the nasal base on nasal airflow and resistance. J Oral Maxillofac Surg. 2007; 65:1174.

34. Northway WM, Meade Jr JB. Surgically assisted rapid maxillary expansion: a comparison of technique, response and stability. Angle Orthod. 1997; 67:309.

35. Obwegeser HL. Surgical correction of small or retrodisplaced maxilla: the "dish-face" deformity. J Plast Reconstr Surg. 1969; 43:351.

36. Ozturk M, Doruk C, Ozec I, et al. Pulpal blood flow: effects of corticotomy and mid-line osteotomy in surgically assisted rapid palatal expansion. J Cranio Maxillafac Surg. 2003; 31:97.

37. Pogrel MA, Kaban LB, Vagervik K, et al. Surgically assisted rapid maxillary expansion in adults. Int J Adult Orthod Orthog Surg. 1992; 7:37.

38. Robinson P, Hendy C. Pterygoid plate fractures caused by the Le Fort I osteotomy. Br J Oral Maxillofac Surg. 1986; 24:198.

39. Rodgers SF. Safety of intravenous sedation administered by the operating oral surgeon: the first 7 years of office practice. J Oral Maxillofac Surg. 2005; 63:1478-83.

40. Schwarz GM, Thrash WJ, Byrd DL, Jacobs JD. Tomographic assessment of nasal septal changes following surgical orthodontic rapid maxillary expansion. Am J Orthod. 1985; 87:39.

41. Shetty V, Mendoca Caridad J, Caputo AA, et al. Biomechanical rationale for surgical-orthodontic expansion of the adult maxilla. J Oral Maxillofac Surg. 1994; 52:742.

42. Timms DJ, Vero D. The relationship of rapid maxillary expansion to surgery with special reference to midpalatal synostosis. Br J Oral Surg. 1981; 19:180.

43. Troulis MJ, Glowacki J, Perrot DH, Kaban LB. Effects of latency and rate on bone formation in a porcine mandibular distraction model. J Oral Maxillofac Surg. 2000; 58:507.

44. Turvey T, Fonseca R. The anatomy of the internal maxillary artery in the pterygopalatine fossa: its relationship to the maxillary artery. J Oral Surg. 1980; 38:92.

45. Wolford LM, Rieche-Fischel O, Mehra P. Soft tissue healing after parasagittal palatal incisions in segmental maxillary surgery: a review of 311 patients. J Oral Maxillofac Surg. 2002; 60:20.

46. Woods M, Wiesenfeld D, Probert T. Surgically-assisted maxillary expansion. Aust Dent J. 1997; 42:38-42.

# Osteotomia Sagital do Ramo Mandibular

## 1. Introdução

A osteotomia sagital bilateral do ramo mandibular (OSRM) é um procedimento amplamente utilizado para a correção de deformidades dentofaciais devido a sua versatilidade, estando indicada para avanços, recuos e assimetrias mandibulares. Com o objetivo de facilitar sua execução e diminuir o número de complicações, várias modificações foram descritas desde os primeiros relatos publicados por Schuchardt (1942), Trauner & Obwegeser (1957) e Dal Pont (1959).

A versatilidade da OSRM se deve a: acesso intraoral; ampla área de contato de osso medular entre os segmentos; permite a aplicação de fixação interna rígida (FIR); e a recuperação da função mandibular é acelerada. Por outro lado, temos o: risco de parestesia do nervo alveolar inferior (NAI); risco de uma fratura indesejável (*bad split*); e dificuldade de posicionamento do segmento proximal.

O objetivo deste capítulo é ilustrar a técnica cirúrgica da OSRM e discutir tópicos importantes que são abordados na literatura referentes ao procedimento e que muitas vezes geram dúvidas, como: variações técnicas; métodos de FIR; parestesia; técnicas de posicionamento do segmento proximal; presença de terceiros molares; e repercussão da OSRM na ATM.

## 2. Técnica Cirúrgica

A sequência cirúrgica para realização da osteotomia sagital é muito bem abordada em diversas fontes, incluindo várias modificações que já foram publicadas. As figuras 9.1 a 9.24 ilustram como nós fazemos. Ainda neste capítulo será descrito uma modificação técnica com o uso de um cinzel por nós idealizado para facilitar a técnica.

O trabalho de Yu & Wong (2008) apresenta uma avaliação tomográfica da anatomia da mandíbula em relação à OSRM. Considerando que as principais complicações da OSRM são os distúrbios neurológicos ao NAI e uma fratura indesejável, esta publicação é muito interessante para estabelecer critérios e orientações para o cirurgião durante a execução de uma OSRM. Conheça a anatomia e evite surpresas!

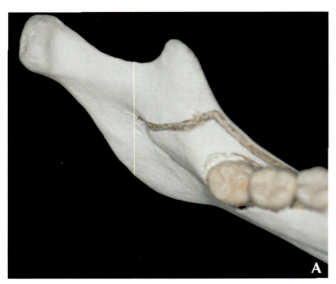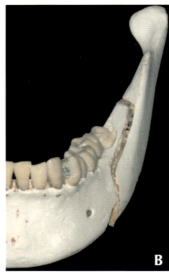

**Fig. 9.1** | *Desenho da OSRM. (A) O corte na face interna da mandíbula é realizado logo acima do forame mandibular, paralelo ao plano oclusal. (B) O corte sagital é realizado até a distal do primeiro molar inferior, o mais lateral possível.*

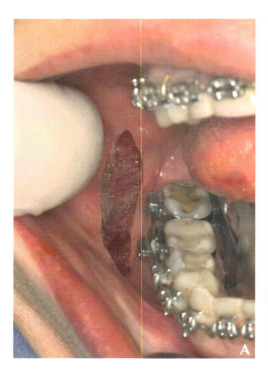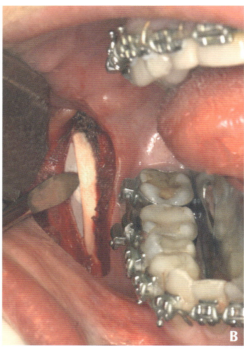

**Fig. 9.2** | *(A) Incisão em primeiro plano para acesso ao ramo mandibular, o bisturi é direcionado perpendicularmente à mucosa. Note que o dedo indicador oposto mantém os tecidos esticados facilitando o corte. A extensão da incisão é de cerca de 3 cm. (B) O segundo plano da incisão é voltado contra o tecido ósseo. Um descolador de Molt é usado para confirmar a incisão e iniciar o descolamento mucoperiosteal. É importante preservar o periósteo o mais íntegro possível, além de favorecer o reparo, facilita a execução da técnica.*

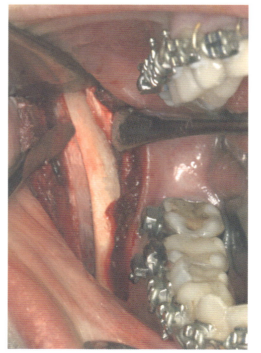

**Fig. 9.3** | *O descolamento segue no sentido póstero-superior em direção ao processo coronoide. Um afastador Languenback tipo garfo ajuda no afastamento durante o descolamento das fibras do músculo temporal.*

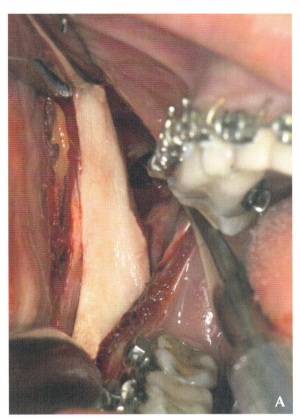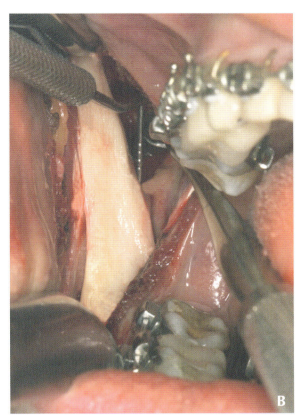

**Fig. 9.4** | *(A) Com um descolador de Obwergeser realiza-se o descolamento da face medial do ramo mandibular. O primeiro passo é direcionar o descolador para cima até encontrar a incisura mandibular, esta é uma maneira segura de garantir que estamos acima do feixe nervoso. Depois, o descolamento segue em direção inferior até iniciar a visualização da bainha de gordura que protege o NAI, como ilustrado na figura. (B) Uma sonda de ponta romba é usada para explorar a face medial do ramo mandibular e certificar onde é a entrada do forame mandibular.*

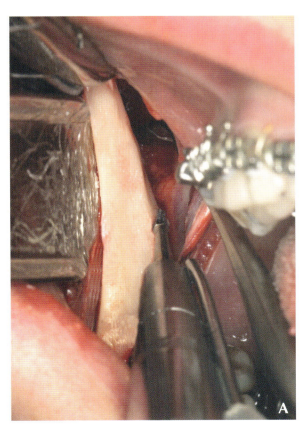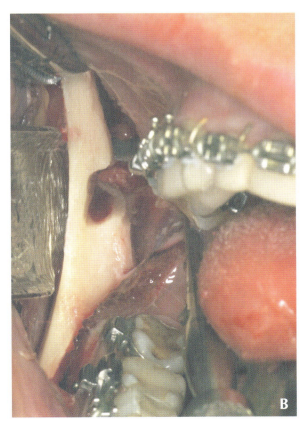

**Fig. 9.5** | *(A) Com o uso de broca ou serra inicia-se a osteotomia horizontal na face medial do ramo. Note que o descolador mantém os tecidos afastados para medial, protegendo o feixe nervoso. O corte, paralelo ao plano oclusal mandibular, inicia na anterior do ramo e estende-se até ultrapassar o forame mandibular. Essa extensão final é importante para se evitar uma fratura indesejável em direção ao côndilo. (B) Corte horizontal terminado.*

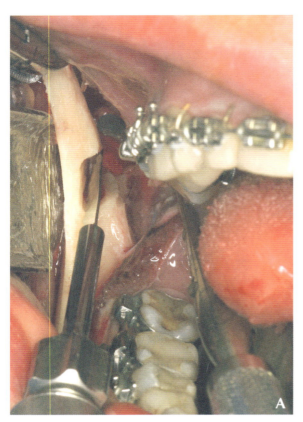
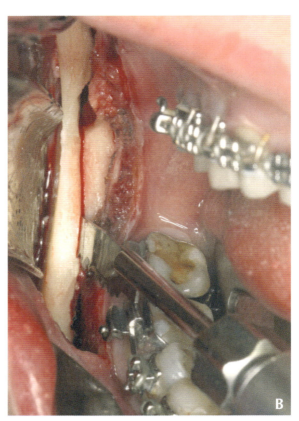

**Fig. 9.6** | *(A) Realizamos o corte sagital com serra ao longo da face anterior do ramo. Note que o desgaste realizado acima do corte horizontal permite visualização da ação da ponta da serra na região posterior ao forame mandibular. (B) O corte com a serra segue o mais lateral possível na profundidade necessária suficiente para o corte da cortical. Essas manobras são necessárias para evitar atingir o canal mandibular. Esse corte estende-se até a região do primeiro molar inferior.*

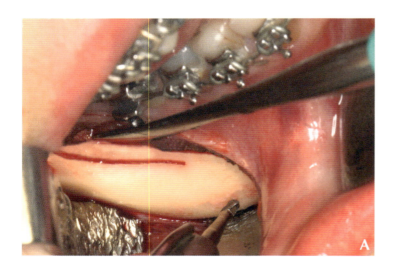
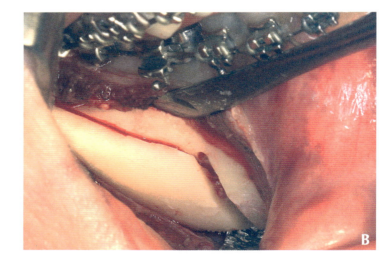

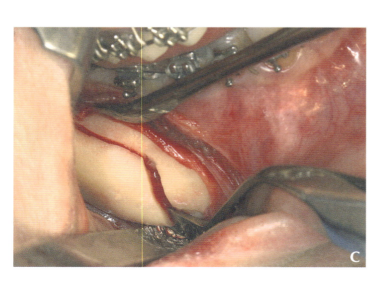

**Fig. 9.7** | *(A) O corte vertical no corpo mandibular também pode ser realizado com broca ou serra. Nós usamos broca porque temos maior sensibilidade durante o corte, evitando assim contato com o canal mandibular. Aprofundamos a broca até atingir a medular. (B) O corte vertical une o corte sagital até a metade da basilar da mandíbula e esse corte deve ser perpendicular ao plano oclusal mandibular. (C) Um desgaste é realizado na porção anterior ao corte vertical para permitir a introdução do cinzel aplicado na basilar (mais bem ilustrado nas figuras 9.28 e 9.29).*

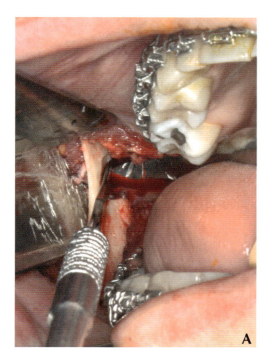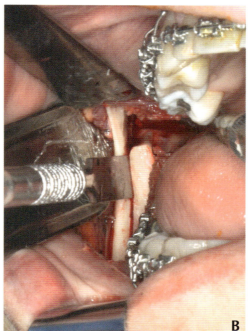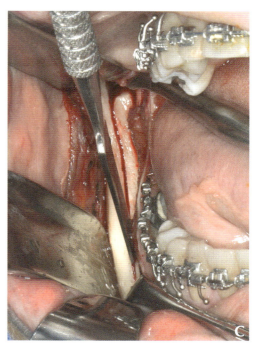

**Fig. 9.8** | *Com toda a osteotomia finalizada, inicia-se a aplicação dos cinzéis para causar a fratura da tábua óssea lingual e a basilar da mandíbula. **(A)** Iniciamos com um cinzel fino direcionado para a região póstero-superior ao forame mandibular, um descolador mantém os tecidos afastados, o cinzel é inserido até tocar no descolador. **(B** e **C)** O primeiro cinzel é então usado ao longo de toda a osteotomia, somente ultrapassando a cortical para não atingir o nervo.*

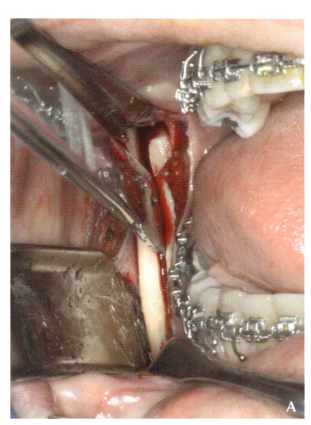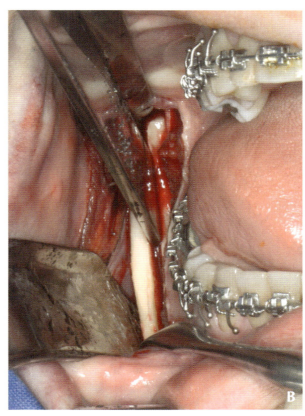

**Fig. 9.9** | *(**A** e **B)** Os cinzéis de maior calibre vão sendo aplicados para causar a fratura da porção medular, basilar e cortical lingual. A sequência ideal é aplicar o cinzel na região anterior e depois na região posterior, ou seja, a abertura da osteotomia deve ser de anterior para posterior.*

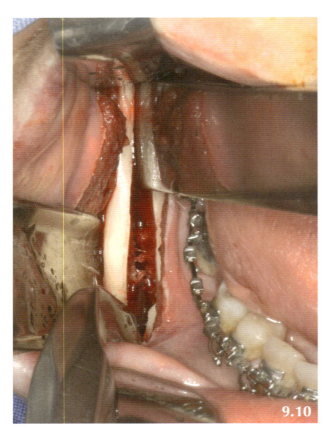

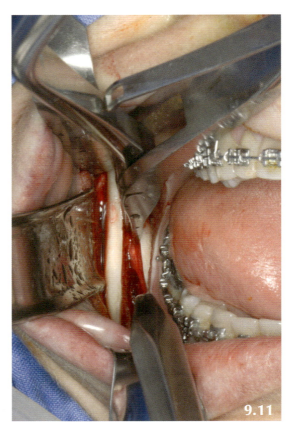

**Fig. 9.10** | *A fratura será causada pela ação dos cinzéis de maior calibre, respeitando a posição do NAI. Note um cinzel largo inserido no corte sagital, forçando a fratura entre os segmentos, enquanto um cinzel é aplicado para causar a fratura da basilar.*
**Fig. 9.11** | *A pinça de Smith é usada para separar as tábuas ósseas e assim estender a fratura em toda basilar e cortical lingual.*

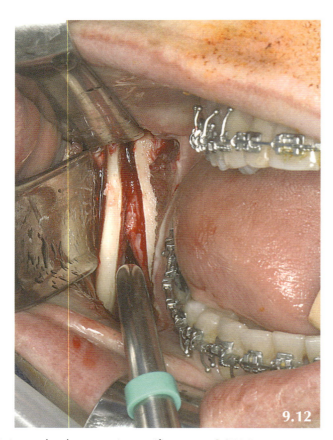

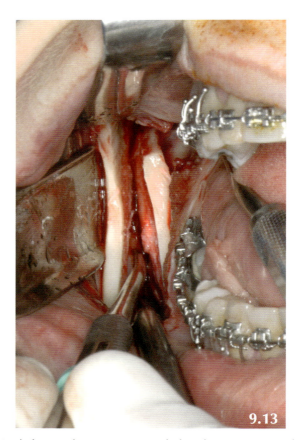

**Fig. 9.12** | *Ação da alavanca (específica para OSRM) no corte vertical, forçando a separação da basilar, e permitindo visualização da fratura ao longo da osteotomia sagital. Note que o NAI está cruzando a fratura.*
**Fig. 9.13** | *O nervo está dentro do segmento distal, que é o desejável, mas possui pequenas aderências no segmento proximal que são liberadas com um descolador. Em algumas situações, a posição do nervo é tão desfavorável que são necessários o uso de curetas, cinzéis e/ou brocas para remover o nervo de dentro do segmento proximal. Por isso o corte com a serra e a direção dos cinzéis é sempre o mais lateral possível.*

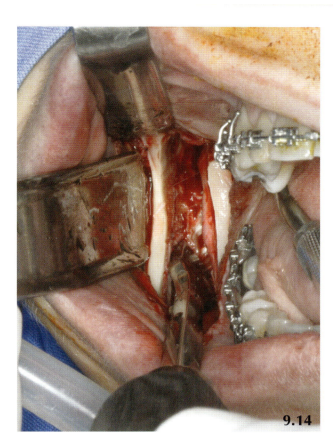
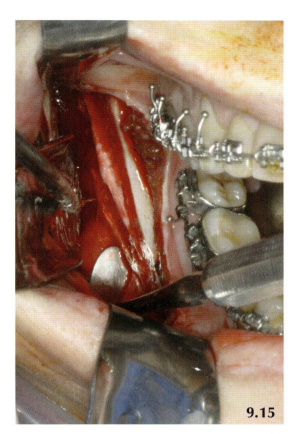

**Fig. 9.14** | *Fratura sagital praticamente finalizada. O afastador tipo Garfo mantém os segmentos afastados. Um cinzel grande e rombo, abaixo do feixe nervoso, finaliza a fratura.*

**Fig. 9.15** | *Fratura completa e segmentos afastados. Devemos checar se existem espículas ou projeções ósseas que possam dificultar a aproximação dos segmentos e/ou traumatizar o NAI. Com um descolador curvo, liberamos a musculatura (pterigoideo medial) presa ao segmento distal para facilitar o reposicionamento da mandíbula e evitar recidiva.*

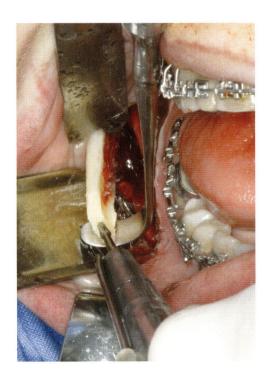

**Fig. 9.16** | *Fenda sendo realizada na porção anterior do segmento proximal com broca 703. Essa é uma modificação técnica que utilizamos para facilitar o posicionamento e controle do segmento proximal. Um instrumento desenhado para esse fim é encaixado nesse desgaste para facilitar o posicionamento.*

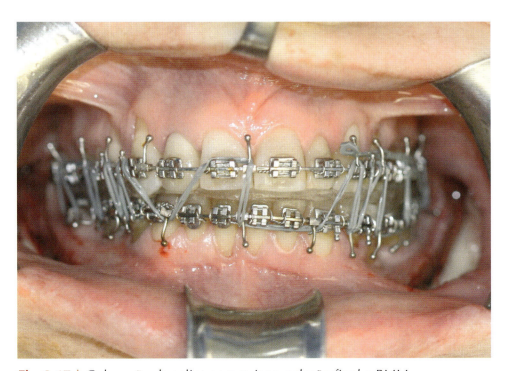

**Fig. 9.17** | *Colocação do splint para guiar a oclusão final e BMM.*

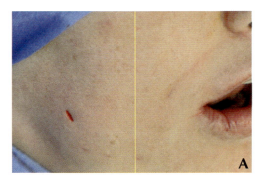
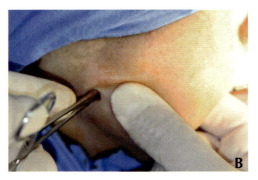
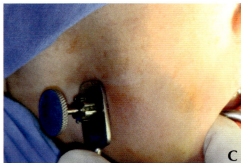

**Fig. 9.18** | *(A) Instalação do trocarter transcutâneo. O dedo indicador está posicionado intraoral, por dentro do acesso, na região da colocação dos parafusos. O dedo polegar trabalha como uma pinça, esticando os tecidos. O bisturi incisa a pele no local onde o dedo indicador está posicionado. (B) Com uma pinça hemostática delicada, faz-se o acesso até a mandíbula com os dedos mantendo os tecidos estáticos. (C) Os componentes do trocarter são instalados.*

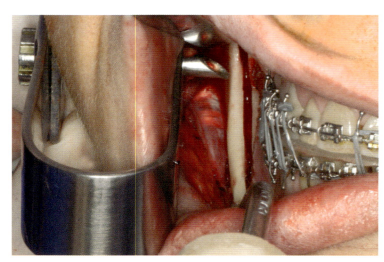

**Fig. 9.19** | Trocarter *instalado, pronto para iniciar a reposição e fixação da mandíbula. Note que o paciente já está com o BMM.*

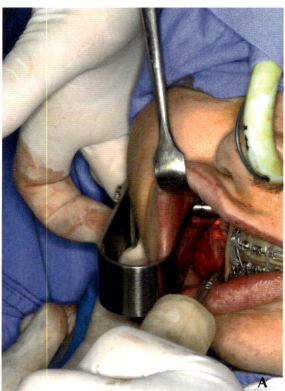
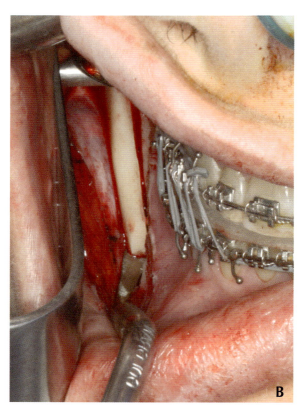

**Fig. 9.20** | *(A) Posicionamento do segmento proximal. Note que um instrumento posicionador foi inserido na fenda óssea feita no segmento proximal. O cirurgião, então, com uma das mãos apoiada no ângulo mandibular, empurra o segmento proximal para cima. Depois, com o instrumento posicionador direciona o segmento proximal para trás, finalizando com a rotação para baixo. Note que, com a mão esquerda, o cirurgião ajuda no posicionamento do segmento proximal, através de pressão na região do ângulo, levando o segmento para cima em direção à cavidade glenoide. (B) Visão do segmento posicionado com o instrumento mantendo a posição e aproximação dos cotos.*

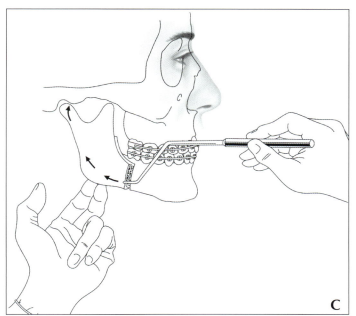
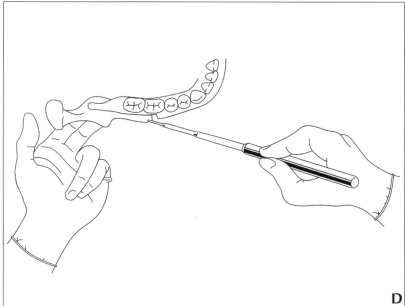

**Fig. 9.20** | *(C e D) Desenho esquemático mostrando o posicionamento do segmento proximal da maneira mais apropriada para colocar o côndilo dentro da cavidade glenoide.*

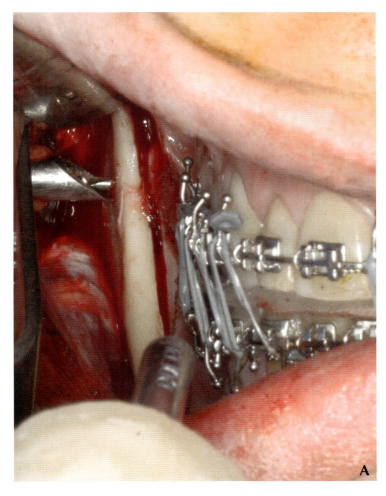
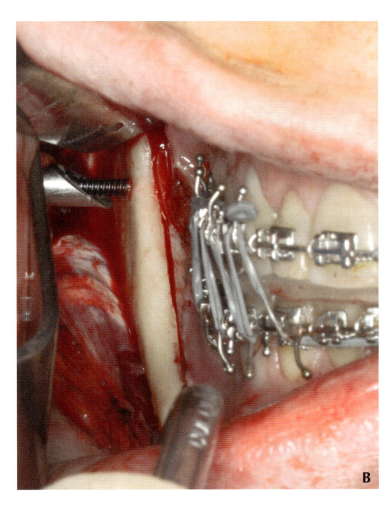

**Fig. 9.21** | *(A e B) Após a perfuração com broca, os parafusos bicorticais são instalados. Note que o instrumento posicionador na fenda ajuda a manter a posição dos segmentos.*

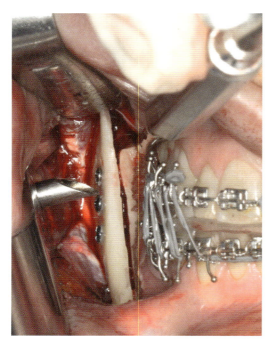

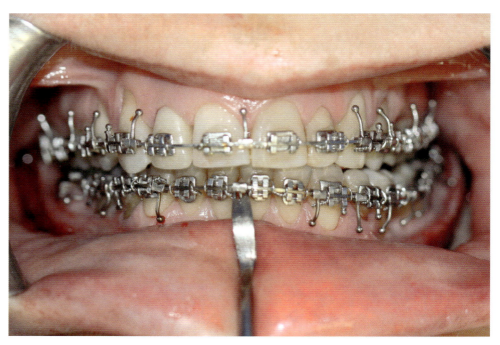

**Fig. 9.22** | *Aspecto final da OSRM após a fixação com três parafusos bicorticais, com excelente aproximação dos segmentos (caso ilustrado é um avanço de 7 mm). A disposição dos parafusos, em linha, é de fácil execução com baixo risco de atingir o NAI. Dispor os parafusos em "L invertido" traz uma melhor resistência mecânica e também pode ser utilizado.*

**Fig. 9.23** | *Logo após a fixação bilateral da mandíbula, antes mesmo da sutura, o BMM é liberado e a oclusão dentária é checada. Um instrumento empurra a mandíbula para a RC. Se a oclusão não estiver de acordo com o planejado, a FIR é liberada, o paciente é novamente bloqueado e a fixação é refeita.*

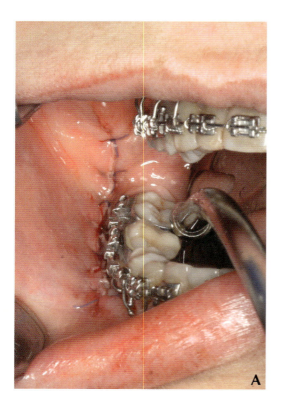

A

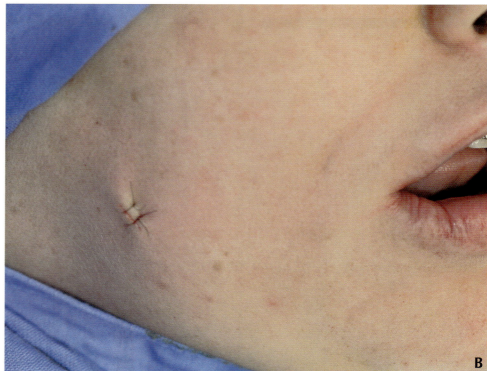

B

**Fig. 9.24** | *(A) Sutura contínua em um único plano com material reabsorvível 5.0. (B) Sutura extraoral com fio de nylon 6.0.*

# 3. Estabilidade

Segundo Proffit et al. (1996), a recidiva em cirurgia ortognática é influenciada, em ordem de importância, pela direção do movimento, tipo de fixação utilizada e, por fim, técnica cirúrgica empregada. Com relação à técnica cirúrgica, Yoshioka et al. (2008) realizaram uma comparação randomizada entre a osteotomia sagital e a vertical (OVRM) em 30 pacientes e não encontraram diferença estatisticamente significante entre os grupos em relação à estabilidade após o controle de um ano.

A discussão aqui ficará mais focada na direção do movimento mandibular e tipo de FIR.

## 3.1. Direção do movimento mandibular

Qualquer força gerada e transmitida para a região dos côndilos pode resultar em remodelação condilar, o que pode resultar em recidiva. Segundo Bailey et al. (1998), a remodelação condilar ocorre até mesmo em pacientes não operados. Mas a verdade é que esse fenômeno é mais comum após cirurgias mandibulares. Existem diferenças nos mecanismos da recidiva durante a OSRM entre recuos e avanços mandibulares.

Nos casos de avanço de mandíbula, os tecidos moles perimandibulares são esticados e tendem a exercer uma pressão na mandíbula em direção posterior. Essa pressão é transmitida para os côndilos, gerando reabsorção condilar, o que pode mover a mandíbula para trás, ou seja, recidivando. Essa pressão possui uma relação direta de quanto maior o avanço, maior a tendência à recidiva. Uma das maneiras de combater essa pressão nos côndilos é o uso de elásticos em classe II (puxando a mandíbula para a frente). Para que isso ocorra, sem causar movimentações dentárias indesejáveis, existem duas opções:

- realizar a cerclagem dos arcos ortodônticos, amarrando-os aos maxilares. A força dos elásticos será transmitida aos ossos;
- instalar mini-implantes para a aplicação dos elásticos.

Por outro lado, nos casos de recuo mandibular, o principal agente da recidiva parece ser o posicionamento do segmento proximal (côndilo e ramo), já que os tecidos moles não são esticados. Quando a mandíbula é recuada em razão do toque ósseo e/ou da pressão do segmento distal sobre a musculatura pterigoidea medial e tecido mole retromandibular, existe uma tendência do cirurgião girar o segmento proximal no sentido horário, ou seja, levando a porção inferior (ângulo mandibular) para trás. Mobarak et al. (2000) encontraram uma forte correlação entre a quantidade de recuo mandibular e a magnitude de alteração da inclinação do ramo mandibular. Durante o reparo e reinserção da musculatura elevadora da mandíbula, haverá uma tendência de trazer o segmento proximal novamente para a frente, ou seja, recidivando. A melhor maneira para limitar esse problema é evitar a rotação do segmento proximal. A movimentação mandibular de cada lado pode ser prevista durante a cirurgia de modelos. Por exemplo, se um lado da mandíbula irá recuar 3 mm, haverá um toque entre os segmentos caso o segmento proximal seja mantido na mesma posição pré-operatória. Nesse caso, um desgaste dessa mesma quantia deve ser realizado para que durante o posicionamento do segmento proximal não ocorra toque ósseo.

A língua é um segundo fator presente nas cirurgias de recuo mandibular. A adaptação da língua a um formato reduzido após o recuo pode levar a um aumento da pressão na direção anterior.

Principalmente nos casos de recuos mandibulares, outro fator que não pode ser esquecido é a idade do paciente e o potencial de crescimento tardio que podem influenciar na recidiva. Nos casos de adolescentes com prognatismos, após o recuo pode haver o crescimento residual da mandíbula. Mobarak et al. (2000) relatam 7 pacientes com idade entre 17,8 e 22,3 anos submetidos a recuo mandibular que tiveram uma recidiva maior que 3 mm em um controle de três anos após a cirurgia.

## 3.2. Fixação interna rígida

Ochs (2003) resume quais são os critérios utilizados para a seleção da técnica de FIR durante a OSRM: anatomia óssea; desenho da osteotomia; movimento cirúrgico; presença de terceiros molares; fraturas indesejáveis; posição do nervo alveolar inferior; acesso e visualização; posicionamento do segmento proximal; custo; preferência do cirurgião.

A revisão sistemática de literatura publicada por Joss & Vassalli (2008) avaliou os trabalhos encontrados a respeito da estabilidade da OSRM para recuos mandibulares. De um total de 488 trabalhos, os autores selecionaram apenas 14 – nove estudos retrospectivos e apenas cinco prospectivos; todos eram de pesquisa clínica, nenhum randomizado. Apenas quatro foram considerados de longo prazo com acompanhamento médio de no mínimo dois anos.

Muitos trabalhos propõem-se a relacionar a recidiva com as técnicas de FIR. Entretanto, baseado nos 14 trabalhos revisados, Joss & Vassali (2008) definiram a etiologia da recidiva como multifatorial, incluindo: a quantidade de recuo mandibular, o posicionamento do segmento proximal, a força exercida pelos tecidos moles e musculatura e o potencial de crescimento remanescente. Não foi encontrada na literatura uma diferença na estabilidade relacionada à técnica de FIR.

Joss & Vassali (2008) encontraram que na maioria dos estudos a recidiva foi encontrada no pós-operatório imediato e em curto prazo, até seis meses. O posicionamento da mandíbula pareceu não sofrer alterações após um ano. Provavelmente, isso deve ser influenciado pela rotação do segmento proximal, como já citado anteriormente. O interessante é observar que os menores valores de recidiva foram encontrados nos estudos mais recentes. Isso sugere que, com a evolução das técnicas, e, principalmente, com a experiência adquirida pelos cirurgiões e o entendimento sobre as causas da recidiva, esta vem sendo minimizada durante a realização da OSRM.

Choi et al. (2000) compararam a estabilidade da OSRM entre três parafusos bicorticais e miniplacas monocorticais. Os autores não encontraram diferença estatisticamente significante entre os grupos, sendo 13% de recidiva para o grupo miniplaca e 12% para o grupo parafuso.

Fujioka et al. (2000) compararam o uso de uma miniplaca e parafusos monocorticais com o uso de dois parafusos bicorticais para fixação da OSRM e encontraram maior rigidez no grupo dos parafusos bicorticais, além de relatar um caso de fratura da miniplaca. Chung et al. (2008), em um estudo retrospectivo, compararam a estabilidade da FIR em OSRM em 30 pacientes com parafusos bicorticais e 30 pacientes com uma miniplaca e não encontraram diferença estatisticamente significante entre os grupos após um ano de controle.

Peterson et al. (2005) avaliaram o comportamento biomecânico de vários métodos de FIR em OSRM em um modelo sintético de mandíbula submetidos a diferentes tipos de cargas. Nesse estudo *in vitro* os autores encontraram que os melhores resultados, para todos os tipos de cargas exercidas, foi com o uso de três parafusos bicorticais. Ochs (2003) revisou a utilização de três parafusos bicorticais e concluiu que essa opção oferece uma fixação rígida e estável para o segmento proximal e possui a melhor relação custo/benefício.

Harada & Enomoto (1997) não encontraram diferença estatisticamente significante na estabilidade de OSRM entre parafusos bicorticais e placas reabsorvíveis após um ano de acompanhamento. O estudo não cita os critérios de inclusão para cada grupo. Além disso, os pacientes de ambos os grupos foram submetidos à BMM no pós-operatório, mas por diferentes períodos, em média 14,6 dias para o grupo com placas reabsorvíveis e 9,4 dias para o grupo dos parafusos. Esse dado, em nossa opinião, não permite que o trabalho tenha muita validade clínica.

Já foi sugerido que o tipo de FIR poderia ter efeito no deslocamento transverso do segmento proximal. O trabalho multicêntrico realizado com 82 pacientes por Becktor et al. (2008) mostraram que não houve diferença estatisticamente significante no deslocamento transverso do segmento proximal entre o uso de parafusos bicorticais e miniplacas. Os autores concluíram que o aumento da distância intergonial e inter-ramos ocorre rotineiramente após avanços mandibulares e que esse aumento da largura mandibular teve uma relação direta com a quantidade de avanço da mandíbula sem relação com o tipo de FIR.

A manutenção e fixação do segmento proximal é sempre motivo de preocupação. Quando a OSRM é realizada para permitir movimentos assimétricos da mandíbula os segmentos assumem uma posição menos favorável para empregar a FIR. Ayoub et al. (2000) descrevem que durante a fixação dos parafusos bicorticais é gerado torque mediolateral que é transmitido para o côndilo. Dependendo da intensidade de deslocamento condilar, isso pode causar desde a remodelação condilar, recidiva e até mesmo maloclusão no pós-operatório imediato. Porém, com as técnicas de estabilização do segmento proximal e correta colocação dos parafusos esse problema pode ser evitado. Os parafusos devem ser introduzidos lentamente até que a cabeça do parafuso apenas toque a cortical lateral, sem exercer nenhum torque.

Em movimentos assimétricos, a colocação de miniplacas com parafusos monocorticais também pode gerar torque para o côndilo. Quando usadas, as miniplacas devem ser adequadamente rígidas, bem adaptadas e contornar passivamente os segmentos. Isso não se consegue facilmente e, se não alcançada, irá gerar posicionamento errado do côndilo. Quando há um *gap* ósseo no local da aplicação da FIR, os parafusos bicorticais oferecem maior estabilidade que uma miniplaca. Além disso, uma preocupação com a utilização de miniplaca e quatro parafusos monocorticais (dois para cada lado) para fixar a OSRM é que, se um dos parafusos falhar, um ponto de rotação é criado no parafuso remanescente. Isso pode permitir uma rotação horária do segmento proximal e o paciente poderá apresentar maloclusão, como mordida aberta.

Kuhlefelt et al. (2008) avaliaram as razões necessárias para a remoção de miniplacas em pacientes submetidos à colocação de uma miniplaca de cada lado após OSRM. De 147 pacientes, 294 miniplacas foram colocadas e 55 foram removidas. Oito miniplacas foram removidas por infecção, seis por perda do parafuso, outras seis por exposição ou pela placa estar palpável e onze por sensibilidade ao frio, dezoito miniplacas assintomáticas foram removidas do lado contralateral.

O trabalho de Ueki et al. (2008) comparou a estabilidade da FIR em OSRM entre 20 pacientes submetidos à fixação com uma miniplaca e parafusos monocorticais com outros 20 pacientes onde foram colocados miniplacas com travamento interno e parafusos bicorticais. Em um controle de um ano, os autores não encontraram diferença estatisticamente significante entre os grupos.

Nós achamos que a colocação de duas miniplacas monocorticais não oferece maior resistência do que três parafusos bicorticais, não há evidência científica para tal. Além disso, aumenta o tempo cirúrgico e os custos envolvidos devem ser considerados.

Para Ochs (2003) o uso de três parafusos bicorticais oferece o método com melhor custo/benefício, maior rigidez e maior previsibilidade durante a fixação da OSRM. Para esse autor, em grandes avanços, movimentos assimétricos, com a remoção de terceiros molares e em fraturas indesejáveis, um método híbrido com a colocação de uma miniplaca mais um ou dois parafusos bicorticais está indicado. Os cirurgiões devem estar capacitados para ambas as técnicas, pois podem optar durante o transcirúrgico.

Para Shetty et al. (1996) a colocação de miniplacas tem a vantagem da facilidade de acesso e manipulação sem necessitar de acesso percutâneo. Além disso, para os autores o posicionamento do segmento proximal fica facilitado quando a miniplaca é fixada primeiramente no segmento proximal.

Outra consideração importante é se a colocação percutânea (através de *trocarter*) dos parafusos em 90° com a mandíbula ou a colocação transoral em aproximadamente 60° tem algum efeito na estabilidade biomecânica. O estudo de Uckan et al. (2001) em carneiros não encontrou diferença na estabilidade entre os grupos avaliados. Realmente, com relação à estabilidade pode não haver diferença entre os grupos, mas o problema está no deslocamento do segmento proximal que pode ocorrer durante o aperto do parafuso que entra em 60° com a mandíbula (transoral). Como o segmento distal está preso à maxila através do BMM, quando o parafuso entra de maneira oblíqua na mandíbula, ele tende a aproximar os segmentos, ou seja, movendo o côndilo da cavidade glenoide.

Joss & Vassali (2009) realizaram uma revisão sistemática sobre os sistemas de fixação em avanços mandibulares, de 488 artigos apenas 24 foram incluídos. Os autores encontraram alguns resultados importantes que são interessantes de destacar:

- considerando a idade, pode existir uma menor tendência à recidiva em pacientes mais adultos, pois estes apresentam maior maturidade óssea com um osso mais cortical;
- não foram encontradas diferenças de recidiva com relação ao gênero;
- avanços maiores que 7 mm apresentam as maiores taxas de recidiva;
- quanto maior o ângulo do plano oclusal maior a tendência à recidiva;
- as taxas de recidiva, em longo prazo, foram discretamente maiores para a utilização de três parafusos do que miniplacas monocorticais, porém sem diferença estatística. Além disso, os autores ressaltam que os trabalhos que avaliaram o comportamento dos parafusos apresentam acompanhamento de período muito maior. Lembrando que as taxas de recidiva vêm diminuindo quanto mais recentes são os trabalhos, devido à mudança nas técnicas, materiais e cirurgiões.

Sumarizando uma análise entre parafusos bicorticais e miniplacas com parafusos monocorticais nota-se que ambas as técnicas possuem vantagens e desvantagens. Até mesmo considerando que possa haver diferença de rigidez entre os diferentes métodos de FIR empregados durante a OSRM, nenhum trabalho mostrou diferença na estabilidade dos resultados em curto, médio ou longo prazo. A estabilidade parece ter maior relação com o posicionamento do segmento proximal e com os tecidos moles do que com a técnica de FIR empregada. O cirurgião deve escolher o material que melhor funciona na sua mão. Porém, o uso de parafusos está associado a menores complicações, boa rigidez, facilidade de aplicação e baixos custos.

Quadro comparativo entre as técnicas de FIR para a OSRM

| | **Três parafusos bicorticais** | **Uma placa monocortical** | **Duas placas monocorticais** |
|---|---|---|---|
| Fixação | Rígida | Estável | Rígida |
| Recidiva | Não influencia | Não influencia | Não influencia |
| Custo | Menor | Médio | Maior |
| Tempo | Menor | Menor | Maior |
| Acesso | Transcutâneo | Intrabucal | Intrabucal |
| Evidências | Mais estudos | Mais recente | Mais recente |

## 4. Posicionamento do Segmento Proximal

O posicionamento do segmento proximal durante a OSRM é uma etapa que exige muita atenção da equipe cirúrgica. O incorreto posicionamento pode ser o responsável por maloclusão durante o pós-operatório imediato e pode ser a causa de recidiva durante o pós-operatório imediato e tardio.

A maloclusão causada pelo incorreto posicionamento do segmento proximal, quando detectada no transcirúrgico, pode ser contornada imediatamente pela liberação da FIR e reposicionamento do segmento. Quando a maloclusão for discreta, o cirurgião pode optar por contorná-la com o uso de elásticos no pós-operatório. Essa opção pode ser tomada desde que o cirurgião tenha em mente que essa correção dever-se-á à custa de reabsorção condilar (pressão dos elásticos) ou por movimentação da maxila nos casos de cirurgias combinadas (a maxila é fixada com parafusos monocorticais que podem ceder com a forte pressão dos elásticos) ou ainda os dentes podem mudar de posição pela força elástica.

Schendel & Epker (2006) citaram que o controle do segmento proximal foi o aspecto mais determinante na estabilidade e prevenção da recidiva. Realmente é um desafio acertar o posicionamento dos côndilos na cavidade glenoide através de um pequeno acesso e sem visão direta. O erro mais comum parece ser empurrar o segmento proximal demasiadamente e apenas para trás, isto é uma tendência que ocorre com o paciente totalmente relaxado sob anestesia geral. A relação cêntrica é corretamente obtida quando os côndilos assumem uma posição póstero-superior na cavidade glenoide.

Vários aparelhos foram desenvolvidos para substituir o posicionamento manual do segmento proximal. O mais popular e mais utilizado foi introduzido por Luhr, em 1985. Entretanto, continua controverso se os resultados de estabilidade podem ser melhorados pelo uso desses dispositivos. Não existem evidências que o seu uso melhore os resultados. O trabalho de Gerressen et al. (2007) avaliou a estabilidade mandibular em 49 pacientes submetidos à OSRM comparando o posicionamento manual do segmento proximal (n = 29) com o posicionador de Luhr (n = 20) e não encontraram diferença entre os grupos. Isso permitiu a conclusão de que não há necessidade de substituir o posicionamento manual, considerando que os resultados são os mesmos.

As figuras 9.20 a 9.22 mostram o instrumento que utilizamos para guiar o posicionamento do segmento proximal. Com esse instrumento posicionado, o cirurgião, com o dedo da mão esquerda apoiado na incisura antegoniana, empurra o ramo em direção à cavidade glenoide, para cima. Depois, a mão direita com o posicionador empurra o segmento para trás e, em seguida, ainda com o instrumento posicionador, roda o segmento para baixo.

Para obter o diagnóstico intraoperatório do posicionamento condilar Politi et al. (2007) avaliaram a eficácia de acordar os pacientes durante a cirurgia. Os autores dividiram a amostra de modo randomizado em um grupo de 76 pacientes, que após a FIR e remoção do BMM foram acordados no transoperatório (sem remover o tubo nasotraqueal) e orientados para realizar movimentos de abertura, fechamento e lateralidade da mandíbula e um grupo controle com 73 pacientes. No grupo teste, a maloclusão foi notada em 11 pacientes só com a remoção do BMM e manipulação manual da mandíbula, mas em 8 pacientes a maloclusão só foi identificada após o paciente ser acordado. Nesses casos, todos os pacientes eram reinduzidos até a inconsciência e/ou simplesmente encerrou-se a cirurgia (suturas) ou ainda houve a necessidade de reposicionar a mandíbula nos casos de maloclusão. No grupo controle, apenas dois pacientes foram diagnosticados com maloclusão durante o transoperatório, após a liberação do BMM e a manipulação da mandíbula. Entretanto, sete pacientes foram diagnosticados após a cirurgia (12-24 horas), três destes foram tratados com terapia de elásticos e compensação ortodôntica, enquanto nos outros quatro pacientes a reoperação foi executada. Interessante foi que todos os pacientes do grupo teste foram questionados sobre eventos ocorridos antes, durante e depois da anestesia e nenhum deles relatou memória dessa etapa.

Nem sempre os segmentos proximal e distal ficam passivamente alinhados entre si após a OSRM, especialmente em casos assimétricos. Quando a linha média mandibular é girada, a porção mais posterior de um dos segmentos distais é movida medialmente e a outra porção lateralmente. Isso causa um "gap" anterior entre os fragmentos de um lado e um "gap" posterior entre os segmentos no lado oposto. Outra situação que causa desalinhamento entre os segmentos é durante a correção de inclinações axiais do plano oclusal (Ellis, 2007).

O desalinhamento entre os segmentos dificulta a aplicação dos materiais de FIR. Cuidado deve ser tomado para evitar que torque entre os segmentos seja gerado e transmitido para o côndilo. Preocupação com a estética devemos ter quando o segmento proximal de um dos lados apresenta-se girado lateralmente, pois isso pode ser repercutido em assimetria na região das bochechas.

Existem três maneiras de conduzir o desalinhamento entre os segmentos. Primeiro, manter os segmentos estabilizados e aplicar a FIR com cuidado para não gerar torque aos côndilos. Essa é uma opção para pequenos desníveis onde ainda há bom contato ósseo e não haverá repercussão estética. Segundo, fazer pequenos desgastes nas superfícies internas dos segmentos, permitindo uma melhor acomodação. Essa opção é útil, melhora muitos casos, mas os desgastes são limitados devido à pequena espessura dos fragmentos na região.

A terceira opção foi bem descrita por Ellis (2007), que consiste na fratura em galho verde da porção posterior do segmento distal, próximo ao segundo molar inferior, o que ele chamou de osteotomia secundária. Isso além de corrigir o desalinhamento entre os segmentos, também elimina qualquer potencial de deslocamento condilar por causa de interferência óssea. As desvantagens dessa técnica são que aumenta a possibilidade de injúrias ao NAI e limita a aplicação de parafusos bicorticais, restando apenas o uso de miniplacas. Segundo Ellis (2007), não há necessidade de nenhum tipo de fixação para essa osteotomia secundária.

## 5. Parestesia

O distúrbio neurosensorial do nervo alveolar inferior é a complicação mais associada com a OSRM. Apesar de não ser o único *deficit* possível de acontecer, normalmente é conhecido pelos profissionais como parestesia. Os distúrbios após a OSRM são reportados com frequência de até 85% (Macintosh, 1981; Nishioka et al., 1987) e a maioria desses casos são temporários. Panula et al. (2004) relataram que a incidência dessa lesão varia de 0 a 94%, dependendo da sensibilidade da avaliação utilizada e do tempo de controle. Casos de secção total do NAI são reportados em 2% a 3,5% (Turvey, 1985; Van Merkasteyn et al., 1987; Westermark et al., 1998).

A avaliação dos distúrbios neurológicos na área inervada pelo NAI (mento, lábio inferior, dentes inferiores e gengiva) pode ser analisada de maneira subjetiva (questionários), relativamente objetiva (raspar de escova, teste térmico, discriminação de dois pontos e toque) e puramente objetiva (através de aparelhos de potenciais somatossensoriais induzidos). A revisão sistemática da literatura realizada por Colella et al. (2007) filtrou sete trabalhos e os autores concluíram que os resultados de parestesia são diferentes dependendo da modalidade de análise. No sétimo dia de pós-operatório, 98 pacientes foram avaliados objetivamente e apresentaram parestesia em 63,3% (62 pacientes), enquanto 24 foram avaliados subjetivamente e apresentaram 83% de parestesia (20 pacientes). Após um ano, 195 pacientes foram avaliados objetivamente e 12,8% apresentaram parestesia (25 pacientes) enquanto 143 foram avaliados subjetivamente e apresentaram 23,8% de parestesia (34 pacientes).

Os fatores de risco da parestesia durante a OSRM estão associados com a dissecção do NAI do segmento proximal do ramo mandibular, idade do paciente, quantidade de movimentação mandibular, técnica de FIR e os danos diretos ao feixe nervoso como manipulação, compressão, estiramento e secção parcial ou total (Ylikontiola et al., 2000; Lemke et al., 2000; Nakagawa et al., 2001).

O estudo de Thygesen et al. (2008) avaliou a sensibilidade do NAI antes e em cinco momentos (até um ano) depois da OSRM. Os resultados mostraram maiores índices de distúrbios associados à necessidade de manipulação transoperatória do feixe nervoso. Além disso, em uma análise dos 47 pacientes, os autores concluíram que a baixa sensibilidade pré-operatória também pode ser considerada um fator de risco para o *deficit* somatossensorial do NAI após a OSRM.

As publicações de Lindquist & Obeid (1988) e Acebal-Bianco et al. (2000) encontraram maior incidência de injúrias neurossensoriais quando a OSRM foi associada à mentoplastia.

O trabalho de Van Sickels et al. (2002) avaliou prospectivamente 127 pacientes submetidos à OSRM por um período mínimo de 2 anos, dividindo os pacientes em três grupos: com menos de 24 anos; pacientes de 24 a 35 anos; e pacientes com mais de 35 anos. A amostra também foi dividida em pequenos avanços (≤ 7 mm) e grandes avanços (> 7 mm). A amostra ainda foi dividida em com ou sem mentoplastia e não houve diferença estatística entre esses dois grupos. Os autores concluíram que os pacientes mais idosos apresentaram os maiores índices de parestesia e que grande avanço é um fator de risco especialmente em pacientes mais idosos.

Takazakura et al. (2007) compararam os índices de parestesia conforme a técnica cirúrgica empregada em 60 osteotomias. Apesar das diferenças técnicas da OSRM, todos os resultados de parestesia em OSRM ficaram acima quando comparados com a osteotomia vertical (OVRM) que não apresentou nenhum caso de parestesia. O resultado desses autores é similar a vários outros publicados, mostrando que a OVRM é uma opção de tratamento e a parestesia é praticamente descartada. O trabalho de Westermark et al. (1998), em uma análise de mais de dois anos, reporta a incidência de 39% de distúrbios do NAI após a OSRM (216 de 548 pacientes) e apenas 9% após a OVRM (60 de 650 pacientes).

Durante o tratamento de deformidades dentofaciais estamos frequentemente promovendo melhorias estéticas nos pacientes. Muitas vezes, os pacientes contentes com o resultado estético acabam subestimando a presença de parestesia do lábio inferior. Os índices de parestesia em OSRM variam muito como citados acima, mas acontecem! Essa discussão deve servir para que o profissional explique esse risco para o paciente antes da cirurgia ou, até mesmo, antes de iniciar o tratamento ortodôntico. Para casos de grandes avanços mandibulares a única opção é a OSRM, mas para os demais casos não é. A OVSRM, assim como a OVRM, é uma opção para os demais casos onde possíveis alterações neurossensoriais possam ser malrecebidas pelo paciente. Faça essa pergunta a você mesmo: se você tivesse de ser submetido a um recuo de mandíbula, ou um pequeno avanço, qual técnica gostaria que fosse executada? Considere os riscos e os benefícios! O ideal é que o paciente participe dessa decisão, já que o resultado final é o mesmo. Essa é a melhor maneira de se evitar que o paciente reclame de parestesia (em OSRM) ou do BMM (em OVSRM), perguntando se poderia ter outra opção. Para isso, é importante que o cirurgião tenha o domínio das duas técnicas.

## 6. Fratura Indesejável e a Presença de Terceiros Molares

Outra possível complicação transcirúrgica da OSRM é a fratura indesejável do segmento proximal ou distal da mandíbula, conhecida como *bad split*. A incidência de *bad splits* varia entre 0,9 a 20% dos casos (O´Ryan, 1990; Panula et al., 2001; Precious, et al., 1998; Turvey, 1985).

Durante a cirurgia, um *bad split* atrasa a cirurgia, necessita maior quantidade de FIR, pode tornar necessário o uso de BMM e eventualmente pode impedir o término do procedimento proposto, principalmente para os cirurgiões que iniciam uma cirurgia bimaxilar pela reposição da mandíbula. Durante o pós-operatório, pode predispor infecção, sequestro ósseo dos fragmentos, retardo no reparo ósseo, pseudoartrose, instabilidade e recidiva (O´Ryan, 1990; Mehra et al., 2001).

Segundo Veras et al. (2008), quando adequadamente tratadas, as fraturas indesejáveis não possuem repercussão clínica. Os autores compararam a evolução de sete casos de fraturas indesejáveis com outros 7 casos de fraturas normais da OSRM com relação à sintomatologia na ATM, movimentação mandibular e formato condilar durante um período médio de 28,6 meses. A limitação de abertura de boca foi o único item que apresentou diferença estatística entre os grupos. Deve-se levar em consideração que um dos pacientes com *bad split* foi tratado com BMM devido à altura da fratura.

Muitos trabalhos apontam que a presença de terceiro molar incluso seja um fator de risco para uma fratura indesejável durante a OSRM (O´Ryan, 1990; Turvey, 1985; Van Sickels et al., 1985; Van Merkasteyn et al., 1987; Wolford et al., 1987) . O trabalho de Reyneke et al. (2002) encontrou que pacientes jovens e a presença de terceiros molares não erupcionados são fatores de risco. Os autores realizaram 139 OSRM e tiveram 4 fraturas indesejáveis da mandíbula, nos 4 casos os pacientes eram de idade inferior a vinte anos e apresentavam terceiros molares inclusos. Em um total de 500

OSRM, Mehra et al. (2001) encontraram 8 casos de *bad split* sendo 6 deles em jovens com a presença de terceiros molares não erupcionados.

Em contrapartida, Precious et al. (1998) analisaram retrospectivamente 1256 OSRM e encontraram que as fraturas indesejáveis ocorrem com maior freqüência quando os terceiros molares são removidos no mínimo seis meses antes da OSRM (2,62%) em comparação com a remoção dos terceiros molares durante a OSRM (0,94%). Kriwalsky et al. (2008) analisaram retrospectivamente 110 pacientes submetidos à 220 OSRM procurando encontrar os fatores de risco relacionados à incidência de *bad split*. Para tal, dividiram a amostra em três grupos: 1 ausência de terceiros molares (n = 168); 2 terceiros molares inclusos que foram removidos durante a osteotomia (n = 23; e 3 presença de terceiros molares, mas sem removê-los (n = 29). De um total de 12 *bad splits,* não houve diferença estatisticamente significante entre os grupos – 5% para o grupo 1, 9% para o grupo 2 e 3% para o grupo 3. Os autores consideraram a idade como um fator de risco. A idade média dos pacientes que apresentaram *bad split* foi de 35 anos (21-60), sendo que a média de idade do restante da amostra era de 25 anos (17-45).

Mas, considerando o lado técnico da OSRM, nós acreditamos que a remoção simultânea dos terceiros molares aumenta o risco de *bad split* e, como também citado por Reyneke et al. (2002), atrapalha a aplicação de FIR, pois a posição do dente geralmente ocupa uma posição estratégica para a colocação de parafusos bicorticais.

Todos esses trabalhos mostram a preocupação da literatura em identificar os fatores de risco para reduzi-los ao máximo. Isso é muito válido quando se trata de um procedimento eletivo e assim é exigido pequena margem para erros e complicações. Por isso, é de nossa rotina realizar a extração dos terceiros molares inclusos seis meses antes da execução da OSRM (Figs. 9.25 e 26). Não há necessidade de remoção prévia quando os terceiros molares estiverem totalmente erupcionados ou quando uma osteotomia vertical ou vértico-sagital estiver planejada.

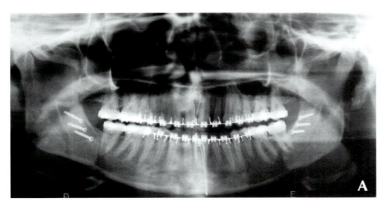 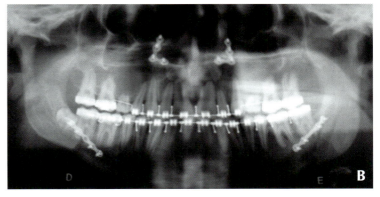

**Fig. 9.25** | *(A) Radiografia panorâmica após OSRM. Note a região onde foram posicionados os parafusos, isso foi possível porque os terceiros molares foram removidos seis meses antes do procedimento. (B) Radiografia pós-operatória de uma OSRM com a presença dos terceiros molares. A opção foi pela manutenção dos dentes devido à ostectomia que seria necessária, pois aumentaria muito o risco de uma fratura indesejável da mandíbula. A presença dos dentes também limitou a colocação de parafusos para fixação, então a escolha foi por miniplacas monocorticais, o que não é a nossa preferência.*

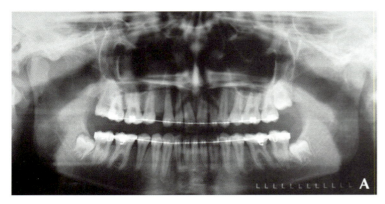 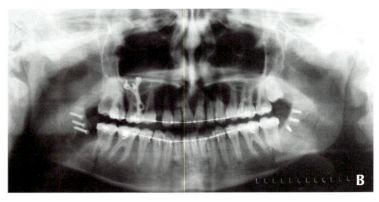

**Fig. 9.26** | *(A)* Radiografia pré-operatória com a presença dos terceiros molares. *(B)* Radiografia pós-operatória mostrando a dificuldade encontrada para a colocação dos parafusos, já que a região dos alvéolos dentários não oferecia estrutura óssea para estabilizar os parafusos.

## 6.1. Modificação técnica

De acordo com Merha et al. (2001), a incidência de *bad split* durante a OSRM é reduzida se é realizada a osteotomia da basilar, área que oferece resistência. Já a tábua óssea vestibular, onde se aplicam alavancas e cinzéis, normalmente é fina, o que contribui para uma fratura, principalmente no segmento proximal.

No sentido de diminuir a incidência dessa complicação, várias modificações para a OSRM foram descritas na literatura (Epker, 1977; Max & Rotskoff, 1973; Wolford & Davis, 1990; Marquez & Stella, 1998).

A dificuldade na separação da basilar levou o nosso grupo a desenvolver uma modificação na técnica da OSRM (GIL et al. 2007), usando um novo cinzel especificamente desenhado para a osteotomia da basilar (Figs. 9.27 e 9.28). Após a confecção do traço osteotomia, um desgaste anterior à osteotomia vertical da borda lateral da mandíbula é realizado para permitir a introdução do cinzel (Figs. 9.29 a 9.31). A mandíbula é então tracionada manualmente pelo segundo auxiliar em direção anterior para que, com a aplicação do cinzel, as forças do martelo não sejam transmitidas para a ATM. A separação depois segue convencionalmente com a utilização de cinzéis, alavancas e separadores.

Nós aplicamos essa técnica em 25 pacientes consecutivos sem nenhuma incidência de fratura indesejável. Devido à osteotomia da basilar com o cinzel modificado, o resultado da separação da OSRM foram duas superfícies paralelas (Fig. 9.32), o que facilita o posicionamento do segmento proximal e a aplicação da FIR por causa do maior contato entre os segmentos.

## 7. OSRM e a Disfunção Temporomandibular

A estética é a principal razão pela procura por tratamento ortocirúrgico, muitos indivíduos têm queixa estética e também associam problemas na ATM, mas alguns veem a queixa na ATM como principal objetivo de tratamento. A literatura ainda não apresenta resultados uniformes e consensos a respeito dos efeitos da cirurgia ortognática para o tratamento dos sinais e sintomas da disfunção temporomandibular (DTM). O que se sabe é que existe uma repercussão das osteotomias nos tecidos da ATM, mas não se conhece ao certo em que padrão isso acontece.

Obviamente, toda e qualquer osteotomia que permitir um melhor engrenamento dentário tem a tendência de aliviar os sinais e sintomas da DTM, até mesmo uma cirurgia apenas de avanço de maxila para correção de um

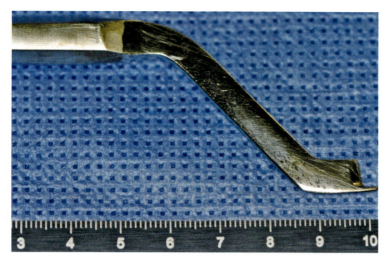

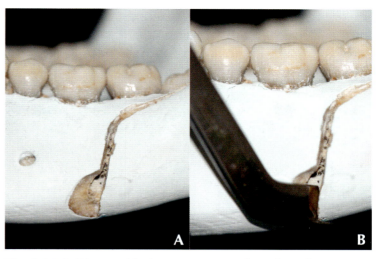

**Fig. 9.27** | *Cinzel desenhado especificamente para a osteotomia da basilar inferior. O desenho facilita a introdução pelo acesso bucal. Note que uma ponta guia orienta o sentido da osteotomia e o posicionamento do cinzel.*

**Fig. 9.28** | *(A) Mandíbula seca mostrando o desenho anterior da OSRM com um desgaste (modificação técnica) realizado para permitir a aplicação do cinzel. (B) Introdução do cinzel.*

**Fig. 9.29** | *(A) Transoperatório mostrando o desgaste anterior realizado para facilitar a entrada do cinzel. (B) Introdução do cinzel pelo acesso bucal.*

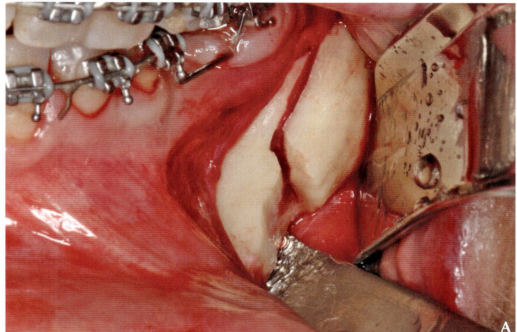

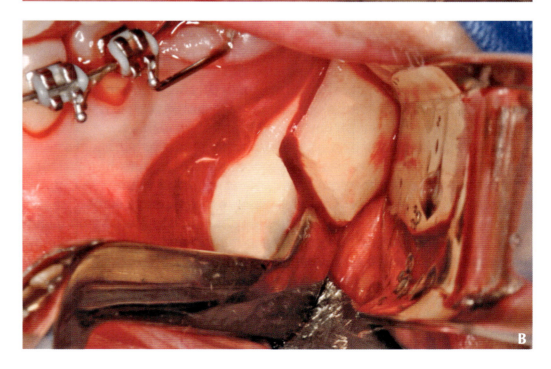

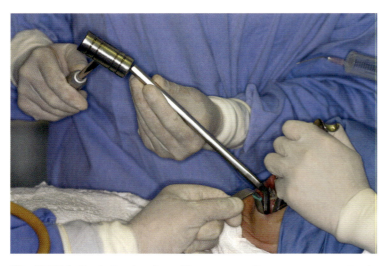

**Fig. 9.30** | *Posição do cirurgião para realizar a osteotomia da basilar inferior com o cinzel modificado.*

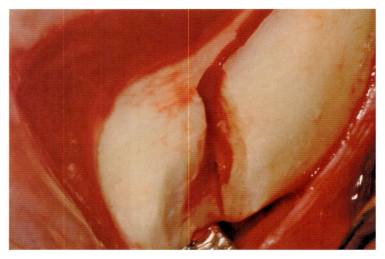

**Fig. 9.31** | *Transoperatório mostrando a osteotomia da basilar inferior bem ao meio. Isso inicia a fratura da mandíbula, evita fraturas indesejáveis e facilita a aplicação da FIR, pois gera duas superfícies paralelas entre si.*

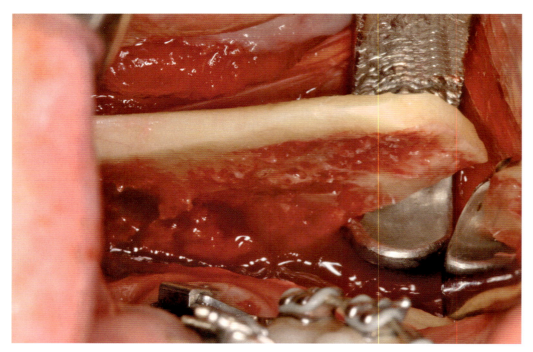

**Fig. 9.32** | *Transoperatório após a separação da mandíbula com o segmento proximal rodado superiormente para mostrar a superfície paralela formada após a fratura.*

paciente classe III pode atenuar essa disfunção. Mas, especificamente, quais são os efeitos da OSRM nas DTMs?

Pruitt et al. (2002) utilizaram a OSRM em 10 pacientes para reposicionar o segmento proximal no sentido de aumentar o espaço articular (pacientes com espaço reduzido onde o tratamento não cirúrgico teve insucesso). Os autores concluem que OSRM foi eficaz para o tratamento da DTM. Essa afirmação não pode ser facilmente aceita considerando uma amostra de apenas 10 pacientes, em que um não apresentou melhora dos sinais e sintomas.

Farella et al. (2007) concluíram que a OSRM possui efeitos imprevisíveis na DTM, baseados em seu estudo longitudinal, limitados a uma pequena amostra de um ano de controle com apenas 14 pacientes, quando 28,6% (n = 4) apresentaram deslocamento anterior do disco articular após a OSRM, sendo dois desses casos novos.

Em um estudo realizado em macacos, Zhao et al. (2007) compararam através de histologia e TC o comportamento da OSRM e OVRM nos tecidos da ATM. Os autores concluíram que apenas a OVRM gera o posicionamento anteroinferior do côndilo, permitindo uma remodelação condilar adaptativa que, provavelmente, desempenha efeitos favoráveis na ATM. O grupo ainda considerou que em pacientes com prognatismo mandibular que apresentem sintomas na ATM a OVRM deve ser a primeira opção.

Se por um lado existem poucos trabalhos suportando os efeitos da OSRM nos tecidos da ATM, existem muitas publicações relacionadas ao uso de condilotomia, OVRM e OVSRM para o tratamento das DTMs (Bell et al., 1990; Bell et al., 1991; Fujimura et al., 2004; Fujimura et al., 2005; Paulus et al., 1986; Timmis et al., 1982). O mecanismo dessas três técnicas é aumentar o espaço articular, permitindo o reposicionamento do disco articular e o posicionamento passivo do côndilo na cavidade glenoide. Esses trabalhos e esse assunto estão detalhados no capítulo sobre a OVSRM. Como a OVSRM possui algumas vantagens (maior contato ósseo e permite pequenos avanços), nós consideramos essa a melhor opção para pacientes com sintomatologia nas ATMs.

# CASO CLÍNICO

PSS, 23 anos, gostaria de ter a mordida correta, não gostava de sua aparência no perfil por causa da falta de projeção do mento e esperava ainda que o tratamento cirúrgico melhorasse os estalos da ATM.

Ao exame clínico, observamos falta de projeção da mandíbula e *overjet* acentuado. Apresentava oclusão classe II.

Tratava-se de deficiência mandibular. O objetivo do tratamento cirúrgico foi avançar a mandíbula para obter a projeção do mento. O traçado predictivo e a cirurgia de modelos mostraram que só o avanço mandibular não colocaria o mento na posição ideal. Assim, o avanço do mento foi planejado.

A cirurgia realizada foi avanço de mandíbula pela técnica da osteotomia sagital do ramo associado ao avanço de mento pela osteotomia basilar anterior.

A técnica de mentoplastia está muito bem descrita em várias publicações. Ilustramos, nesse caso, a sequência cirúrgica de como realizamos a mentoplastia de avanço.

# Fase Pré-operatória

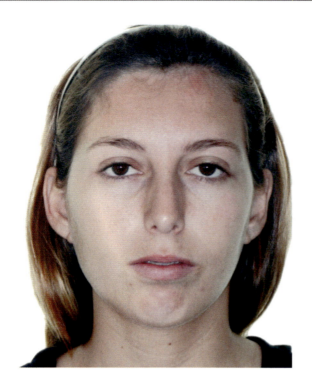
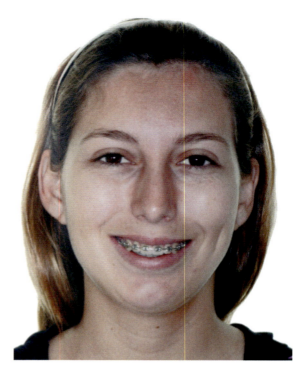

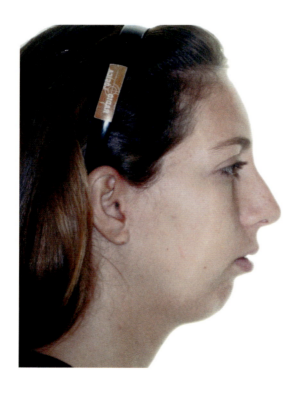
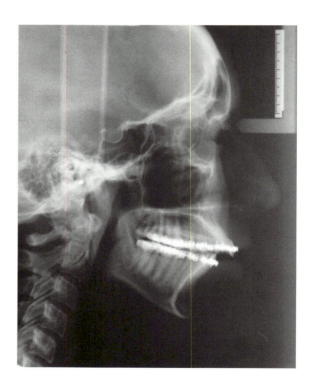

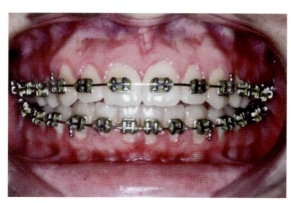
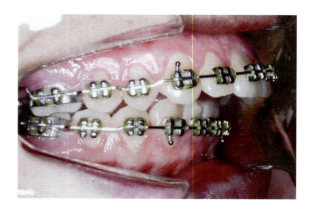

# Planejamento

Paciente: *P. S. S.* idade: *23 anos*

**Queixa Principal:** *Quer mordida correta*
*Tem complexo com o tamanho do queixo - aparência de perfil*
*Espera que a dor e estalo na ATM melhore*

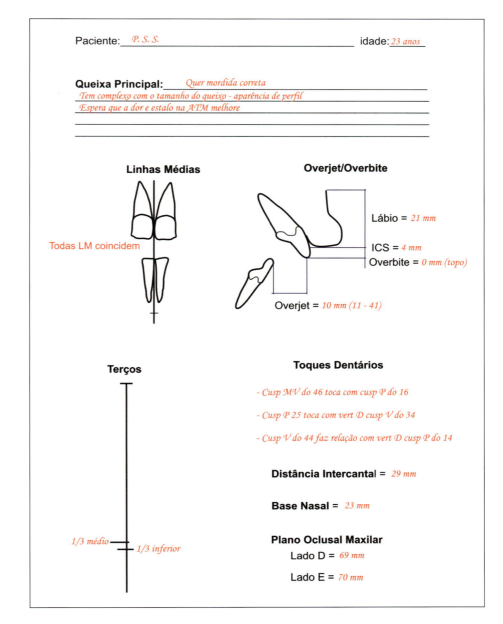

**Linhas Médias**

*Todas LM coincidem*

**Overjet/Overbite**

Lábio = *21 mm*

ICS = *4 mm*
Overbite = *0 mm (topo)*

Overjet = *10 mm (11 - 41)*

**Terços**

1/3 médio
1/3 inferior

**Toques Dentários**

- *Cusp MV do 46 toca com cusp P do 16*

- *Cusp P 25 toca com vert D cusp V do 34*

- *Cusp V do 44 faz relação com vert D cusp P do 14*

**Distância Intercantal** = *29 mm*

**Base Nasal** = *23 mm*

**Plano Oclusal Maxilar**
Lado D = *69 mm*
Lado E = *70 mm*

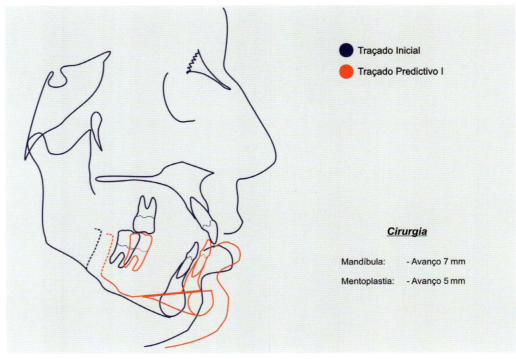

● Traçado Inicial

● Traçado Predictivo I

***Cirurgia***

Mandíbula: - Avanço 7 mm

Mentoplastia: - Avanço 5 mm

## Técnica de Execução da Mentoplastia

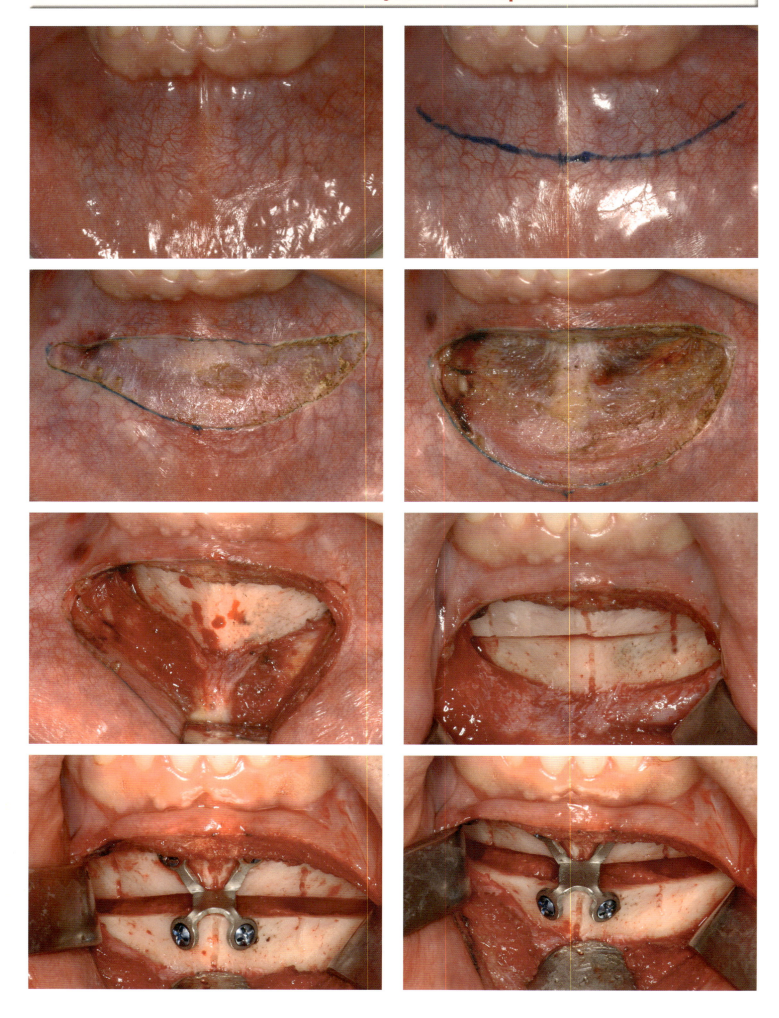

# Fase Pós-operatória

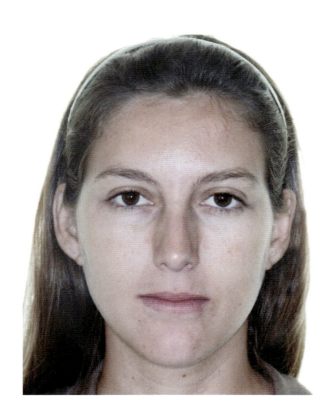
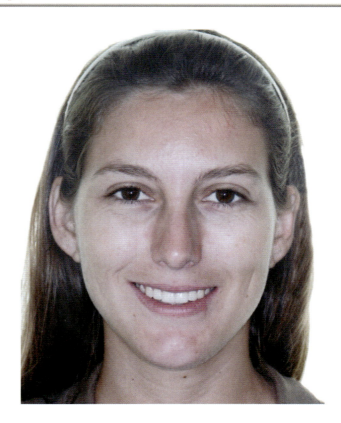
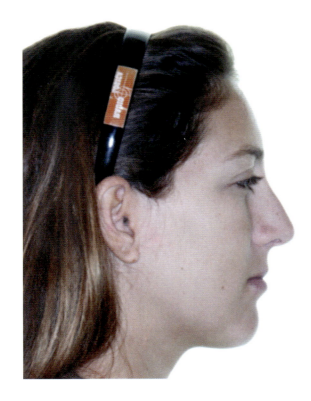
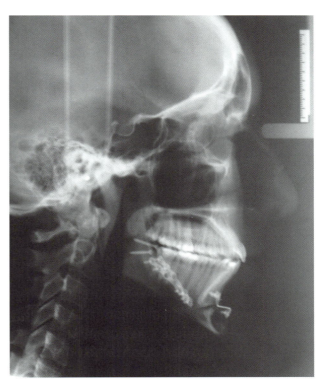
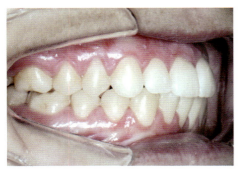
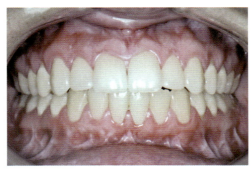
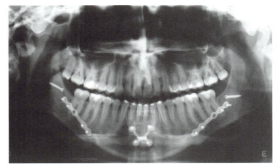

# Referências

1.  Acebal-Bianco F, Vuylsteke PL, Mommaerts MY, et al. Perioperative complications in corrective facial orthopedic surgery: a 5-year retrospective study. J Oral Maxillofac Surg. 2000; 58:754.

2.  Angle AD, Rebellato J, Sheats RD. Transverse displacement of the proximal segment after bilateral sagittal split osteotomy advancement and its effect on relapse. J Oral Maxillofac Surg. 2007; 65:50.

3.  Ayoub AF, Millett DT, Hasan S. Evaluation of skeletal stability following surgical correction of mandibular prognathism. Br J Oral Maxillofac Surg. 2000; 38:305.

4.  Bailey LTJ, Duong LH, Proffit WR. Surgical Class III treatment: long-term stability and patient perceptions of treatment outcome. Int J Adult Orthod Orthognath Surg. 1998; 13:35.

5.  Becktor JP, Rebellato J, Sollenius O, Vedtofte P, Isaksson S. Transverse displacement of the proximal segment after bilateral sagittal osteotomy: a comparison of lag screw fixation versus miniplates with monocortical screw technique. J Oral Maxillofac Surg. 2008; 66:104.

6.  Bell WH, Proffit WR, White RP. Surgical correction of dentofacial deformities. Philadelphia, PA: Saunders; 1980:715.

7.  Bell WH, Yamaguchi Y, Poor MR. Treatment of temporomandibular joint dysfunction by intraoral vertical ramus osteotomy. Int J Adult Orthod Orthognath Surg. 1990; 5:9.

8.  Bell WH, Yamaguchi Y. Condyle position and mobility before and after intraoral vertical ramus osteotomies and neuromuscular rehabilitation. Int J Adult Orthod Orthognath Surg. 1991; 6:97.

9.  Choi B-H, Min Y-S, Yi C-K, et al. A comparison of the stability of miniplate with bicortical screw fixation after sagittal split setback. Oral Surg Oral Med Oral Pathol Oral Radiol Endod. 2000; 90:416.

10. Choi B-H, Zhu S-J, Han S-G, et al. The need for intermaxillary fixation in sagittal split osteotomy setbacks with bicortical screw fixation. Oral Surg Oral Med Oral Pathol Oral Radiol Endod. 2005; 100:292.

11. Chung IH, Yoo CK, Lee EK, Ihm JA, Park CJ, Lim JS, Hwang KG. Postoperative stability after sagittal split ramus osteotomies for a mandibular setback with monocortical plate fixation or bicortical screw fixation. J Oral Maxillofac Surg. 2008; 66:446.

12. Cillo JE, Stella JP. Selection of sagittal split ramus osteotomy technique based on skeletal anatomy and planned distal segment movement: current therapy. J Oral Maxillofac Surg. 2005; 63:109.

13. Colella G, Cannavale R, Vicidomini A, Lanza A. Neurosensory disturbance of the inferior alveolar nerve after bilateral sagittal split osteotomy: a systematic review. J Oral Maxillofac Surg. 2007; 65:1707.

14. Dal Pont G. L'osteotomia retromolare per la correzione della progenia. Minerva Chir. 1959; 18:1138.

15. Ellis E. A method to passively align the sagittal ramus osteotomy segments. J Oral Maxillofac Surg. 2007; 65:2125.

16. Epker BN. Modification in the sagittal osteotomy of the mandible. J Oral Surg. 1977; 35:157.

17. Farella M, Michelotti A, Bocchino T, Cimino R, Laino A, Steenks MH. Effects of orthognathic surgery for class III malocclusion on signs and symptoms of temporomandibular disorders and on pressure pain thresholds of the jaw muscles. Int J Oral Maxillofac Surg. 2007; 36:583.

18. Fujimura K, Segami N, Sato J, Kanayama L, Nishimura M, Demura N. Advantages of intraoral verticosagittal ramus osteotomy in skeletofacial deformity patients with temporomandibular joint disorders. J Oral Maxillofac Surg. 2004; 62:1246.

19. Fujimura K, Segami N, Sato J, Kanayama K, Nishimura M. Comparison of the clinical outcomes of patients having sounds in the temporomandibular joint with skeletal mandibular deformities treated by vertico-sagittal ramus osteotomy or vertical ramus osteotomy. Oral Surg Oral Med Oral Pathol Oral Radiol Endod. 2005; 99:24.

20. Fujioka M, Fujii T, Hirano A. Comparative study of mandibular stability after sagittal split osteotomies: bicortical versus monocortical osteosynthesis. Cleft Palate Craniofac. 2000; 37:551.

21. Gil JN, Marin C, Claus JDP, Lima Jr Sm. Modified osteotome for inferior border sagittal split osteotomy. J Oral Maxillofac Surg. 2007; 65:1840.

22. Guernsey LH, DeChamplain RW. Sequelae and complications of the intraoral sagittal osteotomy of the mandibular rami. Oral Surg Oral Med Oral Pathol. 1971; 32:176.

23. Harada K, Enomoto S. Stability after surgical correction of mandibular prognathism using the sagittal split ramus osteotomy and fixation with Poly-L-Lactic Acid (PLLA) screws. J Oral Maxillofac Surg. 1997; 55:464.
24. Joss CU, Vassalli IM. Stability after bilateral sagittal split osteotomy setback surgery with rigid internal fixation: a systematic review. J Oral Maxillofac Surg. 2008; 66:1634.
25. Joss CU, Vassalli IM. Stability after bilateral sagittal split osteotomy advancement surgery with rigid internal fixation: a systematic review. J Oral Maxillofac Surg. 2009; 67:301.
26. Kriwalsky MS, Maurer P, Veras RB, Eckert AW, Schubert J. Risk factors for a bad split during sagittal split osteotomy. British J Oral Maxillofac Surg. 2008; 46:177.
27. Kuhlefelt M, Thoren HA, Lindqvist C, Laine PO. Reasons for mini-plate removal following bilateral sagittal split osteotomy. Int J Oral Maxillofac Surg. 2007; 36:1094.
28. Lemke RR, Rugh JD, Van Sickels JE, et al. Neurosensory differences after wire and rigid fixation in patients with mandibular advancement. J Oral Maxillofac Surg. 2000; 58:1354.
29. Lindquist CC, Obeid G. Complications of genioplasty done alone or in combination with sagittal split-ramus osteotomy. Oral Surg Oral Med Oral Pathol Oral Radiol Endod. 1988; 66:13.
30. MacIntosh RB. Experience with the sagittal osteotomy of the mandibular ramus: A thirteen year review. J Maxillofac Surg. 1981; 9:151.
31. Martis CS. Complications after mandibular sagittal split osteotomy. J Oral Maxillofac Surg. 1984; 42:101.
32. Marquez IM, Stella JP. Modification of sagittal split ramus osteotomy to avoid unfavorable fracture around impacted third molars. Int J Adult Orthod Orthognath Surg. 1998; 13:183.
33. Max D, Rotskoff K. A modified technique for the sagittal split osteotomy. J Oral Maxillofac Surg. 1993; 51:1050.
34. Mehra P, Castro V, Freitas R, Wolford L. Complications of the mandibular sagittal split ramus osteotomy associated with the presence or absence of third molars. J Oral Maxillofac Surg. 2001; 59:854.
35. Mobarak KA, Krogstad O, Espeland L, et al. Long-term stability of mandibular setback surgery: A follow-up of 80 bilateral sagittal split osteotomy patients. Int J Adult Orthod Orthognath Surg. 2000; 15:83.
36. Nakagawa K, Ueki K, Takatsuka S, et al. Somatosensory-evolked potential to evaluate the trigeminal nerve after sagittal split osteotomy. Oral Surg Oral Med Oral Pathol Oral Radiol Endod. 2001; 91:146.
37. Nishioka GJ, Zysset MK, Van Sickles JE. Neurosensory disturbance with rigid fixation of the bilateral sagittal split osteotomy. J Oral Maxillofac Surg. 1987; 45:20.
38. Obwegeser H. Zur Operationstechnik bei der Progenie und anderen Unterkieferanomalien. Dtsch Zahn Mund Kieferhlk. 1955; 23:1.
39. Ochs MW. Bicortical screw stabilization of sagittal split osteotomies. J Oral Maxillofac Surg. 2003; 61:1477.
40. O'Ryan F. Complications of orthognathic surgery. Oral Maxillofac Surg Clin North Am. 1990; 2:593.
41. O´Ryan F, Poor DB. Completing sagittal split osteotomy of the mandible after fracture of the buccal plate. J Oral Maxillofac Surg. 2004; 62:1175.
42. Panula K, Finne K, Oikarinen K. Incidence of complications and problems related to orthognathic surgery: a review of 655 patients. J Oral Maxillofac Surg. 2001; 59:1128.
43. Panula K, Finne K, Oikarinen K. Neurosensory deficits after bilateral sagittal split ramus osteotomy of the mandible-influence of soft tissue handling medial to the ascending ramus. Int J Oral Maxillofac Surg. 2004; 33:543.
44. Paulus GW, Steinhauser EW. A comparative study of wire osteosynthesis versus bone screws in the treatment of mandibular prognathism. Oral Surg. 1982; 54:2.
45. Peterson GP, Haug RH, Sickels JV. A biomechanical evaluation of bilateral sagittal ramus osteotomy fixation techniques. J Oral Maxillofac Surg. 2005; 63:1317.
46. Precious DS, Lung KE, Pynn BR, Goodday RH. Presence of impacted teeth as a determining factor of unfavorable splits in 1256 sagittal-split osteotomies. Oral Surg Oral Med Oral Pathol Oral Radiol Endod. 1998; 85:362.
47. Politi M, Toro C, Costa C, Polini F, Robiony M. Intraoperative awakening of the patient during orthognathic surgery: a method to prevent the condylar sag. J Oral Maxillofac Surg. 2007; 65:109.
48. Proffit WR, Turvey TA, Phillips C. Orthognathic surgery: a hierarchy of stability. Int J Adult Orthod Orthognath Surg. 1996; 11:191.

49. Pruitt JW, Moenning JE, Lapp TH, Bussard DA. Treatment of painful temporomandibular joint dysfunction with the sagittal split ramus osteotomy. J Oral Maxillofac Surg. 2002; 60:996.

50. Reyneke JP, Tsakiris P, Becker P. Age as a factor in the complication rate after removal of unerupted/impacted third molars at the time of mandibular sagittal split osteotomy. J Oral Maxillofac Surg. 2002; 60:654.

51. Schendel SA, Epker BN. Results after mandibular advancement surgery: an analysis of 87 cases. J Oral Surg. 1980; 38:265.

52. Schubert W, Kobienia BJ, Pollock RA. Cross-sectional area of the mandible. J Oral Maxillofac Surg. 1997; 55:689.

53. Shetty V, Freymiller E, McBreatry D, et al. Experimental analysis of functional stability of sagittal split ramus osteotomies secured by miniplates and position screws. J Oral Maxillofac Surg. 1996; 54:1317.

54. Schuchardt K. Ein Betrag Zur Chiurgischen Käieferorthopdie unter Berucksichtigung ihrer Bedeutung fur die Behandlung angeborener und erworbener Kieferdeformitäten bei Soldaten. Dtsch Zahn Mund Keiferheil. 1942; 9:73-89.

55. Smith BR, Rajchel JL, Waite DE, et al. Mandibular ramus anatomy as it relates to the medial osteotomy of the sagittal split ramus osteotomy. J Oral Maxillofac Surg. 1991; 49:12.

56. Takazakura D, Ueki K, Nakagawa K, Marukawa K, Shimada M, Shamiul A, Yamamoto E. A comparison of postoperative hypoesthesia between two types of sagittal split ramus osteotomy and intraoral vertical ramus osteotomy, using the trigeminal somatosensory-evoked potential method. Int J Oral Maxillofac Surg. 2007; 36:11.

57. Thygesen TH, Bardow A, Helleberg M, Norholt SE, Jensen J, Svensson P. Risk factors affecting somatosensory function after sagittal split osteotomy. J Oral Maxillofac Surg. 2008; 66:469.

58. Timmis DP, Aragon SB, Van Sickels JE. Masticatory dysfunction with rigid and nonrigid osteosynthesis of sagittal split osteotomies. Oral Surg. 1986; 62:119.

59. Turvey TA. Intraoperative complications of sagittal osteotomy of the mandibular ramus: Incidence and management. J Oral Maxillofac Surg. 1985; 43:504.

60. Uckan S, Schwimmer A, Kummer F, et al. Effect of the angle of the screw on the stability of the mandibular sagittal split ramus osteotomy: a study in sheep mandibles. Br J Oral Maxillofac Surg. 2001; 39:266.

61. Ueki K, Hashiba Y, Marukawa K, Alam S, Nakagawa K, Yamamoto E. Skeletal stability after mandibular setback surgery: bicortical fixation using a 2.0 mm locking plate system versus monocortical fixation using a nonlocking plate system. J Oral Maxillofac Surg. 2008; 66:900.

62. Van Sickels JE, Jeter TS, Theriot BA Management of an unfavorable lingual fracture during a sagittal split osteotomy. J Oral Maxillofac Surg. 1985; 43:808.

63. Van Sickels JE, Hatch JP, Dolce C, Bays RA, Rugh JD. Effects of age, amount of advancement, and genioplasty on neurosensory disturbance after a bilateral sagittal split osteotomy. J Oral Maxillofac Surg. 2002; 60:1012.

64. Van Merkasteyn JPR, Groot RH, Van Leeuwaarden R, et al. Intra-operative complications in sagittal and vertical ramus osteotomies. Int J Oral Maxillofac Surg. 1987; 16:665.

65. Veras RB, Kriwalsky MS, Hoffmann S, Maurer P, Schubert J. Functional and radiographic long-term results after bad split in orthognathic surgery. Int J Oral Maxillofac Surg. 2008; 37:606.

66. Westermark A, Bystedt L, von Konow L. Inferior alveolar nerve function after mandibular osteotomies. Br J Oral Maxillofac Surg. 1998; 36:425.

67. Wolford LM, Bennet MA, Rafferty CG. Modifications of the mandibular ramus sagittal split osteotomy. Oral Surg Oral Med Oral Pathol. 1987; 64:146.

68. Wolford LM, Davis WM. The mandibular inferior border split: A modification in the sagittal split osteotomy. J Oral Maxillofac Surg. 1990; 48:92.

69. Ylikontiola L, Kinnunen J, Oikarinen K. Factors affecting neurosensory disturbance after mandibular bilateral sagittal split osteotomy. J Oral Maxillofac Surg. 2000; 58:1234.

70. Yoshioka I, Khanal A, Tominaga K, Horie A, Furuta N, Fukuda J. Vertical ramus versus sagittal split osteotomies: comparison of stability after mandibular setback. J Oral Maxillofac Surg. 2008; 66:1138.

71. Yu YH, Wong YK. Evaluation of mandibular anatomy related to sagittal split ramus osteotomy using 3-dimensional computed tomography scan images. Int J Oral Maxillofac Surg. 2008; 37:521.

72. Zhao Q, Hu J, Wang D, Zhu S. Changes in the temporomandibular joint after mandibular setback surgery in monkeys: intraoral vertical versus sagittal split ramus osteotomy. Oral Surg Oral Med Oral Pathol Oral Radiol Endod. 2007; 104:329.

# Osteotomia Vértico-sagital do Ramo Mandibular

## 1. Introdução

Dentre as técnicas cirúrgicas utilizadas para o tratamento das deformidades mandibulares, a osteotomia sagital (OSRM) e a osteotomia vertical do ramo mandibular (OVRM) são as mais utilizadas, ambas apresentando suas vantagens e desvantagens. A escolha da técnica depende de alguns fatores como o tipo e magnitude da movimentação mandibular, preferência do profissional, disponibilidade de material de fixação, opção do paciente, entre outros.

A OSRM é a osteotomia mais versátil e, portanto, a mais utilizada. Os distúrbios neurológicos associados à OSRM são reportados com frequência de até 85% (Macintosh, 1981; Nishioka et al., 1987) e casos de secção total do NAI são reportados em 2% a 3,5% (Turvey, 1985; Van Merkasteyn et al., 1987; Westermark et al., 1998).

Um grande número de cirurgiões indica a OVRM para pequenos recuos e contraindica para qualquer tipo de avanço mandibular. Consideramos a OVRM uma excelente opção, principalmente para pacientes portadores de distúrbios da articulação temporomandibular (ATM) (Fujimura et al., 2004, Fujimura et al., 2005).

Em 1992, Choung descreveu a osteotomia vértico-sagital do ramo mandibular (OVSRM) como opção para as cirurgias mandibulares. O componente sagital da OVSRM faz que haja maior contato ósseo dos segmentos, quando comparada à OVRM, que permite que seja utilizada inclusive para pequenos avanços e rotações mandibulares.

Vamos destacar neste livro a OVSRM em vez da OVRM, pois hoje é a nossa opção e também pelo fato dessa técnica não ter sido descrita ainda em nenhum livro texto.

## 2. Técnica Cirúrgica

A técnica para realização da OVSRM foi descrita por Choung em 1992. Descrevemos, em 2007 (Gil et al., 2007), essa técnica com pequenas modificações (Figs. 10.1 a 10.5).

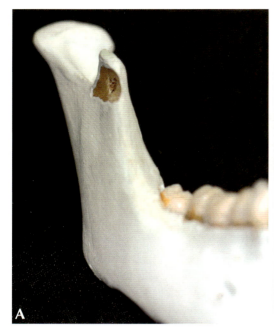
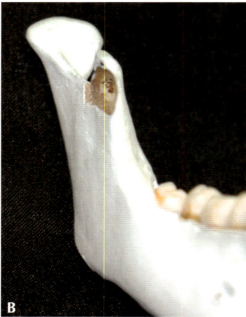

**Fig. 10.1** | *(A)* Modelo mandibular com o desgaste realizado na porção lateral do processo coronoide para permitir a visualização frontal da incisura mandibular. *(B)* Osteotomia inicial, de espessura total, que pode ser realizada com broca 703 ou serra. Durante esse corte, um instrumento protegendo a porção medial do ramo mandibular deve ser usado para evitar traumatizar o nervo alveolar inferior e/ou a artéria maxilar.

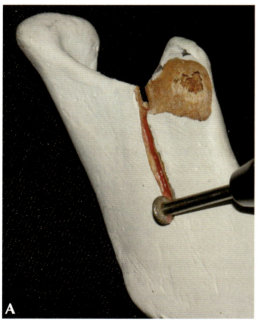
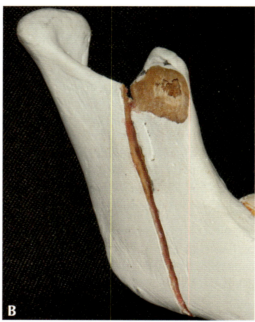

**Fig. 10.2** | *(A)* Modelo mostrando a osteotomia da cortical lateral do ramo mandibular, com broca-roda, até atingir a porção medular. *(B)* Corte vertical finalizado – o uso dessa broca foi descrito na técnica clássica para execução da OVSRM por Choung (1992). Nós indicamos a broca diamantada tronco-cônica invertida, ilustrada nas figuras 10.7, 10.13 e 10.18, por ser de uso mais fácil e rápido.

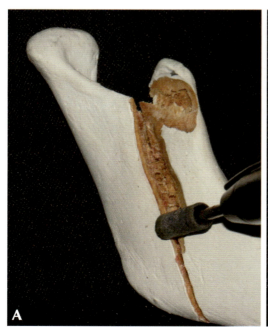
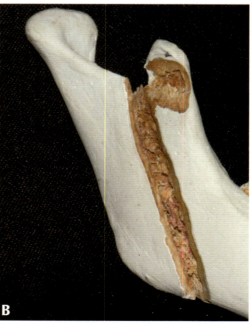

**Fig. 10.3** | *(A)* Modelo mostrando como é realizado o desgaste lateral da cortical (decorticalização). *(B)* Decorticalização finalizada. Note que a extensão é apenas a necessária para permitir que o cinzel entre no sentido sagital.

**Fig. 10.4** | *(A) Modelos mostrando o momento da colocação do cinzel. Primeiramente, o cinzel deve ser usado em toda a extensão da osteotomia para criar o plano sagital, somente após esse primeiro plano é que o cinzel deve ser introduzido até romper posteriormente a cortical medial. Atenção deve ser tomada na região basilar. (B) Modelo após a separação da mandíbula, mostrando a cortical lateral do canal mandibular no segmento proximal. Esse é o plano de introdução do cinzel, entre a cortical lateral da mandíbula e a cortical lateral do canal mandibular. Note que a osteotomia vertical é localizada bem mais anteriormente do que a realizada na técnica da OVRM e é esse o ponto diferencial da técnica que gera maior contato ósseo, permitindo até aplicação de FIR.*

**Fig. 10.5** | *(A) Visão medial do recuo mandibular. (B) Visão medial do modelo simulando um avanço de 8 mm da mandíbula. Note que há ainda muito contato entre os segmentos.*

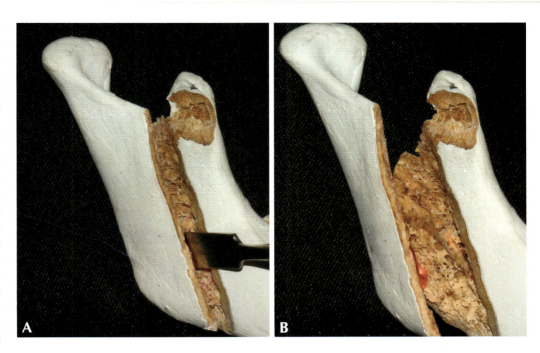

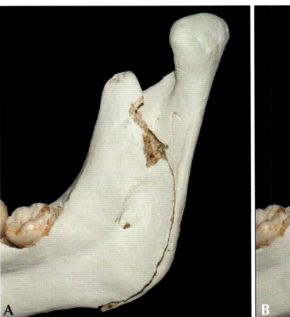
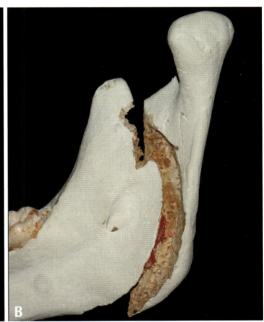

A exposição da face lateral do ramo mandibular é realizada de maneira similar à técnica para OVRM. Uma incisão de aproximadamente três centímetros é realizada ao longo da linha oblíqua externa sobre o ramo mandibular. Após a incisão da mucosa, o ramo mandibular é novamente palpado para certificar que a incisão no segundo plano será exatamente sobre o tecido ósseo. Após o descolamento mucoperiosteal de toda a face lateral do ramo mandibular, conseguimos visualizar todo o ramo (Fig. 10.6). O tendão do músculo temporal deve ser bem descolado, pois a superfície lateral do processo coronoide deve ser bem visualizado porque precisa ser desgastado para permitir visualização da incisura mandibular. A osteotomia vertical da cortical lateral do ramo deve-se estender da porção média da incisura mandibular até a porção anterior da incisura antegoniana. Nessa primeira demarcação, utiliza-se uma broca diamantada tronco-cônica invertida até a exposição da porção medular (Fig. 10.7). Em seguida, se necessário, uma broca de desgaste de maior diâmetro é usada para permitir a formação de um plano de inserção dos cinzéis paralelo ao plano sagital, fazendo a decorticalização da porção anterior da osteotomia.

Com um retrator, o cirurgião afasta e protege as estruturas mediais da superfície interna do ramo mandibular (artéria maxilar e nervo alveolar inferior) durante a osteotomia próxima à incisura, onde a espessura do corte é total (Fig. 10.8). Tecnicamente, esse é um passo de difícil visualização e inserção dos instrumentos. Mais adiante, uma modificação na técnica que supera esse obstáculo é descrita.

Ao longo do traço de osteotomia, um cinzel fino e delicado irá realizar a osteotomia na direção posterior, ou seja, o corte sagital (Fig. 10.9). A separação dos fragmentos deve ser realizada com atenção para que o sentido da fratura não seja desfavorável em direção ao côndilo (Fig. 10.10). O último passo, assim como na OVRM, é o descolamento da inserção do músculo pterigoideo medial dos segmentos proximal e distal, permitindo a movimentação e superposição dos segmentos. A grande modifcação da OVRM para a OVSRM é o sentido sagital da separação óssea. Essa movimentação fornece maior contato ósseo entre os segmentos, fazendo que a técnica possa ser indicada para avanços e rotações mandibulares de pequeno a médio porte.

Nenhum tipo de fixação interna rígida é aplicada e o bloqueio maxilomandibular (BMM) é mantido para permitir o reparo ósseo (Fig. 10.11). Em geral, há uma tendência de que os cirurgiões mantenham o BMM por um período de 21 dias quando realizam a OVRM. Em virtude do maior contato ósseo proporcionado pela técnica, a possibilidade de manter o BMM por um período menor de tempo, cerca de 14 dias, pode ser avaliado, apesar de não ser nossa opção. Radiograficamente, após seis meses, o corte parece ter sofrido total remodelação (Fig. 10.12).

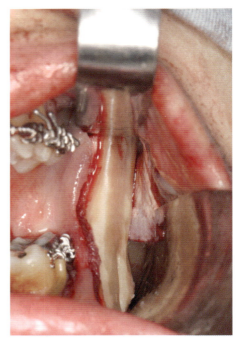

**Fig. 10.6** | *Transoperatória após incisão e descolamento para acesso ao ramo mandibular. Para alcançar essa visão não é necessária grande incisão, mas é fundamental realizar o descolamento de toda a lateral do ramo mandibular, desde a região anterior até o ângulo mandibular. Note que a osteotomia na região antegoniana já foi demarcada para referência.*

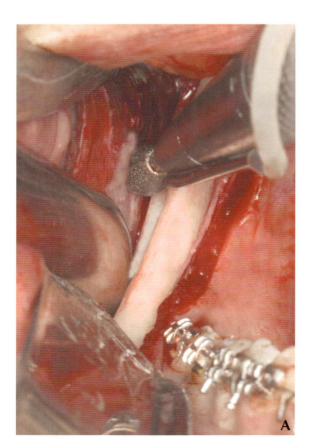

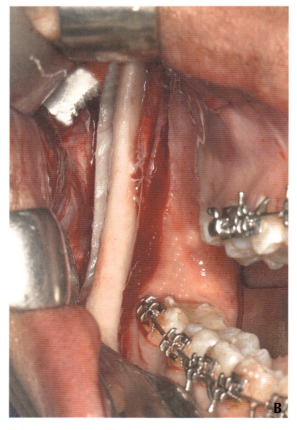

**Fig. 10.7** | *(A) Visão da osteotomia realizada na superfície lateral do ramo mandibular com uma broca diamantada tronco-cônica invertida (principal modificação da técnica original que executamos). (B) Esse corte vertical estende-se desde a incisura mandibular (limite superior) até a protuberância antegoniana (limite inferior). A espessura desse corte é a espessura da cortical óssea lateral, até a exposição inicial do tecido medular, ou seja, quando se inicia um discreto sangramento.*

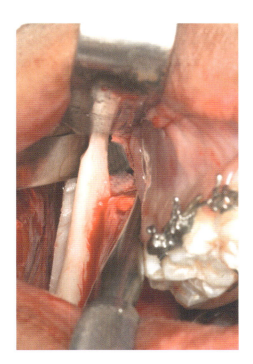

**Fig. 10.8** | *Após a osteotomia vertical da cortical lateral do ramo, inicia-se o corte bise-lado de espessura total, na região da incisura mandibular. Note que um instrumento é inserido por medial para afastar o tecido mole (que contém a artéria maxilar e o nervo alveolar inferior) e então se aplica o cinzel fino, broca 703 ou serra. Essa é uma etapa difícil devido à proximidade de estruturas nobres e dificuldade de visualização, por isso é que preferimos a técnica modificada (descrita a partir da figura 10.14).*

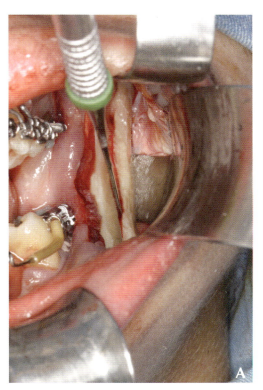

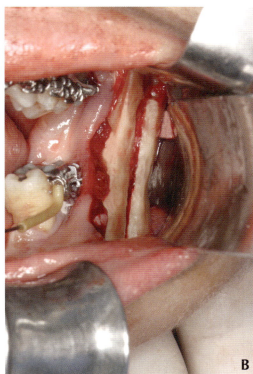

**Fig. 10.9** | *(A) Visão após o término da osteotomia (da incisura mandibular até a região antegoniana), iniciando a introdução de um cinzel fino. Note que o cinzel entra no sentido sagital, margeando a cortical lateral para evitar danos ao nervo alveolar infe-rior (passa por medial ao cinzel). (B) Visão após o uso do cinzel em toda a extensão do corte ósseo.*

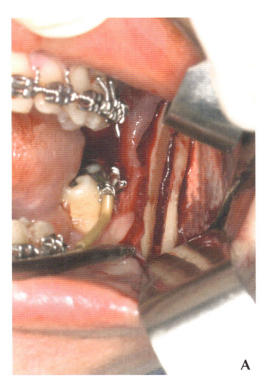

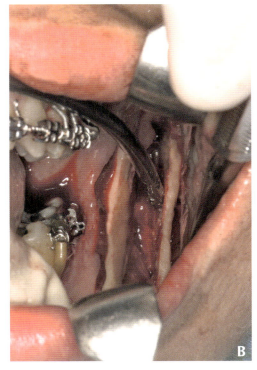

**Fig. 10.10** | *(A) Visão após a clivagem dos segmentos. Note como o segmento medial é facilmente visualizado devido ao corte no sentido sagital (que não ocorre durante a OVRM). (B) Separação dos segmentos para permitir o descolamento da musculatura no segmento distal.*

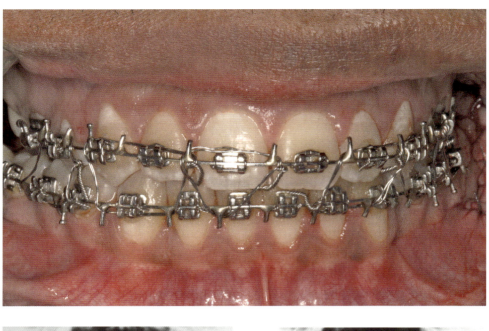

**Fig. 10.11** │ *Bloqueio maxilomandibular, com fios de aço (amarrilho), que será mantido por 21 dias.*

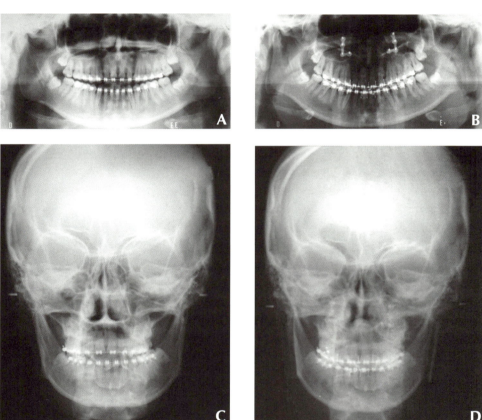

**Fig. 10.12** │ *(A) Radiografia panorâmica pré-operatória. (B) Radiografia pós-operatória imediata, sete dias após realização da OVSRM. (C) Radiografia pós-operatória de seis meses, mostrando a remodelação óssea.*

## 3. Por que Optar pela OVSRM

Durante o planejamento das deformidades dentofaciais, a osteotomia a ser realizada deve ser decidida considerando alguns fatores. O tipo da deformidade, o tipo e a magnitude do movimento, a queixa e opção do paciente, questões financeiras e principalmente a preferência do profissional irão definir o procedimento a ser realizado.

Frequentemente o tratamento das deformidades envolve uma cirurgia mandibular. A osteotomia vertical do ramo mandibular (OVRM) inicialmente foi utilizada com acesso extrabucal. Atualmente é realizada com acesso intra-

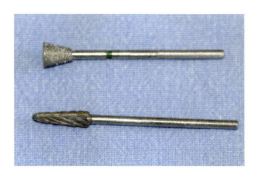

**Fig. 10.13** | *Brocas necessárias para realização da OVSRM, pela sequência de uso: broca diamantada tronco-cônica (marcação inicial e exposição da medular); broca de desgaste (decorticalização; cria o plano sagital de inserção do cinzel).*

bucal e está indicada para recuos mandibulares de até 7 mm, especialmente para pacientes portadores de disfunção temporomandibular, pois permite a acomodação mais natural do complexo músculo-côndilo-disco na fossa articular. A grande vantagem dessa técnica é a redução dos riscos de danos ao nervo alveolar inferior e a maior desvantagem é a necessidade de BMM no pós-operatório para permitir o reparo ósseo.

Existem outras duas vantagens relativas na execução da técnica da OVSRM. Como na OVRM, não há a necessidade de fixação interna rígida e isso traz uma redução nos custos do procedimento. Tendo em vista que para cada lado da OSRM são usados desde três parafusos bicorticais até duas miniplacas com oito parafusos monocorticais, a redução financeira pode ser significativa. Isso deve associar-se também à redução de custos hospitalares devido à redução do tempo de cirurgia. Outro fator seria que para a execução da OVRM há a necessidade do uso de serras oscilatórias específicas de alto custo e em alguns casos de difícil manutenção (Fig. 10.13). Uma situação hipotética pode ser citada – uma falha da serra oscilatória durante a execução da OVRM pode inviabilizar a finalização do procedimento. Em contrapartida, a OVSRM pode ser executada com um motor convencional, o mesmo usado para cirurgias de terceiros molares e reconstruções ósseas.

Com a evolução dos sistemas de fixação interna rígida, a osteotomia sagital do ramo mandibular passou a ser a técnica mais utilizada. A grande vantagem é a possibilidade do paciente não necessitar de BMM, ou seja, o movimento mandibular é imediato, levando a uma recuperação mais rápida. Além disso, a OSRM é uma técnica versátil, que permite tanto avanços quanto recuos mandibulares de magnitudes variadas. Contudo, as alterações neurossensoriais do nervo alveolar inferior é um risco inerente à técnica e em alguns casos esse *deficit* pode ser permanente.

Segundo a experiência dos autores desta obra, quando é oferecido ao paciente a OVRM e a OSRM, um grande número prefere a OVRM. Em outras palavras, o paciente opta por sair do ato cirúrgico com BMM por ter um menor risco de dormência do lábio. Entretanto, em função de a OVRM não permitir avanços mandibulares, em muitos casos a OSRM acaba sendo a única opção para algumas deformidades mandibulares.

Em 1992, Choung descreveu pela primeira vez a técnica da osteotomia vértico-sagital (OVSRM) para o tratamento do prognatismo mandibular. Depois disso, outros cinco trabalhos foram encontrados com o uso da OVSRM, um deles refere-se ao uso da OVSRM para o tratamento de hiperplasia e fraturas condilares (Choung; Nam, 1998). Apesar das vantagens que a técnica pode oferecer, nota-se que ainda é muito pouco explorada pelos cirurgiões bucomaxilofaciais.

Um estudo com 34 OVSRM realizadas mostrou a eficácia da técnica em todos os 19 pacientes portadores de disfunção têmporo-mandibular em um período de controle médio de 12 meses (Fujimura et al., 2004). Um outro trabalho comparou os resultados clínicos obtidos em DTMs de 15 pacientes tratados com OVRM e outros 15 com OVSRM. Ambas as técnicas mostraram eficácia similar no tratamento (Fujimura et al., 2005).

O trabalho de Fujimura et al. (2006) faz as considerações anatômicas e de complicações encontradas na OVSRM. Foram utilizadas tomografias computadorizadas obtidas de pacientes, observações em mandíbulas secas e em cadáveres. Os resultados mostram a grande variação na posição do forame mandibular e o cuidado necessário que deve ser tomado com a artéria maxilar.

Não foi encontrado nenhum trabalho avaliando a estabilidade da OVSRM em comparação com as demais técnicas. A OVSRM muito se assemelha à OVRM, principalmente pelo fato de que ambas utilizam o BMM como método de fixação. Fazendo uma analogia entre as técnicas, é valido citar o trabalho de Yoshioka et al. (2008), que realizaram uma comparação entre a OSRM e a OVRM em 30 pacientes, que foram divididos em grupos e não encontraram diferença estatisticamente significante com relação à estabilidade após o controle de um ano. Extrapolando esses resultados, acredita-se que o BMM é um método eficaz para garantir a estabilidade do resultado. Teoricamente, a OVSRM ainda teria a vantagem de proporcionar um maior contato entre os segmentos ósseos em comparação com a OVRM. Logo, acredita-se que a OVSRM seja mais estável que a OVRM, principalmente quando ocorrem pequenos avanços mandibulares.

Em comparação com a OSRM, a principal vantagem da OVSRM é o baixíssimo risco de alterações neurossensoriais. Outro benefício da OVSRM é a possibilidade do posicionamento passivo do côndilo na cavidade glenoide. Embora a incidência de distúrbios na ATM após a OSRM seja baixa, é ainda menor durante a OVSRM. Além disso, existe a dificuldade do posicionamento do segmento proximal durante a OSRM, que pode causar maloclusão pós-operatória ou influenciar na recidiva. Para casos de grandes avanços mandibulares, a OSRM é a única opção. Entretanto, para pequenos avanços, recuos e rotações mandibulares a OVSRM é uma das opções de tratamento. A escolha deve ser influenciada pela opção dos pacientes. As vantagens e desvantagens de cada técnica devem ser expostas e o paciente pode participar nessa decisão, bastando que o cirurgião esteja apto para realizar ambas as técnicas.

A segurança e baixos índices de complicações com a OVSRM também foi reportada por Hashemi (2008). O autor apresentou uma avaliação de 10 anos do comportamento da OVSRM, em 237 pacientes, ressaltando a possibilidade de indicação dessa técnica para pequenos avanços da mandíbula.

Apesar da semelhança, os autores desta obra consideram a OVSRM uma técnica superior à OVRM, principalmente por proporcionar maior contato ósseo entre os segmentos. Outras duas vantagens seriam a possibilidade de pequenos avanços e rotações na OVSRM e a possibilidade de executar a técnica sem a necessidade de serras especiais.

## 4. Modificação da Técnica

Em 2007, Muto et al. propuseram uma modificação na técnica clássica da osteotomia em "L" invertido. Essa adaptação, na verdade, é muito próxima da OVSRM, incluindo uma osteotomia horizontal acima do forame mandibular, eliminando a necessidade da osteotomia na região da incisura mandibular (Fig. 10.14).

Muto et al. (2007) descreveram essa técnica chamando a atenção para o baixo risco de parestesia, que é uma preocupação durante a OSRM, aliada à possibilidade de fixação interna rígida. Os autores exemplificaram com a colocação de uma miniplaca na região da linha oblíqua externa.

Realmente, uma técnica que permita a aplicação de FIR e não apresente riscos de distúrbios neurossensoriais seria ótimo, mas vamos considerar alguns pontos: 1) a fixação de uma osteotomia mandibular como uma miniplaca monocortical pode ser insuficiente e questionável (veja no Cap. 9 sobre a OSRM); 2) A FIR nas osteotomias mandibulares é uma excelente opção que permite ao paciente sair movimentando a mandíbula, o que traz um retorno mais rápido do paciente ao convívio social e atividades laborais. Mas o BMM traz benefícios ao paciente que apresenta distúrbios da ATM, pois permite o posicionamento passivo do côndilo na cavidade glenoide, como descrito acima.

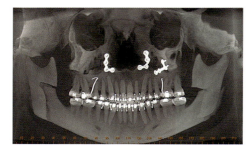

**Fig. 10.14** | *Reconstrução panorâmica de TC volumétrica mostrando o desenho da OVSRM modificada. Note que se assemelha à técnica "L-invertido", mas a diferença é que o plano de separação é sagital, aumentando a área de contato entre os segmentos.*

Nossa conduta, para recuos e pequenos avanços da mandíbula, sempre foi informar ao paciente e permitir que ele decida qual técnica será usada na mandíbula. Basicamente, o paciente escolhe entre uma técnica que permita sair com os movimentos mandibulares e com recuperação mais rápida, mas com risco de parestesia do lábio (OSRM); ou uma técnica com BMM, persistindo assim por três semanas, mas que possui risco extremamente baixo de parestesia e melhora a sintomatologia na ATM (OVSRM).

Assim, hoje preferimos adotar a modificação proposta por Muto et al. (2007), sem FIR. As figuras 10.15 a 10.20 ilustram nossa conduta.

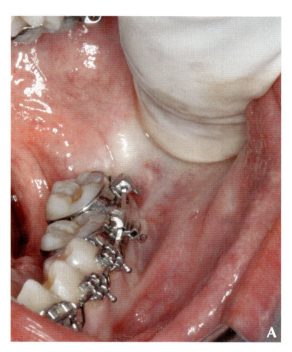 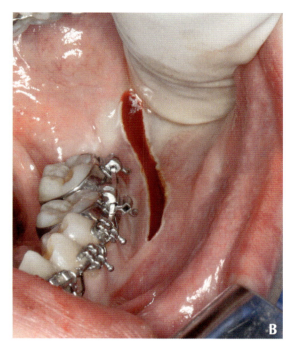

**Fig. 10.15** | *OVSRM modificada. (**A**) Visão transoperatória do afastamento e fixação dos tecidos para a incisão. (**B**) Incisão em mucosa alveolar, no primeiro plano, em extensão de 3 cm aproximadamente.*

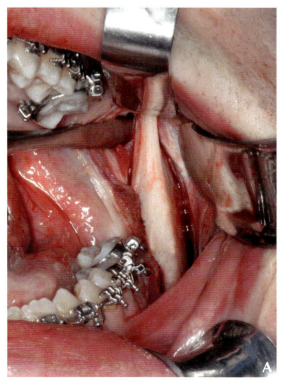 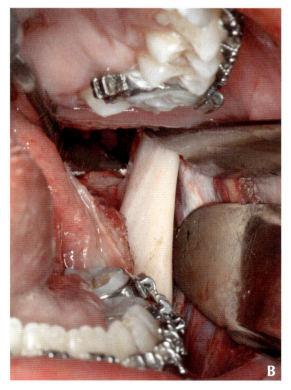

**Fig. 10.16** | *(**A**) Após o descolamento da face lateral do ramo mandibular inicia-se o descolamento medial. (**B**) A porção medial é exposta até a visualização segura da entrada do nervo alveolar inferior no canal mandibular, como na técnica de OSRM.*

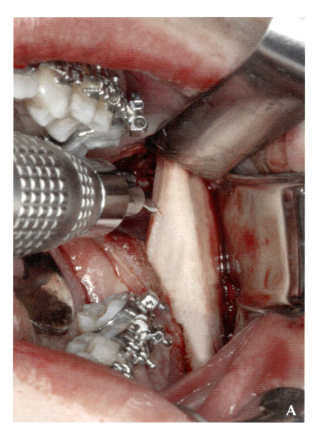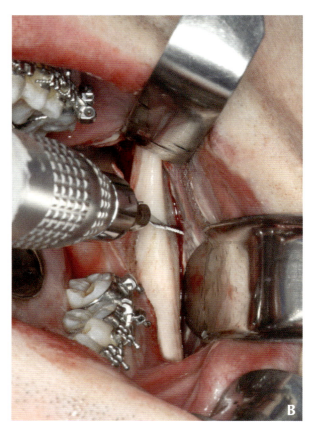

**Fig. 10.17** | **(A)** *O corte horizontal inicia acima da espinha mandibular, biselado de medial para lateral do ramo. Deve-se iniciar o mais superior possível para conseguir boa angulação e longe do feixe vasculonervoso.* **(B)** *Nessa técnica o corte horizontal é de espessura total, note a serra ultrapassando a cortical lateral do ramo.*

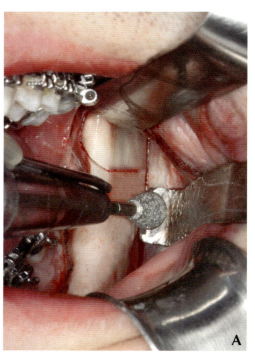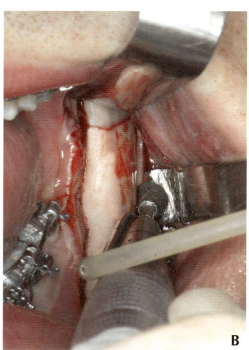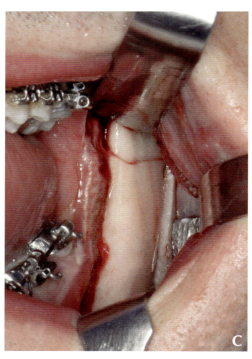

**Fig. 10.18** | **(A)** *Após o corte horizontal, com uma broca diamantada (tronco-cônica), inicia-se o corte vértico-sagital. A facilidade dessa técnica em comparação à osteotomia vértico-sagital convencional é que o corte vertical inicia em uma porção mais inferior do ramo, isso é tecnicamente mais fácil, há maior visão nessa área, necessita menor descolamento e diminui o risco de atingir a artéria maxilar (citada na técnica convencional como possível complicação).* **(B)** *A espessura do corte vertical é até a exposição inicial do tecido medular. Essa profundidade deve ser respeitada, pois o nervo alveolar inferior está logo medial ao corte.* **(C)** *O corte vertical une o corte realizado pela serra até a protuberância antegoniana. O plano de clivagem será iniciado no tecido medular exposto.*

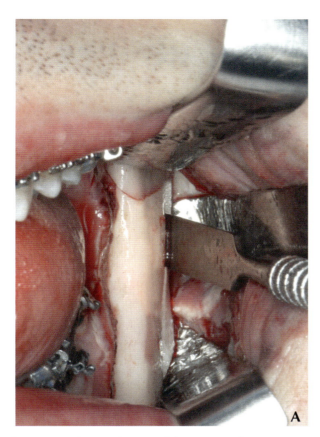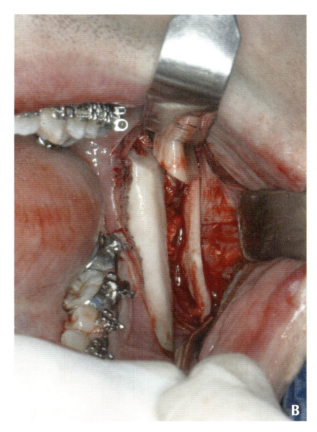

**Fig. 10.19** | *(A) Introdução do cinzel fino em toda a espessura do corte vertical, respeitando o sentido sagital para não atingir o nervo. (B) Visão da separação, completando a osteotomia, após a introdução do cinzel em toda a extensão do corte vertical. Deve-se respeitar o sentido de introdução do cinzel em todas as porções para criar um único plano de clivagem.*

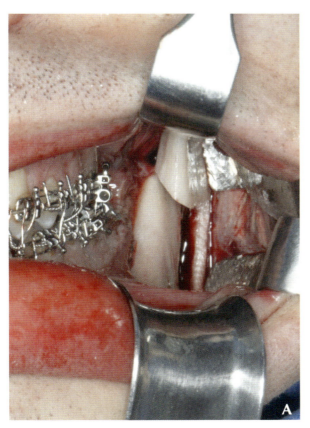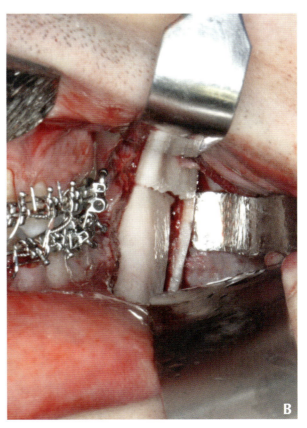

**Fig. 10.20** | *(A) Visão do posicionamento dos segmentos após o reposicionamento da mandíbula (note o bloqueio maxilo-mandibular). Devido à rotação no sentido horário da mandíbula nesse caso, houve um toque entre os segmentos. (B) Após pequenos e seletivos desgastes, este é o contato ósseo obtido. É importante manipular o segmento para certificar que o côndilo não saiu da glenoide.*

## 5. Uso de Elásticos no Pós-operatório

Quando a cirurgia mandibular incluir uma osteotomia vertical ou vértico--sagital, serão necessárias três semanas de BMM. Alguns profissionais, por não utilizarem as osteotomias verticais, com frequência advogam que não fazem as osteotomias verticais "porque o paciente termina em maloclusão classe II". Essa é uma observação sem fundamentação científica e que não observamos em nenhum de nossos casos!

Durante a primeira semana de BMM os côndilos mandibulares estão em uma posição muito inferior com relação à cavidade glenoide, isso se deve à ação da gravidade, edema e hematoma intra-articular. Entre a segunda e terceira semana, durante o reparo dos ligamentos, ação muscular e diminuição do edema e hematoma; o côndilo é tracionado superiormente. É esse movimento passivo que favorece a acomodação do disco e que leva à melhora da sintomatologia das DTMs.

Quando o BMM é liberado, na terceira semana, o côndilo ainda não está na sua posição final com relação à cavidade glenoide. Logo, nos primeiros dias após o desbloqueio, devido principalmente à ação da musculatura supra-hioídea, toda mandíbula posiciona-se mais posteriormente, dando uma visão de um paciente classe II. Elásticos de classe II são instalados. Toda vez que o paciente abre a boca, enquanto a musculatura traciona a mandíbula para trás os elásticos estão puxando para a frente. O resultado vai ser a movimentação final do côndilo para a cavidade glenoide e a estabilização da oclusão em classe I.

O uso de elásticos no pós-operatório faz parte da técnica (OVRM e OVSRM). É uma desvantagem, reflete em um maior tempo de controle pós-cirúrgico até a liberação para a ortodontia pós-cirúrgica. Na OSRM também não são raras as situações onde se faz necessário o uso de elásticos para estabilizar a oclusão, devido a edema na ATM, e guiar a musculatura. Nos casos do uso de elásticos para corrigir maloclusões após a OSRM, com frequência determinam mudança no posicionamento dentário e/ou remodelações condilares, pois a FIR está aplicada.

Outra vantagem da modificação da técnica da OVSRM proposta por Muto et al. (2008), e que fez que migrássemos para ela, é que o processo coronoide continua unido ao mesmo segmento do côndilo, semelhante à OSRM, o que não acontece com as técnicas tradicionais da OVRM e OVSRM. Isso favorece a aplicação de FIR e facilita a técnica. Mas a principal vantagem disso é que o músculo temporal continua inserido ao processo coronoide, e este unido ao côndilo. Após algum tempo utilizando essa nova técnica, observamos que ao liberar o BMM (após 3 semanas) os pacientes não apresentavam aquela tendência de classe II, e isso se vem repetindo consecutivamente. A conclusão a que chegamos é que a musculatura temporal, ainda inserida, mantém uma tração do segmento proximal para cima e, quando se libera o BMM, o côndilo já está em sua posição final dentro da cavidade glenoide.

Sumarizando, o resultado oclusal é o mesmo para todas as técnicas mandibulares. Apenas se pode dizer que com a OSRM o resultado é alcançado mais rápido. Não existem na literatura nem mesmo diferenças sobre recidiva entre as técnicas.

Outra preocupação do profissional é com o posicionamento passivo do segmento proximal. Em algumas situações, principalmente nas rotações e giros, o segmento proximal pode ficar malposicionado, sem contato ósseo. O reparo ósseo e a pressão exercida pelos tecidos moles fazem que essa diferença praticamente desapareça após seis meses.

## 6. Considerações Finais

Concluindo, considerando as vantagens encontradas, a OVSRM modificada é uma opção para recuos mandibulares, rotações e estamos usando em avanços de até 5 mm, principalmente para pacientes portadores de DTM que permitem o uso de BMM no pós-operatório e que não desejam pôr em risco a sensibilidade do NAI. Esse procedimento é de fácil execução e possui baixo risco de danos neurossensoriais. Os autores deste livro recomendam a técnica da osteotomia vértico-sagital modificada como mais uma opção para ser oferecida aos pacientes que necessitam de cirurgias na mandíbula.

O quadro abaixo compara resumidamente as opções técnicas para cirurgias de mandíbula.

Tabela comparativa entre as técnicas de osteotomias mandibulares.

| | **OSRM** | **OVRM** | **OVSRM** |
|---|---|---|---|
| Fixação | F.I.R. | BMM | BMM |
| Parestesia | Risco baixo | Risco mínimo | Risco mínimo |
| Indicação | Versátil | Recuos | Recuos, rotações, avanços |
| ATM | + | + + + | + + + |
| Opção paciente | Não quer BMM | Não quer parestesia | Não quer parestesia |
| Cirurgiões | A maioria usa | Necessita serra | Técnica nova |
| Início   Ortodontia | 15-30 dias | 45-60 dias | 45-60 dias |

## CASO CLÍNICO

AM, 23 anos, tinha como queixa a mordida errada, dores articulares. Relatou que já teve dois episódios de luxação da ATM. Esteticamente a paciente gostaria de corrigir a assimetria facial.

No exame clínico, notamos assimetria facial causada pelo desvio mandibular para a esquerda. Observamos um afundamento paralateronasal. Diagnosticamos a anomalia como deficiência horizontal de maxila associado a laterognatismo mandibular.

No planejamento ortocirúrgico foi apresentado à paciente duas opções. Em uma seria o avanço de maxila com rotação de mandíbula e em outra apenas a rotação da mandíbula. O resultado estético das duas opções no traçado predictivo foi muito semelhante. A paciente optou pela cirurgia mais conservadora, assim o preparo ortodôntico foi realizado para a rotação da mandíbula.

O objetivo cirúrgico foi corrigir a assimetria mandibular. A cirurgia realizada foi o recuo e rotação da mandíbula. Utilizamos a osteotomia vértico-sagital porque a paciente optou por menor risco de trauma ao NAI e também porque essa técnica traz melhores resultados para os problemas da ATM.

# Fase Pré-ortodontia

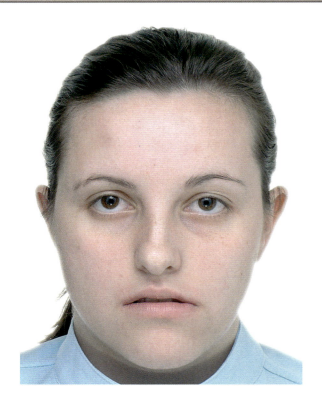
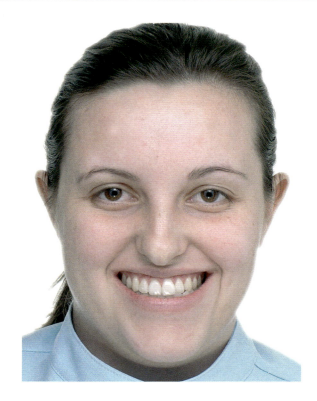
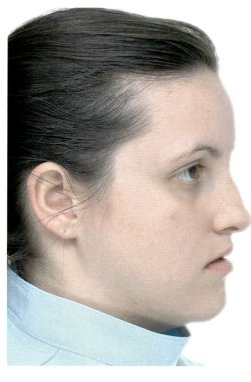
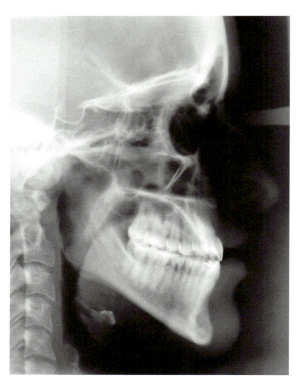
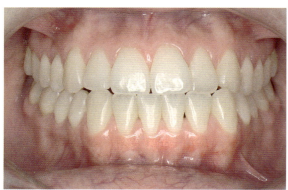
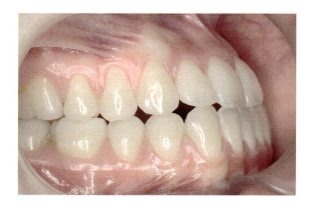

# Fase Pré-operatória

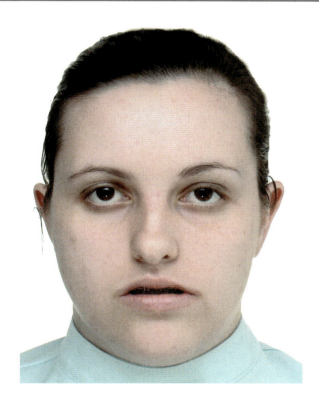
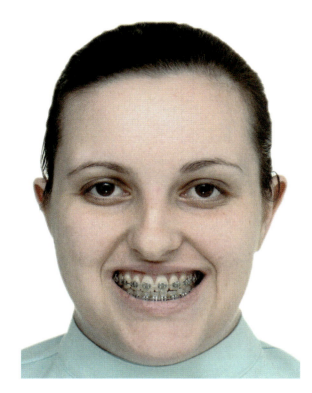
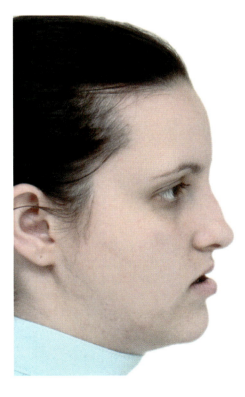
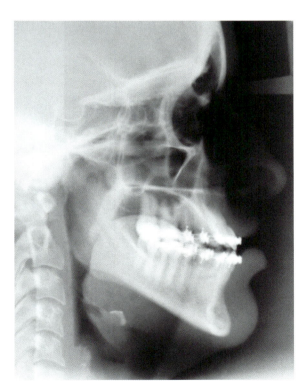
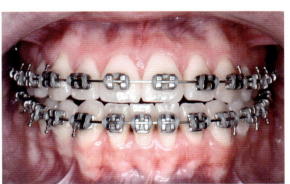
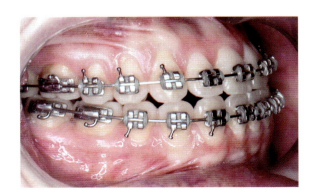

## Planejamento

Paciente: _A. M._      idade: _23 anos_

**Queixa Principal:** _Luxação da articulação - dois episódios_
_Dores na articulação_
_Prefere osteotomia vértico-sagital devido queixa na ATM_
_Preferiu não operar a maxila_

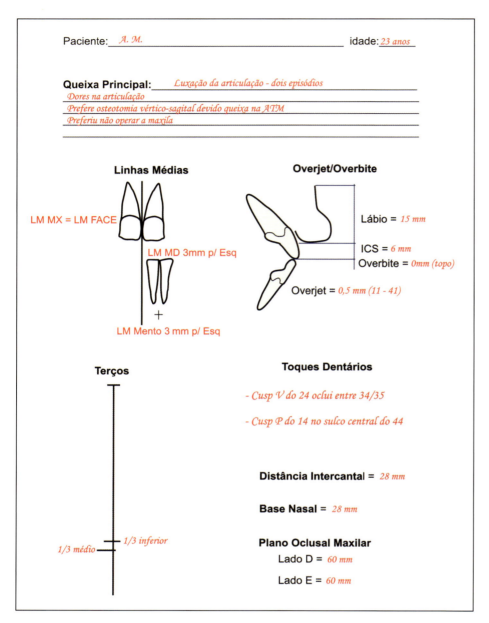

**Linhas Médias**

LM MX = LM FACE

LM MD 3mm p/ Esq

+

LM Mento 3 mm p/ Esq

**Overjet/Overbite**

Lábio = _15 mm_

ICS = _6 mm_
Overbite = _0mm (topo)_

Overjet = _0,5 mm (11 - 41)_

**Terços**

1/3 inferior

1/3 médio

**Toques Dentários**

- _Cusp V do 24 oclui entre 34/35_

- _Cusp P do 14 no sulco central do 44_

**Distância Intercanta**l = _28 mm_

**Base Nasal** = _28 mm_

**Plano Oclusal Maxilar**
Lado D = _60 mm_
Lado E = _60 mm_

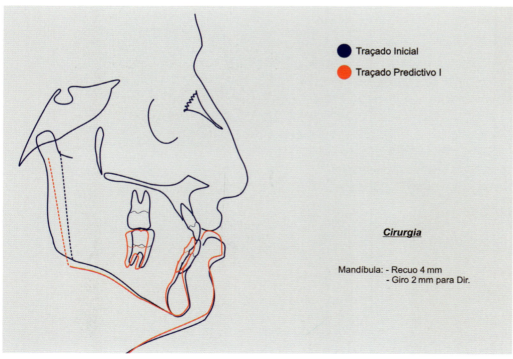

● Traçado Inicial
● Traçado Predictivo I

_**Cirurgia**_

Mandíbula: - Recuo 4 mm
              - Giro 2 mm para Dir.

# Fase Pós-operatória

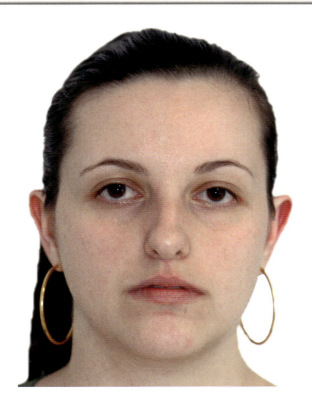
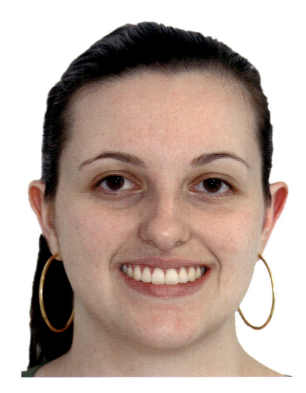

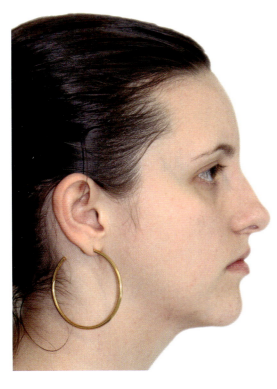
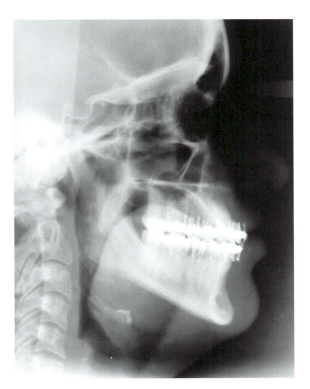

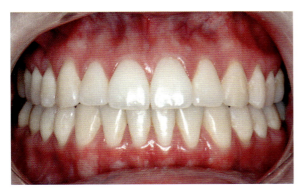
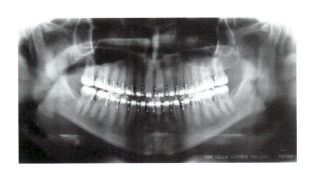

# Referências

1.  Choi YS, Yun KI, Kim SG. Long-term results of different condylotomy designs for the management of temporomandibular joint disorders. Oral Surg Oral Med Oral Pathol Oral Radiol Endod. 2002; 93:132.

2.  Choung PH. A new osteotomy for the correction of mandibular prognathism: techniques and rationale of the intraoral verticosagittal ramus osteotomy. J Craniomaxillofac Surg. 1992; 20:153.

3.  Choung PH, Nam IW. An intraoral approach to treatment of condylar hyperplasia or high condylar process fractures using the intraoral vertico-sagittal ramus osteotomy. J Oral Maxillofac Surg. 1998; 56:563.

4.  Fujimura K, Segami N, Sato J, Kanayama L, Nishimura M, Demura N. Advantages of intraoral verticosagittal ramus osteotomy in skeletofacial deformity patients with temporomandibular joint disorders. J Oral Maxillofac Surg. 2004; 62:1246.

5.  Fujimura K, Segami N, Sato J, Kanayama K, Nishimura M. Comparison of the clinical outcomes of patients having sounds in the temporomandibular joint with skeletal mandibular deformities treated by vertico-sagittal ramus osteotomy or vertical ramus osteotomy. Oral Surg Oral Med Oral Pathol Oral Radiol Endod. 2005; 99:24.

6.  Fujimura K, Segami N, Kobayashi Y. Anatomical study of the complications of intraoral vertico-sagittal ramus osteotomy. J Oral Maxillofac Surg. 2006; 64:384.

7.  Gil JN, Claus JDP, Lima Jr SM, Marin C, Granato R. Osteotomia vertico-sagital do ramo mandibular – relato de dois casos. Rev Colégio Bras Cir Traum Bucomaxilofacial. 2007; 3:114.

8.  Hashemi HM. Evaluation of intraoral verticosagittal ramus osteotomy for correction of mandibular prognathism: a 10-year study. J Oral Maxillofac Surg. 2008; 66:509.

9.  MacIntosh RB. Experience with the sagittal osteotomy of the mandibular ramus: a thirteen year review. J Maxillofac Surg. 1981; 9:151.

10. Muto T, Akizuki K, Tsuchida N, Sato Y. Modified intraoral inverted "L" osteotomy: a technique for good visibility, greater bony overlap, and rigid fixation. J Oral Maxillofac Surg. 2008; 66:1309.

11. Nishioka GJ, Zysset MK, Van Sickles JE. Neurosensory disturbance with rigid fixation of the bilateral sagittal split osteotomy. J Oral Maxillofac Surg. 1987; 45:20.

12. Precious DS, Lung KE, Pynn BR, Goodday RH. Presence of impacted teeth as a determining factor of unfavorable splits in 1256 sagittal-split osteotomies. Oral Surg Oral Med Oral Pathol Oral Radiol Endod. 1998; 85:362.

13. Turvey T. Intraoperative complications of sagittal osteotomy of the mandibular ramus: incidence and management. J Oral Maxillofac Surg. 1985; 43:504.

14. Van Merkasteyn JPR, Groot RH, Van Leeuwaarden R, et al. Intra-operative complications in sagittal and vertical ramus osteotomies. Int J Oral Maxillofac Surg. 1987; 16:665.

15. Westermark A, Bystedt L, von Konow L. Inferior alveolar nerve function after mandibular osteotomies. Br J Oral Maxillofac Surg. 1998; 36:425.

16. Yoshioka I, Khanal A, Tominaga K, Horie A, Furuta N, Fukuda J. Vertical ramus versus sagittal split osteotomies: comparison of stability after mandibular setback. J Oral Maxillofac Surg. 2008; 66:1138.

# Por Onde Começar a Cirurgia Ortognática Combinada? Maxila ou Mandíbula?

## 1. Introdução

Após a introdução dos conceitos de fixação interna rígida tornou-se comum a realização de cirurgias combinadas, maxila e mandíbula para o tratamento de deformidades dentofaciais. Então, nesses casos, o primeiro maxilar a ser mobilizado e fixado será a maxila ou a mandíbula?

Os trabalhos que se propuseram a avaliar a precisão em cirurgias combinadas apenas utilizaram a reposição da maxila primeiro. Mas, alguns autores têm chamado a atenção para os benefícios de se iniciar pela reposição mandibular. Não há na literatura base científica suficiente para apoiar a afirmação de que uma técnica seja superior à outra. O importante é que o cirurgião e equipe tenham domínio das técnicas e alcancem bons resultados. Este capítulo irá resumir as vantagens e desvantagens de cada técnica relacionadas aos seguintes fatores:

- Osteotomia mandibular
- Fixação interna rígida (FIR)
- Fratura indesejável
- Relação cêntrica
- Cirurgias segmentares de maxila.

## 2. Osteotomia Mandibular

Comparando a osteotomia sagital do ramo mandibular (OSRM) com a osteotomia vertical (OVRM) ou vértico-sagital (OVSRM), todas possuem vantagens e desvantagens. Para recuos e pequenos movimentos, as duas técnicas podem ser usadas, a escolha depende das preferências do cirurgião e paciente. Quando o cirurgião decide começar uma cirurgia combinada pela mandíbula, é obrigatório o uso da OSRM, pois a mandíbula necessita estar rigidamente fixada em sua nova posição para guiar a reposição da maxila.

A OSRM é uma técnica versátil, indicada para recuos, avanços e movimentos assimétricos. A OSRM permite a aplicação de FIR, que resulta em recuperação mais rápida do paciente, pois o paciente não precisa usar bloqueio maxilomandibular (BMM) por três semanas. Entretanto, a grande desvantagem dessa técnica é o risco de lesão ao nervo alveolar inferior (NAI). Os distúrbios neurossensoriais relacionados ao NAI após a OSRM são reportados de 0 a 94%. A incidência de seccionamento total do nervo é relatada de 2% a 3,5%.

A OVRM ou OVSRM estão indicadas em geral apenas para pequenos movimentos, principalmente recuos. O BMM é usado para estabilizar os segmentos por três semanas. O desenho da osteotomia resulta em uma menor superfície de contato ósseo, o que dificulta a aplicação de FIR. Mas a OVRM divide a mandíbula atrás do forame mandibular, por isso o trauma ao nervo é mínimo. Vários trabalhos compararam a incidência de distúrbios neurossensoriais e encontraram diferença estatisticamente significante entre a OSRM e a OVRM.

Existem vários trabalhos defendendo os benefícios da OVRM em pacientes com disfunção de ATM. Basicamente, a OVRM aumenta o espaço articular permitindo a reposição passiva dos tecidos. Ueki et al. (2002) compararam as alterações na morfologia da ATM, por meio de ressonância magnética e sintomas clínicos em 43 pacientes, 20 submetidos à OVRM e 23 com OSRM. Diminuição ou eliminação dos sintomas na ATM foram encontradas em 88% dos pacientes operados pela OVRM e em 66% para OSRM. Os exames mostraram nenhuma alteração no deslocamento anterior do disco nos pacientes após OSRM, enquanto a melhora foi encontrada em 44% dos pacientes submetidos à OVRM com deslocamento anterior do disco.

Choung et al. (1992) descreveram a osteotomia vértico-sagital do ramo mandibular (OVSRM). Essa é uma modificação da técnica da OVRM que permite maior contato ósseo entre os segmentos, permitindo indicá-la para pequenos avanços mandibulares. Também apresenta baixo risco de injúrias ao NAI e efeitos similares na ATM.

Alguns pacientes podem não optar pela OVRM ou OVSRM devido à necessidade de BMM por três semanas, essa é a principal desvantagem dessas técnicas. Por outro lado, o baixo risco de distúrbios neurossensoriais e os benefícios em indivíduos com distúrbios de ATM podem ser a razão para que alguns pacientes não optem pela OSRM. Nos casos em que a movimentação mandibular a ser realizada pela cirurgia ortognática permitir a utilização de qualquer técnica, a decisão tem de ser tomada levando em consideração a vontade do paciente. Essa discussão entre as técnicas mandibulares está mais completa nos capítulos 9 e 10 e resumidas na figura 11.1.

| | OSRM | OVRM | OVSRM |
|---|---|---|---|
| Fixação | F.I.R. | BMM | BMM |
| Parestesia | Risco baixo | Risco mínimo | Risco mínimo |
| Indicação | Versátil | Recuos | Recuos, rotações ⬇ avanços |
| ATM | + | + + + | + + + |
| Opção paciente | Não quer BMM | Não quer parestesia | Não quer parestesia |
| Cirurgiões | A maioria usa | Necessita serra | Técnica nova |
| Início Ortodontia | 15-30 dias | 45-60 dias | 45-60 dias |

**Fig. 11.1** | *Quadro resumindo as técnicas mandibulares.*

Resumindo, é uma vantagem iniciar as cirurgias ortognáticas combinadas pela reposição da maxila, pois o cirurgião, após fixar a maxila, pode escolher a técnica que melhor responder às necessidades do paciente (OSRM, OVRM ou OVSRM). Em nossa rotina, quando explicamos as características e questionamos os pacientes, mais de 50% dos pacientes optam pela OVSRM. Isso não é um dado científico, é uma observação clínica e um testemunho da nossa experiência e por isso consideramos muito. Pense em você? Qual você escolheria? O BMM por 3 semanas ou a possibilidade, ainda que rara, de dormência permanente do lábio inferior?

## 3. Fixação Interna Rígida (FIR)

Como citado anteriormente, o cirurgião que decide iniciar a cirurgia combinada pela reposição da mandíbula tem de usar a OSRM. Dentre as maneiras mais utilizadas para FIR após a OSRM estão: três parafusos bicorticais; uma miniplaca monocortical; e duas miniplacas monocorticais ou uma associação entre elas. A discussão sobre essas opções está no capítulo 9 sobre a OSRM.

Ao iniciar uma cirurgia combinada pela mandíbula, a fixação tem de estar suficientemente rígida para permitir a reposição da maxila (Fig. 11.2). O que gostaríamos de chamar a atenção é que, em nossa opinião, a colocação de apenas uma placa monocortical de cada lado pode trazer instabilidade durante a reposição da maxila. Se apenas um dos parafusos falhar, o que não é difícil quando trabalhamos com parafusos monocorticais, todo o sistema pode não suportar adequadamente a manipulação durante a reposição da maxila, especialmente em grandes avanços da mandíbula com reposição superior da maxila. Se a mandíbula deslocar qualquer milímetro na região posterior, o prejuízo pode ser muito grande na posição do ICS.

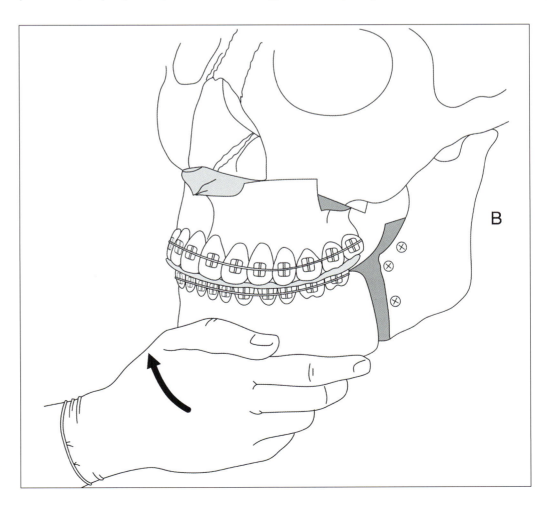

**Fig. 11.2** | *Mandíbula bem fixada reposicionando a maxila.*

Resumindo, se a opção for começar a cirurgia combinada pela mandíbula, aconselhamos usar parafusos bicorticais ou então duas placas monocorticais, ou uma associação entre ambas.

## 4. Fratura Indesejável

Como citado anteriormente, a OSRM deve ser a técnica de escolha quando o profissional decide iniciar uma cirurgia combinada pela mandíbula. Na literatura, diversos trabalhos citam a fratura indesejável do segmento proximal, chamada de *bad split*, como potencial complicação durante a execução da OSRM (Fig. 11.3). A incidência de *bad split* durante a OSRM varia na literatura de 0 a 20%.

Geralmente, a FIR permite contornar um *bad split* e a cirurgia é executada sem maiores intercorrências. Entretanto, a fratura pode ocorrer de uma maneira a não permitir o correto posicionamento dos fragmentos fraturados pela fixação rígida, exigindo um BMM, impedindo o prosseguimento da cirurgia ortognática. Caso a cirurgia tenha iniciado pela maxila, com o BMM, o cirurgião conseguirá finalizar o procedimento. Caso o *bad split* ocorra enquanto o cirurgião inicia pela mandíbula, a cirurgia poderá ser suspensa e a cirurgia ortognática não ser completa. A figura 11.4 foi usada por Veras et al. (2008) em sua publicação sobre os resultados em longo prazo após a incidência de *bad split*. Os autores citaram a dificuldade transoperatória de contornar a fratura e as intercorrências observadas no pós-operatório. Os autores não mencionaram qual cirurgia estava planejada, mas provavelmente a cirurgia ortognática seria abortada após essa complicação.

Mesmo que uma fratura indesejável seja contornada pela FIR, deve-se levar em consideração que a maxila será posicionada utilizando a mandíbula como guia. Portanto, e como já citado, a fixação nesses casos deverá ser rígida o suficiente para garantir a reposição maxilar, caso contrário a cirurgia pode perder na precisão final da posição dos maxilares (Fig. 11.5).

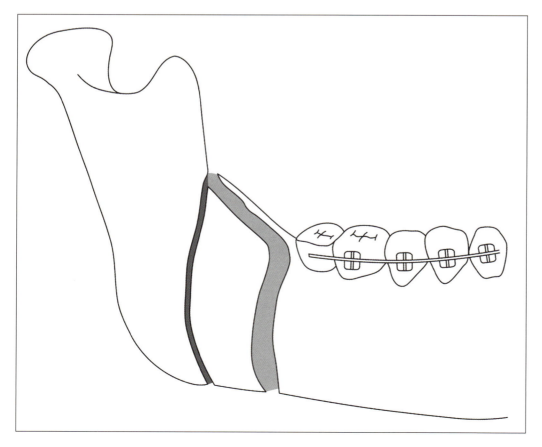

**Fig. 11.3** | *Desenho de um bad split.*

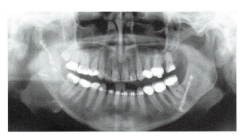

**Fig. 11.4** | *Radiografia panorâmica, exemplificada por Veras et al. (2008), de um* bad split *onde a fratura seguiu em direção para o côndilo.*

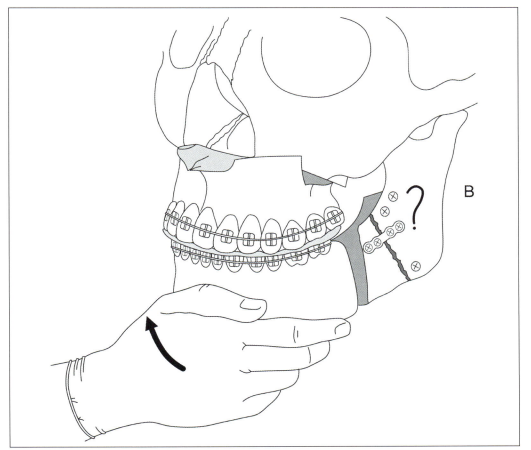

**Fig. 11.5** | Bad split *corrigido, fazendo a cirurgia de maxila com dificuldades.*

Resumindo, mesmo considerando o baixo risco, a incidência de *bad split* trará mais transtornos ao cirurgião que iniciar a cirurgia combinada pela mandíbula.

## 5. Relação Cêntrica (RC)

A relação cêntrica (RC) é uma referência para o planejamento e execução de cirurgias ortognáticas. Imprecisão na posição dos maxilares pode ser o resultado final quando houve erros relacionados à RC nas fases de registros e montagem de modelos. Um erro no registro da RC significa um erro no diagnóstico e também no planejamento.

A principal preocupação é que o paciente na sala de cirurgia, após a anestesia geral, apresente uma RC diferente da utilizada durante o planejamento. Se o cirurgião iniciar pela reposição da maxila, a mandíbula nessa diferente RC irá levar a maxila para uma diferente posição da planejada.

Se a mandíbula for operada primeiro, esse erro trará menor influência na posição dos maxilares. A mandíbula será reposicionada através de um *splint* apoiado em uma maxila intacta que, neste momento, não depende da RC. Essa sequência é menos sensível à posição da RC e isso é uma vantagem de iniciar uma cirurgia combinada pela mandíbula. Entretanto, lembre-se que o planejamento é feito sobre um diagnóstico que foi tomado com a RC. Por isso dizemos que a técnica é menos sensível, pois o diagnóstico pode estar errado e a posição dos maxilares também não vai ser a desejada.

A questão é se realmente é comum encontrarmos diferença entre a RC obtida na fase de planejamento e a RC que o paciente apresenta na sala de cirurgia. Particularmente, sempre checamos e nunca vivenciamos isso. O trabalho de Posnick et al. (2006) mostra a possibilidade de se encontrar a RC repetidamente.

Resumindo, iniciar uma cirurgia combinada pela mandíbula tem a vantagem de ser uma técnica menos sensível a erros na RC.

## 5. Cirurgias Segmentares de Maxila

Durante o planejamento ortocirúrgico, pode ser decidido segmentar a maxila. Quando a maxila é primeiramente reposicionada, o *splint* intermediário é a única ferramenta para guiar o posicionamento transverso de cada segmento da maxila. Como a mandíbula ainda precisa ser reposicionada, a oclusão dentária não pode servir como guia. Além disso, na presença de paredes maxilares finas, o que pode até dificultar a colocação das miniplacas, a estabilidade dos segmentos da maxila pode estar comprometida até mesmo para guiar a reposição da mandíbula a seguir (Fig. 11.6).

Resumindo, se o cirurgião iniciar a cirurgia combinada pela mandíbula, qualquer decisão sobre segmentar a maxila é mais fácil de ser conduzida, pois a mandíbula já vai estar fixada e a oclusão servindo como guia para a posição dos fragmentos.

## 6. Considerações Finais

A sequência cirúrgica pode ser modificada baseada na preferência do cirurgião, mas o resultado estético, oclusal e de estabilidade tem de ser o mesmo. Cottrel & Wolford (1994) citaram que iniciar a cirurgia combinada pela mandíbula aumenta a precisão e a previsibilidade. Contudo, não há dado científico que apoie essa afirmação. Na mesma edição da publicação desse

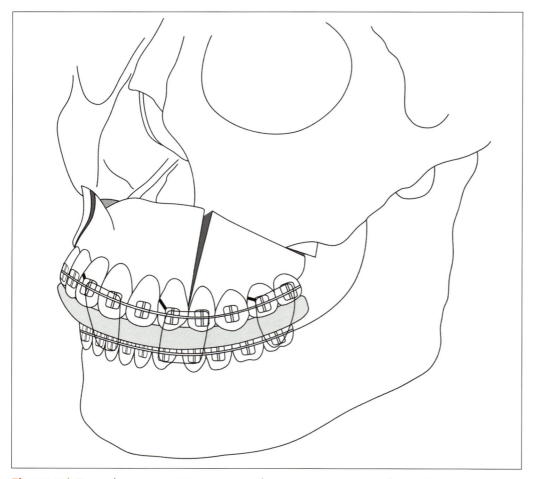

**Fig. 11.6** | *Desenho esquemático mostrando uma segmentação da maxila em três partes e a dificuldade da cirurgia quando começamos uma cirurgia combinada pela maxila.*

artigo, uma discussão publicada por Thomas (1994) contesta essa assertiva. Todos os estudos que se propuseram a avaliar a precisão durante cirurgias combinadas iniciaram pela reposição da maxila.

Embora existam vantagens e desvantagens para ambas as sequências, a maioria das autoridades advogam iniciar pela maxila. As vantagens são que permite maior flexibilidade de escolha da técnica cirúrgica na mandíbula e a mobilização e a fixação da maxila raramente falham, não necessitando abortar o procedimento. Quando a mandíbula é operada primeiro, o cirurgião é limitado a usar a OSRM, necessitando fixá-la rigidamente. Isso pode não ser possível se houver um *bad split*.

Por fim, a decisão deve ser tomada baseada no treinamento e nas habilidades do cirurgião e influenciada pelas peculiaridades de cada caso.

| Fatores de Decisão | Iniciando pela Maxila | Iniciando pela Mandíbula |
|---|---|---|
| Osteotomia a ser utilizada na mandíbula | OSRM OVRM OVSRM | OSRM |
| Influência da precisão da RC | Sensível | Menos Sensível |
| Literatura científica | Maior embasamento | Poucos trabalhos |
| Segmentação da maxila | Depende do uso de *splint* | Depende só da oclusão com a mandíbula |
| Número de cirurgiões que executam a técnica | Maior | Menor |
| *Bad split* durante a OSRM | Não impede a finalização da cirurgia | Pode impedir a finalização da cirurgia |
| Resultado final | Pode ser atingido | Pode ser atingido |

## 7. Considerações Finais

A sequência para execução de uma cirurgia ortognática combinada iniciando pela maxila, desde a cirurgia de modelos até a sala de cirurgia, está descrita ao longo deste livro. Quando o cirurgião decide iniciar pela mandíbula, alguns passos são diferentes, desde a cirurgia de modelos em que são necessários dois modelos da maxila.

Todos os pacientes mostrados no livro de cirurgia combinada são casos onde iniciamos pela reposição da maxila, que é a nossa preferência. A sequência das figuras 11.7 a 11.15 ilustra um caso desde a cirurgia de modelos, em que escolhemos iniciar pela reposição da mandíbula.

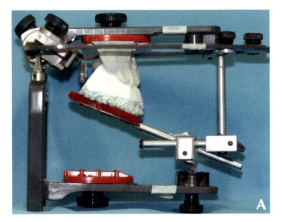
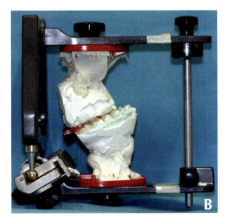
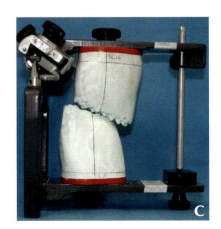

**Fig. 11.7** | *Montagem dos modelos em ASA. **(A)** Posicionamento do modelo maxilar no garfo e união do modelo com gesso. **(B)** Posicionamento do modelo mandibular, conforme registro em cera, e união com gesso. **(C)** Modelos montados, checados e medidos.*

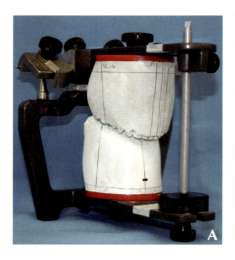
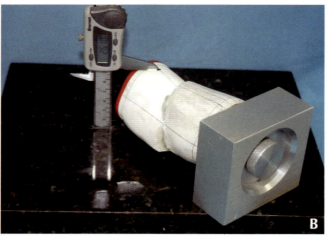

**Fig. 11.8** | *Medida inicial do Pogônio.* ***(A)*** *A altura do Pogônio é transferida para o modelo mandibular (marcação em preto).* ***(B)*** *Os modelos são unidos com cola quente, removidos do ASA, e levados à Plataforma de Ericksson. A medida ântero-posterior inicial do Pogônio, com os modelos em RC, é medida. O mesmo é feito para a posição látero-lateral.*

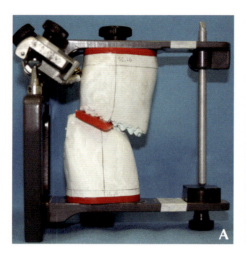
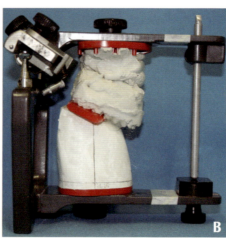

**Fig. 11.9** | *Montagem do segundo modelo maxilar.* ***(A)*** *Mordida em cera utilizada para montagem inicial dos modelos.* ***(B)*** *O mesmo registro é utilizado para a montagem do segundo modelo maxilar. Esse modelo não precisa ser em gesso especial, nem precisa ser medido, basta apenas que seja uma cópia fiel do primeiro modelo.*

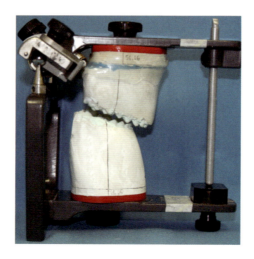

**Fig. 11.10** | *A cirurgia do primeiro modelo maxilar é realizada conforme o planejamento da deformidade. Neste caso, o movimento planejado era uma reposição superior anterior de 6 mm e posterior de 4 mm.*

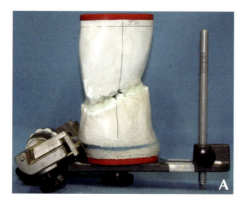
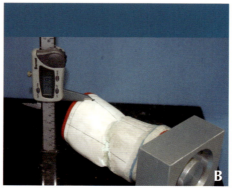

**Fig. 11.11** | *Checagem da posição final do mento.* ***(A)*** *O modelo mandibular, ainda não operado, é encaixado com o modelo maxilar operado na oclusão final, simulando a movimentação após a cirurgia da maxila e mandíbula. Os modelos são unidos com cola quente.* ***(B)*** *Os modelos são levados para a Plataforma de Ericksson para se checar se a movimentação do mento está de acordo com o planejado. Repare que com essa cirurgia, o mento passou de 26,10 mm para 32,97 mm, ou seja, o mento avançaria em torno de 6,5 mm. Estando dentro do planejado, o próximo passo é cortar a mandíbula.*

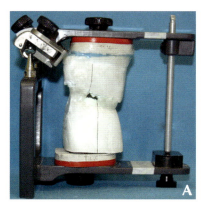
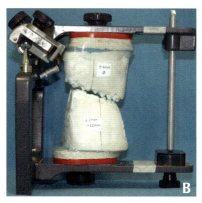
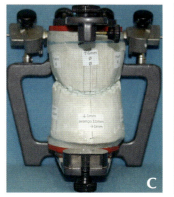
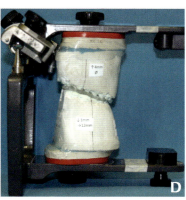

**Fig. 11.12** | *(A) Modelo mandibular já cortado, encaixado com o modelo maxilar na oclusão final, unidos com cola quente. (B) O espaço entre a base e a porção dentária é preenchido com massa de modelar e fixado com cola quente. (C) Visão frontal do ASA após a reposição dos modelos. (D) O guia cirúrgico final é confeccionado, preenchendo o espaço entre os modelos para guiar a oclusão final.*

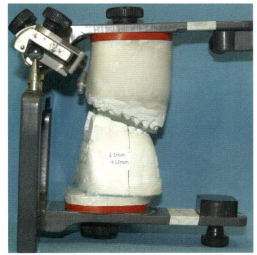
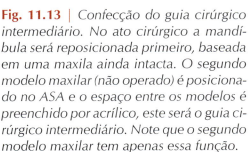

**Fig. 11.13** | *Confecção do guia cirúrgico intermediário. No ato cirúrgico a mandíbula será reposicionada primeiro, baseada em uma maxila ainda intacta. O segundo modelo maxilar (não operado) é posicionado no ASA e o espaço entre os modelos é preenchido por acrílico, este será o guia cirúrgico intermediário. Note que o segundo modelo maxilar tem apenas essa função.*

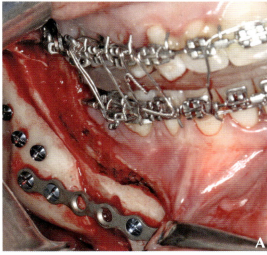
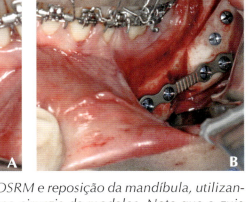

**Fig. 11.14** | *(A e B) Transcirúrgico após a OSRM e reposição da mandíbula, utilizando o splint intermediário confeccionado na cirurgia de modelos. Note que o guia cirúrgico está apoiado na maxila intacta, guiando o reposicionamento da mandíbula. Detalhe para a FIR com três parafusos e uma miniplaca monocortical para garantir a estabilidade da mandíbula durante a reposição superior da maxila.*

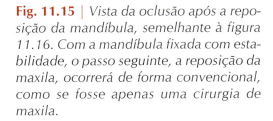

**Fig. 11.15** | *Vista da oclusão após a reposição da mandíbula, semelhante à figura 11.16. Com a mandíbula fixada com estabilidade, o passo seguinte, a reposição da maxila, ocorrerá de forma convencional, como se fosse apenas uma cirurgia de maxila.*

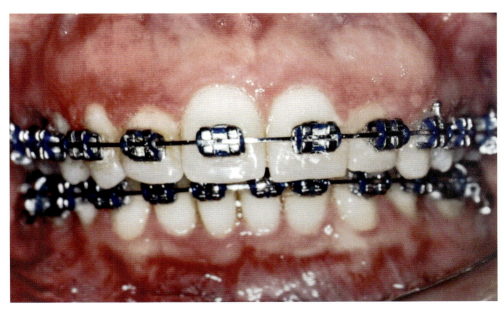

## CASO CLÍNICO

GSS, 18 anos, estava especialmente interessada na correção do sorriso gengival e não gostava da falta de selamento labial.

Clinicamente observamos que a paciente apresentava desproporção entre o terço médio e inferior da face, incompetência labial, exposição exagerada do ICS. Havia falta de projeção, apesar da altura vertical do mento estar aumentada.

Diagnosticamos como face longa determinada por excesso vertical de maxila associado à deficiência horizontal de mandíbula e aumento vertical do mento.

O objetivo cirúrgico foi diminuir o terço inferior da face para acabar com o sorriso gengival e permitir o selamento labial. Ainda objetivamos aumentar a projeção e diminuir a altura do mento.

A cirurgia realizada foi reposição superior maior na região anterior da maxila do que na posterior, para rotação anti-horária do plano oclusal, e maximizar o avanço mandibular. Avançamos a mandíbula por meio da osteotomia sagital e, por meio da mentoplastia, avançamos e diminuímos verticalmente o mento.

## Fase Pré-ortodontia

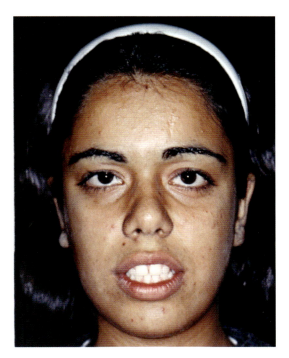 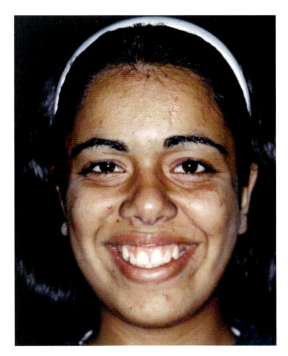

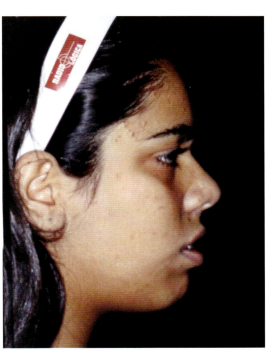 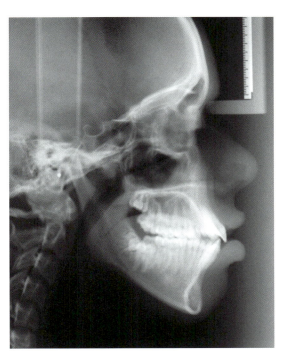

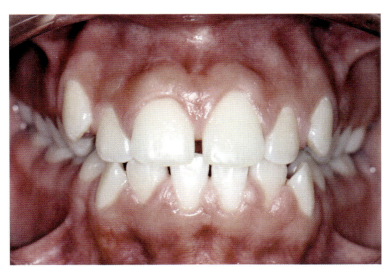 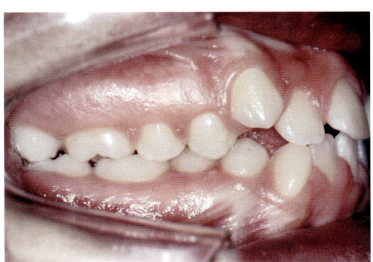

# Fase Pré-operatória

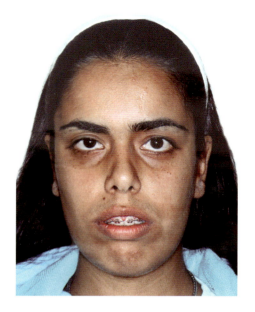
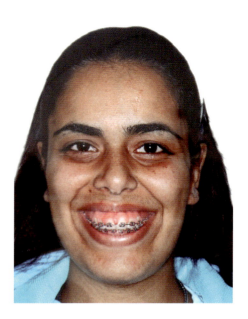

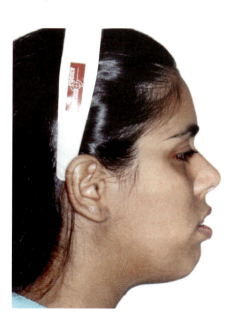
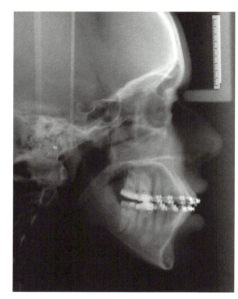
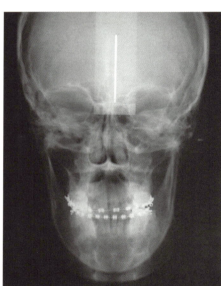

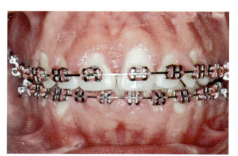
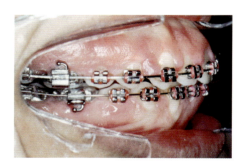

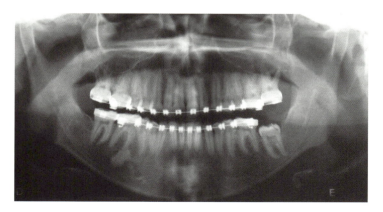

# Planejamento

Paciente: _G. S. S._          idade: _18 anos_

**Queixa Principal:** _"Dentes superiores muito para fora"_
_Precisa contrair o mento para fechar a boca_
_"Gengiva aparece muito no sorriso"_

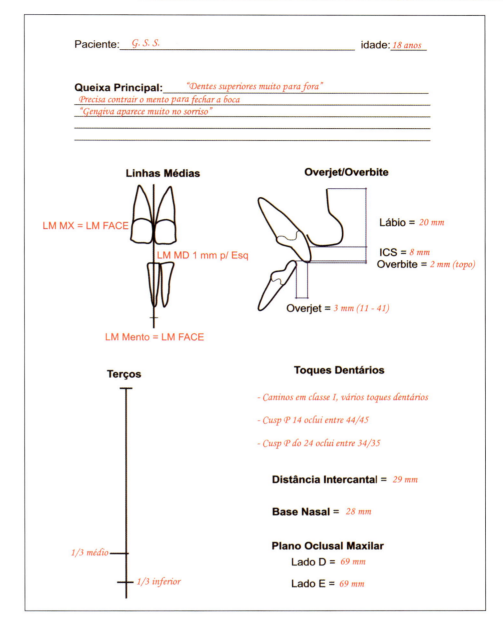

**Linhas Médias**

LM MX = LM FACE

LM MD 1 mm p/ Esq

LM Mento = LM FACE

**Overjet/Overbite**

Lábio = _20 mm_

ICS = _8 mm_
Overbite = _2 mm (topo)_

Overjet = _3 mm (11 - 41)_

**Terços**

1/3 médio

1/3 inferior

**Toques Dentários**

- _Caninos em classe I, vários toques dentários_

- _Cusp P 14 oclui entre 44/45_

- _Cusp P do 24 oclui entre 34/35_

**Distância Intercantal** = _29 mm_

**Base Nasal** = _28 mm_

**Plano Oclusal Maxilar**
Lado D = _69 mm_
Lado E = _69 mm_

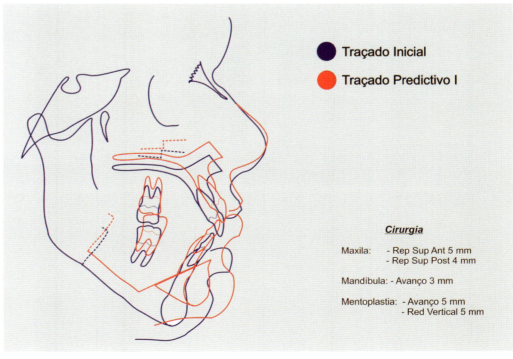

● Traçado Inicial

● Traçado Predictivo I

**_Cirurgia_**

Maxila:   - Rep Sup Ant 5 mm
           - Rep Sup Post 4 mm

Mandíbula: - Avanço 3 mm

Mentoplastia: - Avanço 5 mm
              - Red Vertical 5 mm

# Fase Pós-operatória

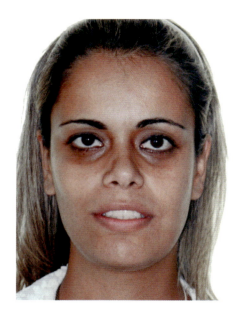
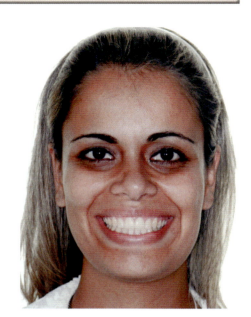
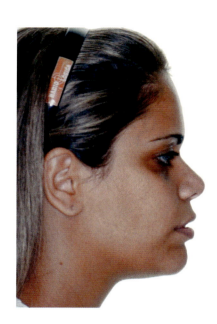
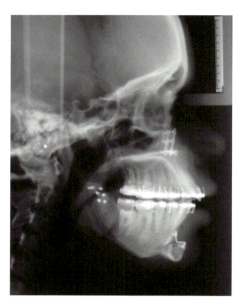
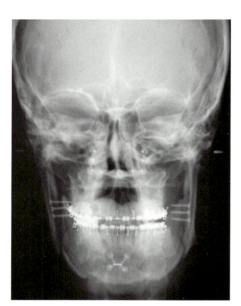
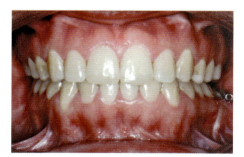
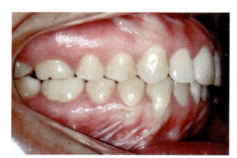
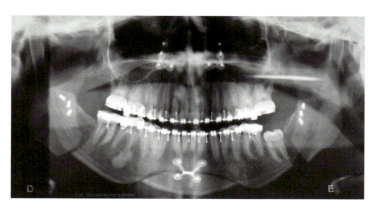

# Referências

1.  August M, Marchena J, Donady J, et al. Neurosensory deficit and functional impairment after sagittal ramus osteotomy: a long-term follow-up study. J Oral Maxillofac Surg. 1998; 56:1231-1235.
2.  Bell WH, Yamaguchi Y, Poor MR. Treatment of temporomandibular joint dysfunction by intraoral vertical ramus osteotomy. Int J Adult Orthod Orthognath Surg. 1990; 5:9-27.
3.  Bell WH, Yamaguchi Y. Condyle position and mobility before and after intraoral vertical ramus osteotomies and neuromuscular rehabilitation. Int J Adult Orthod Orthognath Surg. 1991; 6:97-104.
4.  Buckley MJ, Tucker MR, Fredette SA. An alternative approach for staging simultaneous maxillary and mandibular osteotomies. Int J Adult Orthod and Orthognath Surg. 1987; 2:75-78.
5.  Choi B-H, Min Y-S, Yi C-K, et al. A comparison of the stability of miniplate with bicortical screw fixation after sagittal split setback. Oral Surg Oral Med Oral Pathol Oral Radiol Endod. 2000; 90:416.
6.  Choung PH. A new osteotomy for the correction of mandibular prognathism: techniques and rationale of the intraoral verticosagittal ramus osteotomy. J Craniomaxillofac Surg. 1992; 20:153.
7.  Chung IH, Yoo CK, Lee EK, Ihm JA, Park CJ, Lim JS, Hwang KG. Postoperative stability after sagittal split ramus osteotomies for a mandibular setback with monocortical plate fixation or bicortical screw fixation. J Oral Maxillofac Surg. 2008; 66:446.
8.  Colella G, Cannavale R, Vicidomini A, Lanza A. Neurosensory disturbance of the inferior alveolar nerve after bilateral sagittal split osteotomy: a systematic review. J Oral Maxillofac Surg. 2007; 65:1707-1715.
9.  Cottrell DA, Wolford LM. Altered orthognathic surgical sequencing and a modified approach to model surgery. J Oral Maxillofac Surg. 1994; 52:1010-1020.
10. Ellis E. Accuracy of model surgery: evaluation of an old technique and introduction of a new one. J Oral Maxillofac Surg. 1990; 48:1161.
11. Ellis E, Tharanon W, Gambrell K. Accuracy of face-bow transfer: effect on surgical prediction and postsurgical result. J Oral Maxillofac Surg. 1992; 50:562-567.
12. Ellis E. Bimaxillary surgery using an intermediate splint to position the maxilla. J Oral Maxillofac Surg. 1999; 57:53.
13. Fujimura K, Segami N, Sato J, Kanayama L, Nishimura M, Demura N. Advantages of intraoral verticosagittal ramus osteotomy in skeletofacial deformity patients with temporomandibular joint disorders. J Oral Maxillofac Surg. 2004; 62:1246-52.
14. Fujimura K, Segami N, Sato J, Kanayama K, Nishimura M. Comparison of the clinical outcomes of patients having sounds in the temporomandibular joint with skeletal mandibular deformities treated by vertico-sagittal ramus osteotomy or vertical ramus osteotomy. Oral Surg Oral Med Oral Pathol Oral Radiol Endod. 2005; 99:24-9.
15. Fujioka M, Fujii T, Hirano A. Comparative study of mandibular stability after sagittal split osteotomies: bicortical versus monocortical osteosynthesis. Cleft Palate Craniofac. 2000; 37:551.
16. Gateno J, Forrest KK, Camp B. A comparison of 3 methods of face-bow transfer recording: implications for orthognathic surgery. J Oral Maxillofac Surg. 2001; 56:635.
17. Gil JN, Claus JDP, Lima Jr SM. Avaliação do reposicionamento maxilar durante cirurgia ortognática combinada. Rev Colégio Bras CTBMF. 2006; 3:15-8.
18. Gil JN, Marin C, Claus JDP, Lima Jr Sm. Modified osteotome for inferior border sagittal split osteotomy. J Oral Maxillofac Surg. 2007; 65:1840-3.
19. Gil JN, Claus JDP, Manfro R, Lima Jr SM. Predictability of maxillary repositioning during bimaxillary surgery – accuracy of a new technique. Int J Oral Maxillofac Surg. 2007; 36:296-300.
20. Hashemi HM. Evaluation of intraoral verticosagittal ramus osteotomy for correction of mandibular prognathism: a 10-year study. J Oral Maxillofac Surg. 2008; 66:509-12.
21. MacIntosh RB. Experience with the sagittal osteotomy of the mandibular ramus: a thirteen year review. J Maxillofac Surg. 1981; 9:151-65.
22. Marquez IM, Stella JP. Modification of sagittal split ramus osteotomy to avoid unfavorable fracture around impacted third molars. Int J Adult Orthod Orthognath Surg. 1998; 13:183.
23. Nishioka GJ, Zysset MK, Van Sickles JE. Neurosensory disturbance with rigid fixation of the bilateral sagittal split osteotomy. J Oral Maxillofac Surg. 1987; 45:20-6.
24. Kwon TG, Mori Y, Minami K, Lee SH. Reproducibility of maxillary positioning in Le Fort I osteotomy: a 3-dimensional evaluation. J Oral Maxillofac Surg. 2002; 60:287-93.

25. O´Ryan F, Poor DB. Completing sagittal split osteotomy of the mandible after fracture of the buccal plate. J Oral Maxillofac Surg. 2004; 62:1175-6.
26. O'Malley AM, Milosevic A. Comparison of three facebow/semiadjustable articulator systems for planning orthognathic surgery. Br J Oral Maxillofac Surg. 2000; 38:185-90.
27. Panula K, Finne K, Oikarinen K. Incidence of complications and problems related to orthognathic surgery: a review of 655 patients. J Oral Maxillofac Surg. 2001; 59:1128-36.
28. Panula K, Finne K, Oikarinen K. Neurosensory deficits after bilateral sagittal split ramus osteotomy of the mandible–influence of soft tissue handling medial to the ascending ramus. Int J Oral Maxillofac Surg. 2004; 33:543-48.
29. Paulus GW, Steinhauser EW. A comparative study of wire osteosynthesis versus bone screws in the treatment of mandibular prognathism. Oral Surg. 1982; 54:2-6.
30. Peterson GP, Haug RH, Sickels JV. A biomechanical evaluation of bilateral sagittal ramus osteotomy fixation techniques. J Oral Maxillofac Surg. 2005; 63:1317.
31. Polido WD, Ellis E, Sinn DP. An assessment of the predictability of the maxillary surgery. J Oral Maxillofac Surg. 1990; 48:697-701.
32. Polido WD, Ellis E, Sinn DP. An assessment of the predictability of the maxillary repositioning. Int J Oral Maxillofac Surg. 1992; 20:349-352.
33. Posnick JC, Ricalde P, Ng P. A modified approach to model planning in orthognathic surgery for patient without a reliable centric relation. J Oral Maxillofac Surg. 2006; 64:347.
34. Precious DS, Lung KE, Pynn BR, Goodday RH. Presence of impacted teeth as a determining factor of unfavorable splits in 1256 sagittal-split osteotomies. Oral Surg Oral Med Oral Pathol Oral Radiol Endod. 1998; 85:362-65.
35. Stanchina R, Ellis III E, Gallo WJ, Fonseca RJ. A comparison of two measures for repositioning the maxilla during orthognathic surgery. Int J Adult Orthod Orthogn Surg. 1998; 3:149-54.
36. Takazakura D, Ueki K, Nakagawa K, Marukawa K, Shimada M, Shamiul A, Yamamoto E. A comparison of postoperative hypoesthesia between two types of sagittal split ramus osteotomy and intraoral vertical ramus osteotomy, using the trigeminal somatosensory-evoked potential method. Int J Oral Maxillofac Surg. 2007; 36:11-14.
37. Teerijoki-Oksa T, Jaaskelainen S, Forssell K, et al. An evaluation of clinical and electrophysiologic tests in nerve injury diagnosis after mandibular sagittal split osteotomy. Int J Oral Maxillofac Surg. 2003; 32:15-23.
38. Thomas PM. Discussion: altered orthognathic surgical sequencing and a modified approach to model surgery. J Oral Maxillofac Surg. 1994; 52:1020-21.
39. Timmis DP, Aragon SB, Van Sickels JE. Masticatory dysfunction with rigid and nonrigid osteosynthesis of sagittal split osteotomies. Oral Surg. 1986; 62:119-23.
40. Turvey TA. Intraoperative complications of sagittal osteotomy of the mandibular ramus: Incidence and management. J Oral Maxillofac Surg. 1985; 43:504-09.
41. Ueki K, Marukawa K, Nakagawa K, Yamamoto E. Condylar and temporomandibular joint disc positions after mandibular osteotomy for prognathism. J Oral Maxillofac Surg. 2002; 60:1424-32.
42. Van Merkasteyn JPR, Groot RH, Van Leeuwaarden R, et al. Intra-operative complications in sagittal and vertical ramus osteotomies. Int J Oral Maxillofac Surg. 1987; 16:665-70.
43. Van Sickels JK, Larsen AJ, Triplett RG. Predictability of maxillary surgery: a comparison of internal and external reference marks. Oral Surg. 1986; 61:542-45.
44. Veras RB, Kriwalsky MS, Hoffmann S, Maurer P, Schubert J. Functional and radiographic long-term results after bad split in orthognathic surgery. Int J Oral Maxillofac Surg. 2008; 37:606.
45. Westermark A, Bystedt L, von Konow L. Inferior alveolar nerve function after mandibular osteotomies. Br J Oral Maxillofac Surg. 1998; 36:425-28.
46. Thomas PM. Discussion: altered orthognathic surgical sequencing and a modified proach to model surgery. J Oral Maxillofac Surg. 1994; 52:1020-21.
47. Wolford LM, Bennet MA, Rafferty CG. Modifications of the mandibular ramus sagittal split osteotomy. Oral Surg Oral Med Oral Pathol. 1987; 64:146.
48. Wolford LM, Davis WM. The mandibular inferior border split: a modification in the sagittal split osteotomy. J Oral Maxillofac Surg. 1990; 48:92.
49. Wolford LM, Chemello PD, Hilliard FW. Occlusal plane alteration in orthognathic surgery. J Oral Maxillofac Surg. 1993; 51:730-40.
50. Zhao Q, Hu J, Wang D, Zhu S. Changes in the temporomandibular joint after mandibular setback surgery in monkeys: intraoral vertical versus sagittal split ramus osteotomy. Oral Surg Oral Med Oral Pathol Oral Radiol Endod. 2007; 104:329-37.

# Técnicas de Posicionamento da Maxila em Cirurgia Ortognática

Capítulo **12**

## 1. Introdução

A cirurgia ortognática vem sendo realizada com maior frequência nos últimos anos, isso ocorre em função da melhor formação dos cirurgiões bucomaxilofaciais e da crescente interação entre ortodontistas e cirurgiões, permitindo a excelência no tratamento, principalmente na questão estética. Entretanto, é exatamente a estética que exige planejamento e, fundamentalmente, que este seja alcançado na sala cirúrgica. Ao tratar-se da face e sorriso, muitas vezes poucos milímetros podem ser a diferença entre o sucesso e o fracasso do procedimento, ou a diferença entre um bom e um excelente resultado.

A posição da maxila e do incisivo central superior são uns dos principais parâmetros estéticos no planejamento em cirurgia ortognática. Tais posições são definidas pelo objetivo a ser alcançado, que está de acordo com a queixa do paciente, análise facial e cefalométrica. Contudo, a técnica de reposição maxilar durante a cirurgia ortognática é descrita na literatura como um passo difícil (Kwon et al., 2002) e, nas técnicas atualmente descritas, é relatada uma certa variação no posicionamento final tanto no sentido vertical como no horizontal (Ellis, 1999). Após decidido pela movimentação da maxila, o seu correto posicionamento é planejado por meio do traçado predictivo e cirurgia de modelos baseado na queixa do paciente, análise clínica e cefalométrica. O importante é que o planejado na etapa laboratorial seja executado no ato operatório.

Vamos fazer uma divisão entre cirurgias simples de maxila e cirurgias combinadas. Como alguns conceitos são repetidos, o assunto é mais detalhado na seção de cirurgia combinada. É interessante que se leia todo o capítulo para se entender bem as técnicas. A respeito da sequência em cirurgias combinadas, começar pela maxila ou pela mandíbula, uma discussão é feita no capítulo 11. Aqui vamos descrever as técnicas, começando as cirurgias pela reposição da maxila, mas os princípios são os mesmos para ambas as sequências.

| 253

## 2. Cirurgias de Maxila

Quando a cirurgia ortognática envolve apenas uma cirurgia de maxila, o posicionamento horizontal e transverso da maxila é dado pela mandíbula, ou seja, por meio do engrenamento dentário corrigindo *overjet* e *overbite*. Pois nesses casos consideramos que não há deformidade na mandíbula, ou que não necessita de correção cirúrgica. Mas, em alguns casos, mesmo só operando a maxila, esperamos modificações na mandíbula devido a sua autorrotação no sentido horário ou anti-horário (Fig. 12.1). Então, sendo a posição horizontal e tranversa dada pela oclusão com a mandíbula, através do BMM, resta apenas manipular o complexo maxilomandibular até atingir o posicionamento vertical planejado.

Para o posicionamento vertical, existem algumas técnicas descritas como *hands-free*, referência interna, *splints*, aparelhos externos e, a mais usada, referência externa. Basicamente, o posicionamento vertical através de referência externa consiste em realizar a medida entre duas marcações antes do *downfratcure* maxilar e após a mobilização da maxila, antes da fixação interna rígida. Para isso se utilizam compassos de pontas-secas ou medidores específicos (Fig. 12.2).

Em cirurgias apenas de maxila, aconselhamos a utilização da técnica de referência externa. Tradicionalmente, essa técnica é utilizada com um pino (fio de Kirschner) ou parafuso fixado na glabela, servindo como referência para as movimentações do ICS. Nós utilizamos o ligamento cantal medial como opção a essa técnica. O pino fixado na glabela tem o risco de mover ou soltar no transcirúrgico. O ligamento cantal medial é um ponto fixo que não se move no transcirúrgico, mesmo com edema (Fig. 12.3). O ligamento cantal tem a vantagem de evitar o trauma na glabela e diminuir o campo cirúrgico.

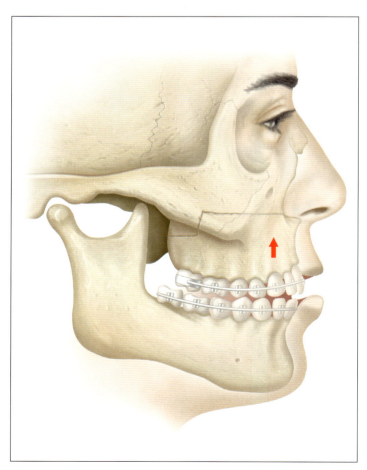 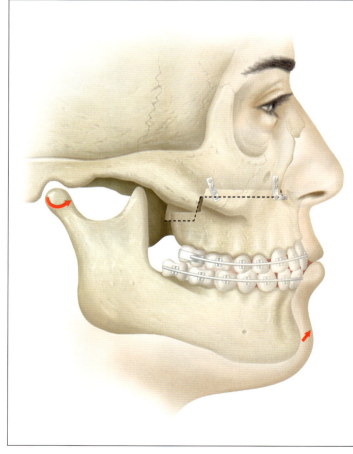

**Fig. 12.1** | *Desenhos demonstrando o aumento da projeção do mento apenas com uma cirurgia de impacção da maxila por meio da autorrotação da mandíbula.*

**Fig. 12.2** | *(A e B) Instrumento específico que usamos para medida da referência externa que permite ajuste horizontal e vertical das hastes superior (para o ligamento cantal medial) e inferior (borda incisal do ICS).*

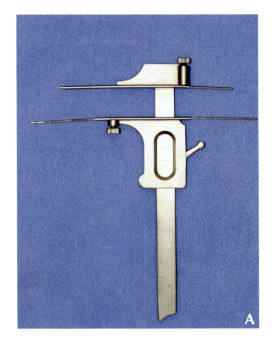

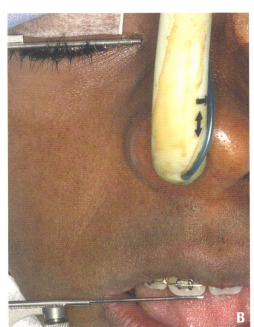

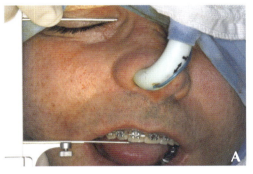

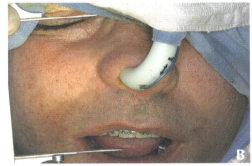

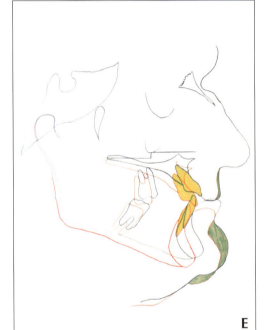

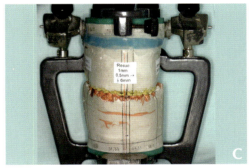

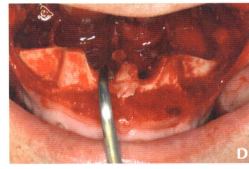

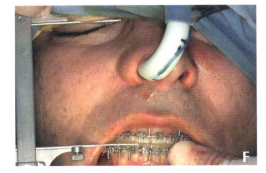

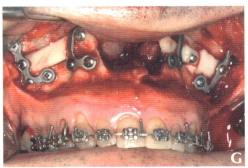

**Fig. 12.3** | *(A) Pré-operatório imediato logo após a indução anestésica e entubação nasotraqueal. Medida vertical inicial do ligamento cantal medial até a margem incisal do ICS. (B) Medidor já alterado conforme o planejamento de 6 mm de reposição inferior da maxila. (C) Cirurgia de modelos. (D) Downfracture maxilar. (E) Traçado predictivo. Note que mesmo com uma cirurgia apenas de maxila, a maior alteração estética no perfil será na mandíbula, devido à autorrotação no sentido horário. Numa visão frontal, o aumento da exposição do ICS trará grande repercussão estética. (F) Reposicionamento maxilar. O posicionamento horizontal e transverso é dado pela oclusão com a mandíbula. Um guia cirúrgico é usado para aumentar a estabilidade da oclusão no bloqueio. Após o BMM, o complexo maxilomandibular é manipulado, em relação cêntrica, até obtermos a posição vertical determinada pela referência externa. (G) Após definir a posição tridimensional da maxila, o auxiliar da cabeceira mantém o complexo nesta posição e fixação interna rígida é aplicada. Para dar maior estabilidade à maxila, optou-se pela interposição de osso de banco de tecidos.*

## 3. Cirurgias Combinadas

O posicionamento da maxila em cirurgias bimaxilares é mais complexo, pois entende-se que a posição da mandíbula não está correta e, portanto, não serve como guia horizontal e transverso. Durante a cirurgia de modelos, a movimentação da maxila ainda não vai atingir o engrenamento dentário, isso será dado após a reposição da mandíbula. Então, após a mobilização da maxila, um guia cirúrgico é confeccionado para dar, de maneira estável, o posicionamento horizontal e transverso da maxila. No entanto, é discutido na literatura o método ideal para controlar a posição vertical da maxila nessas cirurgias combinadas. A técnica de referência externa (Stanchina et al., 1998) é atualmente a técnica mais utilizada, mas ainda apresenta a dificuldade de alcançar precisão na reposição, especialmente em movimentos multidirecionais (Bryan; Hunt, 1993; Ellis, 1999).

Uma nova técnica para reposição maxilar foi desenvolvida usando o princípio de que o posicionamento tridimensional da maxila pode ser alcançado precisamente com um guia cirúrgico (*splint*) se a dimensão vertical for mantida constante durante a fabricação desse guia (cirurgia de modelos no articulador semiajustável) e durante o ato operatório. Essa técnica foi publicada por Gil e cols. (2006; 2007) e usa duas marcações fixas no ato cirúrgico, uma acima da ostetotomia Le Fort I e outra na mandíbula. A distância entre esses pontos não muda, o que torna a técnica confiável.

A técnica de *hands-free* tem sido cada vez menos usada em função da exigência por resultados mais precisos e, em função disso, essa técnica não será detalhadamente descrita como as outras. Os resultados clínicos e a literatura condenam o uso dessa técnica para posicionar a maxila.

Abaixo são descritas as técnicas que utilizam guias cirúrgicos para o posicionamento horizontal e transverso da maxila. Elas diferem uma das outras apenas no controle da posição vertical.

A técnica de referência interna não vamos comentar pois não a utilizamos, aliado ainda ao fato dos resultados imprecisos apresentados na literatura.

A seguir vamos descrever as técnicas de referência externa e com guia cirúrgico utilizadas por nossa equipe.

## 4. Técnica de Referência Externa

A técnica de referência externa surgiu utilizando dois pontos, um ponto fixo extrabucal e outro ponto móvel no ICS (Fig. 12.4). Duas são as possibilidades mais utilizadas: uma marcação na região da glabela (fio de Kirschner, parafuso, fio de sutura, esparadrapo), e o ligamento cantal medial. Como já citamos, existem duas desvantagens críticas à técnica do pino na glabela, o risco de o pino mover ou soltar durante a cirurgia, perdendo a referência, e trauma pela perfuração do tecido cutâneo e ósseo. Em contrapartida, o ligamento cantal medial é uma estrutura anatômica que não muda de posição com o transcorrer da cirurgia, por isso nossa preferência.

Então, para a técnica de referência externa tem-se o ponto A mais distante do ponto B, que continua sendo no ICS. Assim, a angulação entre as retas AB e AC é menor ainda, praticamente eliminando o erro de paralaxe (Fig. 12.5). O trabalho de Polido e cols. (1992) faz uma comparação entre as técnicas de referência interna e externa com relação à precisão da reposição maxilar, os autores concluem que a técnica de referência externa é a mais precisa entre ambas.

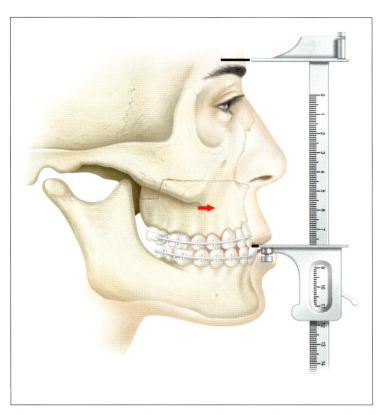
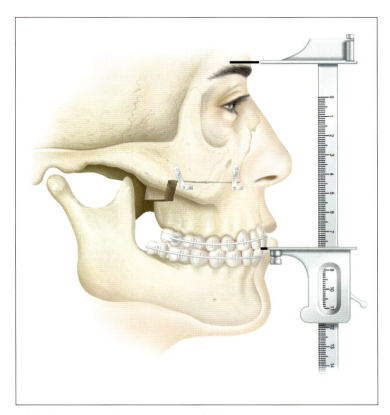

**Fig. 12.4** | *Desenhos demonstrando o uso de um pino fixado na glabela para referência vertical durante o reposicionamento da maxila.*

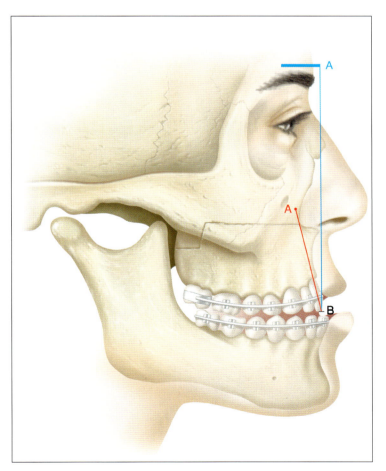
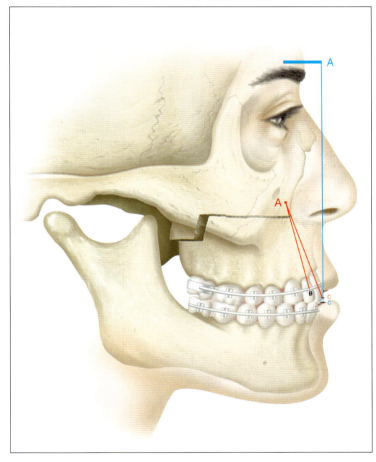

**Fig. 12.5** | *Desenhos exemplificando o erro de paralaxe com a técnica de referência interna. No desenho o erro está magnificado para facilitar o entendimento. A movimentação exemplificada foi num avanço maxilar de 6 mm com reposição inferior de 4 mm. A reta AC é maior que a reta AB em 4 mm em ambas as técnicas. A diferença é que, devido ao avanço da maxila, as retas não são paralelas.*

## 5. Técnica de Referência com Pontos Fixos

A técnica de referência com pontos fixos possui algumas diferenças das demais técnicas. Em função das diferenças, algumas considerações serão reportadas separadamente. Primeiramente será descrito a sequência desde a cirurgia de modelos até o ato operatório para cirurgias combinadas.

### 5.1. Cirurgia de modelos

Após a etapa de registros da relação cêntrica (RC) em cera e transferência do arco facial, os modelos da maxila e mandíbula são montados em RC no ASA. A altura do pino incisal é estabelecida, mantida e é utilizada como dimensão vertical na cirurgia de modelos (DVCM). É importante lembrar desta expressão: dimensão vertical constante.

Após montado no articulador, a inclinação do plano oclusal maxilar com o Plano Horizontal de Frankfurt (PHF) deve ser a mesma inclinação encontrada na radiografia cefalométrica lateral. Assim como os modelos devem estar corretamente montados em RC, com o *overjet, overbite* e relação de molares nos modelos semelhante ao registrado clinicamente. A checagem deve ser realizada antes de iniciar qualquer corte dos modelos. Essa etapa laboratorial está bem descrita no capítulo 10 (Cirurgia de modelos).

Exemplificando uma reposição superior de maxila, o modelo maxilar é cortado e posicionado nos três planos do espaço. As medidas das movimentações são, como em todas as técnicas, checadas na Plataforma de Ericksson. Então, o modelo maxilar operado é novamente montado no ASA. Um guia de acrílico (guia cirúrgico intermediário) é fabricado preenchendo o espaço criado entre o modelo da maxila operado e o modelo mandibular. A distância do modelo mandibular até o braço superior do ASA (correspondente ao PHF) é sempre mantida constante pelo pino incisal. Isso é um dos diferenciais da técnica e, independente do tamanho do espaço criado, o pino não deve ser alterado.

Assim como na cirurgia de modelos, se a dimensão vertical durante o ato cirúrgico (DVAC) também for mantida constante, o guia cirúrgico intermediário irá guiar o posicionamento horizontal, transverso e vertical da maxila.

Então, procede-se a cirurgia do modelo mandibular e, se necessário, um guia cirúrgico final é confeccionado para guiar a oclusão final na cirurgia (Fig. 12.6).

### 5.2. Ato operatório

Essa técnica utiliza apenas pontos fixos como referência para o reposicionamento maxilar. Após a confecção do traço da osteotomia Le Fort I, o primeiro ponto é semelhante à técnica de referência interna. Uma perfuração óssea acima do traço da osteotomia Le Fort I, ao lado do forame infraorbitário (ponto A), confeccionado com broca. A segunda referência é o ponto mais apical da margem gengival do canino mandibular (ponto B), do mesmo lado onde foi feito o primeiro ponto (Fig. 12.7).

Para facilitar o entendimento da técnica, deve-se fazer uma analogia entre o ponto A, com o braço superior do ASA, e entre o ponto B, com o braço inferior do ASA. Então, se a DVCM faz que o guia cirúrgico intermediário determine as alterações do modelo maxilar nos três planos, se a DVAC também for mantida constante, o mesmo guia fará que a maxila seja posicionada tridimensionalmente. A figura 12.6A está para a figura 12.8A assim como a figura 12.6C está para a figura 12.8C.

Enquanto as demais técnicas de referência interna e externa usam as marcações para mensurar a mudança vertical da maxila, com um ponto

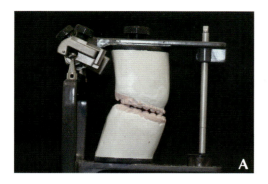
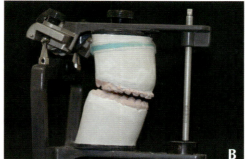
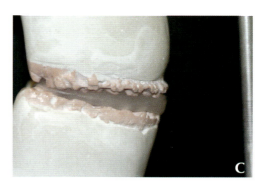
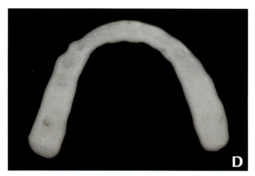
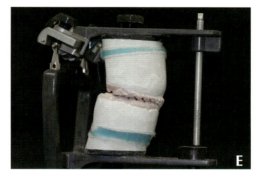

**Fig. 12.6** | *(A) Modelos em gesso montados. Angulações, relação cêntrica, overjet, overbite e relação de molares checados. (B) Reposição superior de maxila com avanço conforme planejamento. Note que um espaço é criado entre os modelos e que o pino incisal não é alterado. (C) Um guia cirúrgico intermediário é fabricado ocupando o espaço entre os modelos, mantido pelo pino incisal constante. (D) O guia recebe acabamento para retirar os excessos. (E) O modelo de gesso da mandíbula é reposicionado para atingir a oclusão final, se necessário um guia cirúrgico final é confeccionado.*

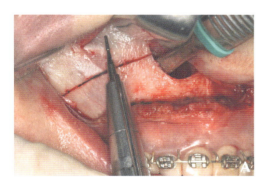
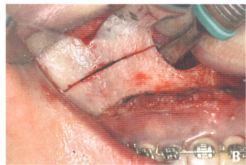
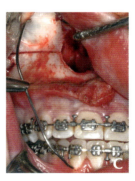

**Fig. 12.7** | *(A) Após finalizar o corte da osteotomia Le Fort I, uma marcação é realizada com broca 701 acima do traço da osteotomia (ponto A). (B) A marcação é logo lateral ao forame infraorbitário para não coincidir com o local da colocação da miniplaca, no pilar canino. Note que não é necessário furar o osso, assim não corre o risco de o medidor entrar no furo. (C) Um fio de Kirchner é moldado até alcançar, precisamente, da marcação superior (ponto A) até a porção mais apical da margem gengival do canino inferior (ponto B). Essa medida é tomada pelo cirurgião mantendo o paciente em relação cêntrica.*

fixo acima da maxila e outro móvel na maxila, a técnica de referência com pontos fixos visa a manter a dimensão vertical constante e, portanto, o guia cirúrgico intermediário é quem determina a posição vertical da maxila, além da posição horizontal e transversa.

Na cirurgia, a mandíbula é manipulada em relação cêntrica até o primeiro toque dentário (RC), então, uma medida é feita entre os dois pontos de referência utilizando um fio Kirschner. Essa medida do fio é mantida constante durante toda a cirurgia, assim como o pino incisal é mantido durante a cirurgia de modelos, ou seja, a medida com o fio de Kirshner é um análogo do pino incisal. Após a liberação e mobilização da maxila, o guia cirúrgico intermediário é encaixado entre a mandíbula e a maxila. O complexo maxilomandibular (maxila operada + guia intermediário + mandíbula) é manipulado em RC até que a distância entre os pontos referência seja reestabelecida. Novamente, a medida com o fio de Kirshner deve estar da altura do ponto A até o ponto B (Fig. 12. 8).

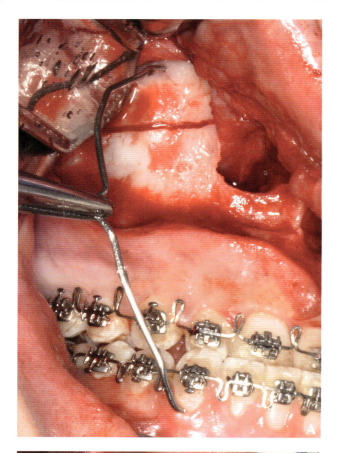

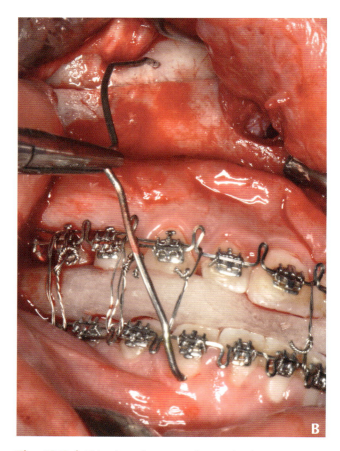

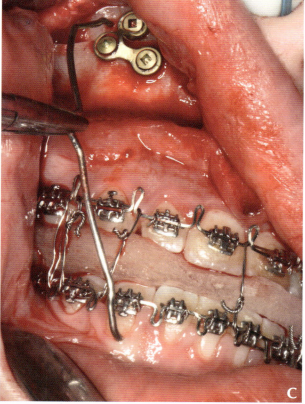

**Fig. 12.8** | *Técnica de controle vertical com pontos fixos. (A) Medida inicial após a realização do corte da osteotomia Le Fort I. Com o paciente em RC, a medida vertical entre o ponto fixo superior e o ponto fixo inferior é tomada. A medida com o fio de Kirchner é guardada e mantida. (B) Após a mobilização da maxila, colocação do guia cirúrgico intermediário e BMM, o complexo é manipulado em RC até que a mesma medida vertical inicial seja alcançada. Se a medida vertical do fio de Kirchner foi mantida a mesma, a diferença entre as figuras A e B é o splint intermediário, confeccionado na cirurgia de modelos, garantindo a posição tridimensional da maxila. Como se tratava de uma reposição superior da maxila, desgastes ósseos foram realizados nas regiões onde havia interferência óssea durante a manipulação do complexo até atingir a medida vertical. (C) O auxiliar mantém o complexo maxilomandibular em RC, para permitir que o cirurgião aplique a fixação interna rígida. A foto mostra a checagem da medida vertical após a fixação.*

Então, temos a mandíbula na mesma posição em relação à base do crânio antes e após o *downfracture*, ou seja, o ponto A na mesma relação com o ponto B mantendo a DVAC constante. É por essa razão que os pontos são considerados fixos. Desse modo, se a DVAC também é mantida constante, assim como na cirurgia de modelos, o guia cirúrgico intermediário é quem determina as alterações da maxila em todos os sentidos.

Após a fixação da maxila e checagem das medidas, a cirurgia da mandíbula segue de maneira convencional.

## 5.3. Cirurgia de reposição inferior de maxila

Nos casos de reposição inferior de maxila, a técnica necessita de uma modificação, pois ao posicionar o modelo maxilar inferiormente, haverá um toque nos modelos de gesso antes de o pino incisal tocar a base do ASA.

Dois modelos maxilares, idênticos, ambos montados no ASA e checados na Plataforma de Ericksson são necessários. A principal diferença na etapa laboratorial é que a DVCM não é a estabelecida inicialmente pelos modelos montados no ASA. Após a nova montagem do modelo maxilar operado no ASA, haverá um toque entre os modelos que impedirá a excursão final do braço do articulador, ou seja, o pino incisal não vai tocar na base. Neste momento, solta-se o pino incisal até que ele toque na base. Assim, teremos a dimensão vertical do ASA aumentada e, então, essa será a DVCM. Neste momento, o guia cirúrgico intermediário é confeccionado. Com o pino mantido nessa nova posição, o modelo maxilar não operado é montado no ASA. O espaço criado entre os modelos, em função da altura aumentada do pino incisal, é preenchido por uma guia de acrílico que será utilizada na cirurgia apenas para estabelecer a dimensão vertical do ato cirúrgico (DVAC). É chamado de guia de dimensão vertical. A cirurgia do modelo mandibular prossegue da maneira convencional (Fig. 12.9).

A diferença para as demais situações é que a DVAC não é estabelecida apenas pela oclusão dos maxilares em RC. No ato cirúrgico, após a confecção da osteotomia Le Fort I, ainda sem mobilizar a maxila, marca-se o ponto A normalmente. Então, o guia de dimensão vertical é encaixado entre a maxila e a mandíbula. Com esse guia, a DVAC é estabelecida por meio do fio de Kirschner entre os pontos A e B. Após a mobilização da maxila, basta obter

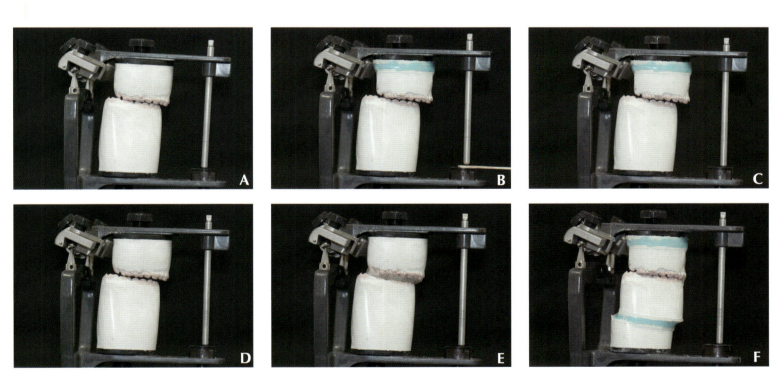

**Fig. 12.9** | *(A) Modelos em gesso montados. Angulações, relação cêntrica, overjet, overbite e relação de molares checados. (B) Reposição inferior de maxila conforme planejamento. Note que ocorre um toque entre os molares nos modelos de gesso, isso faz que o ASA fique aberto em alguns milímetros, o pino incisal não toca a base do articulador (espaço que permitiu passar uma espátula de madeira). (C) O pino incisal é liberado até que passe a tocar na base do articulador, esta será a DVCM. O splint intermediário pode ser confeccionado neste momento. (D) Após a determinação da altura do pino incisal, o segundo modelo maxilar é instalado no ASA. Note que os modelos estão mais abertos, em comparação com os modelos iniciais, devido à modificação do pino incisal. (E) No espaço criado entre os modelos não operados, mas com o pino incisal modificado, é confeccionado um guia cirúrgico que irá permitir transferir essa DVCM para o ato operatório. (F) O modelo maxilar operado é remontado e a mandíbula é reposicionada convencionalmente, se necessário um guia cirúrgico final é fabricado para guiar a oclusão final.*

novamente com o fio de Kirschner a distância entre os pontos A e B, e fixar a maxila utilizando o guia cirúrgico intermediário. A figura 12.9E faz uma analogia à figura 12.10A.

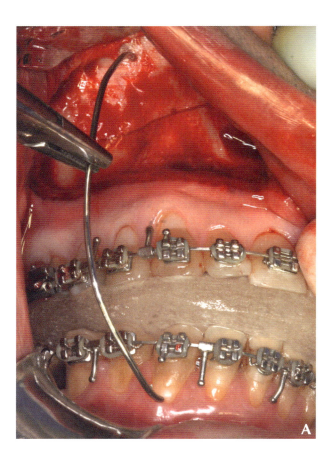

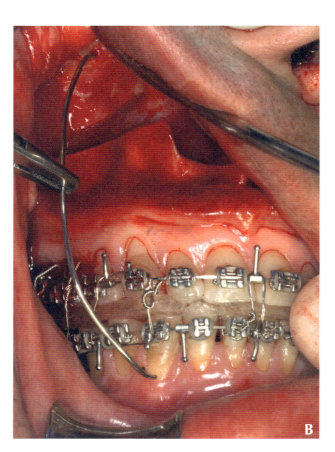

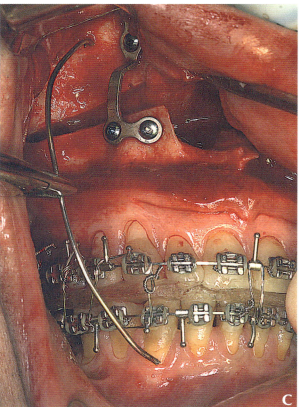

**Fig. 12.10** | *(A) Técnica de controle vertical com pontos fixos para reposição inferior da maxila. (B) Após a realização da osteotomia Le Fort I, o guia de acrílico é instalado para permitir a tomada da DVAC. A medida com o fio de Kirchner é guardada e mantida. Após a mobilização da maxila, colocação do guia cirúrgico intermediário e BMM, o complexo é manipulado em RC (côndilos posicionados dentro da cavidade glenoide) até que a mesma medida vertical inicial seja alcançada. (C) Checagem da medida vertical após a fixação interna rígida. Note o espaço criado entre os traços da osteotomia.*

## 5.4. Por que é usada apenas em cirurgias combinadas?

Quando a cirurgia ortognática envolve apenas uma cirurgia de maxila, não se aconselha utilizar a técnica de referências com pontos fixos.

Durante o ato cirúrgico, a maxila é mobilizada e a mandíbula é quem guia a posição horizontal e trasnversa da maxila, com uma goteira ou apenas com a oclusão. Então, o cirurgião utiliza alguma referência para o posiocionamento vertical da maxila.

Na cirurgia de modelos, após esse posicionamento da maxila ocluindo com a mandíbula, os modelos da maxila e mandíbula são fixados nessa posição e todo o complexo maxilomandibular é levado à Plataforma de Ericksson para determinar a posição vertical da maxila. Então, a maxila é fixada na nova posição tridimensional. A movimentação vertical da maxila, na cirurgia de modelos, vai causar uma rotação mandibular: para fechar a mordida em uma reposição superior de maxila (rotação anti-horária) ou para aumentar a altura facial em uma reposição inferior da maxila (rotação horária). Isso ocorre de maneira semelhante na sala de operação. Entretanto, existe uma questão que é particular de cada paciente: nenhum tipo de articulador de modelos consegue reproduzir com fidelidade a rotação dos côndilos na cavidade glenoide. Não é possível reproduzir as rotações que ocorrem na mandíbula do paciente após a movimentação vertical da maxila. Conclusão, nos casos de cirurgia apenas de maxila, é preferível utilizar a técnica de referência externa.

## 6. Considerações Finais

O correto posicionamento da maxila é um desafio para o cirurgião bucomaxilofacial que se preocupa com a precisão de seus movimentos cirúrgicos. Descrevemos algumas observações que não são encontradas nas fontes comumente acessadas sobre o assunto.

De acordo com Ellis (2001), se o cirurgião superpõe o traçado predictivo com a cefalometria pós-operatória frequentemente terá uma surpresa, a maxila e o mento poderão estar posicionados diferentes do planejado. A introdução de erros pode ocorrer de várias maneiras. Se, durante o pré-operatório, um registro de mordida impreciso é obtido, este será transferido para os modelos em articulador, levando a uma cirurgia de modelos imprecisa, resultando em erro. Um registro da RC errôneo pode levar a uma má posição da maxila e mandíbula e, obviamente, mento.

Devido à importância que damos ao correto posicionamento da maxila, nós utilizamos a técnica de pontos fixos e mesmo assim sempre checamos com a técnica de referência externa, usando o ligamento cantal medial (Fig. 12.11). Isso não traz nenhuma dificuldade transoperatória nem mesmo consideramos que aumente o tempo cirúrgico de forma significativa, pois vira rotina. Enviamos um trabalho, que aguarda processo de publicação do *British Journal of Oral and Maxillofacial Surgery*, em que comparamos a técnica de pontos fixos com a referência externa usando o ligamento cantal e concluímos a respeito da confiabilidade entre as técnicas.

Com essa rotina, diminuímos a possibilidade de erros que alguma técnica possa apresentar. Nossa precisão foi apresentada em recentes publicações (Fig. 12.12), às quais recomendamos a leitura (Gil et al., 2006; 2007). Lembre-se que, mesmo que seja fácil determinar as posições horizontal e transversa da maxila usando a mandíbula como guia, se a posição vertical estiver errada, toda a maxila estará tridimensionalmente fora de posição.

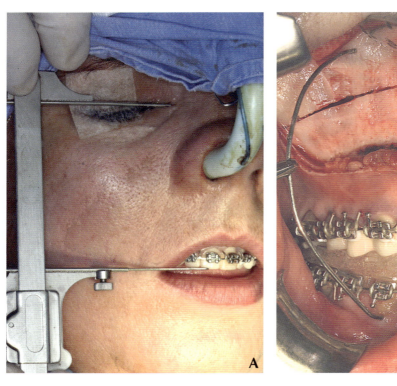

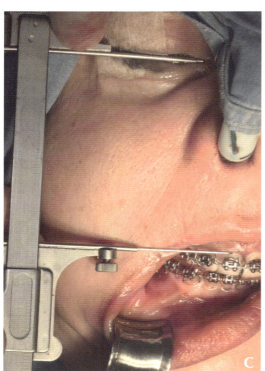

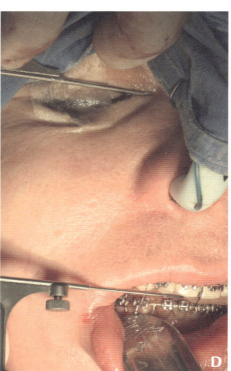

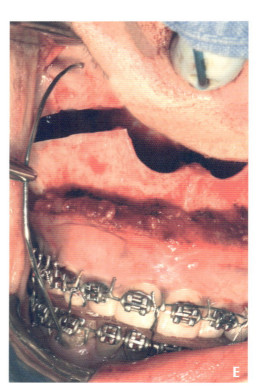

**Fig. 12.11** | *Cirurgia de reposição inferior e avanço de maxila usando as duas técnicas para controle da reposição maxilar. (A) Referência externa inicial. (B) Referência interna fixa inicial. (C) Colocação do guia cirúrgico intermediário e BMM mostrando a visão do complexo antes de manipular em RC e obter a posição vertical. (D) Posição vertical obtida pela técnica externa. (E) Posição vertical checada pela técnica de pontos fixos.*

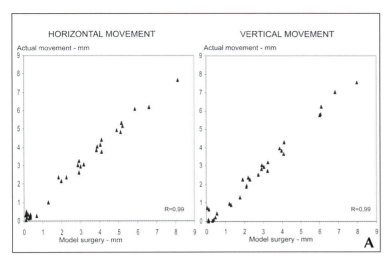

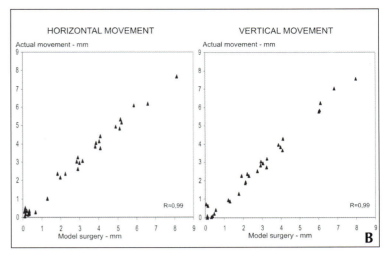

**Fig. 12.12** | *Avaliação da precisão do posicionamento do ICS em cirurgias ortognáticas por meio da técnica de pontos fixos, publicado no IJOMS. (**A**) Comparação entre o movimento planejado para o ICS no traçado predictivo, no sentido horizontal e vertical, e o resultado obtido no pós-operatório. (**B**) Comparação entre o movimento planejado para o ICS durante a cirurgia de modelos, no sentido horizontal e vertical, e o resultado obtido no pós-operatório.*

# CASO CLÍNICO

FAM, 43 anos, queixava-se esteticamente porque não mostrava os dentes superiores, pela falta de projeção da região pára-latero-nasal e pela proeminência aumentada do mento.

Clinicamente observamos o mento proeminente na face e a falta de exposição do ICS. Diagnosticamos a anomalia como deficiência vertical de maxila com rotação anti-horária da mandíbula.

O planejamento cirúrgico objetivou aumentar a exposição do ICS e diminuir a projeção do mento.

A cirurgia realizada foi a reposição inferior de maxila com interposição de osso de banco entre os segmentos osteotomizados. Com essa movimentação, a mandíbula girou no sentido horário e diminuiu a projeção do mento.

# Fase Pré-ortodontia

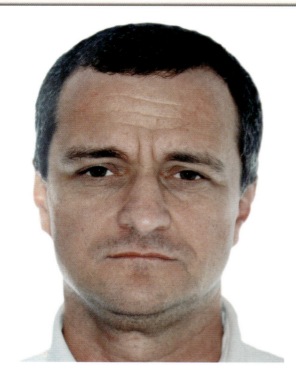
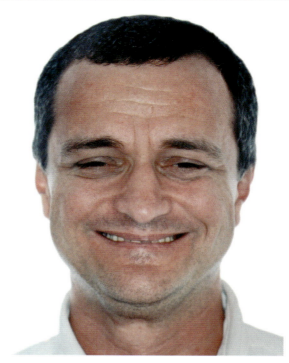
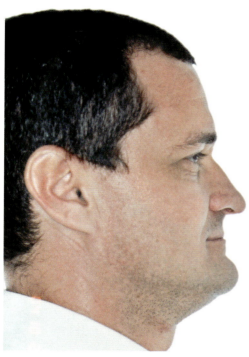
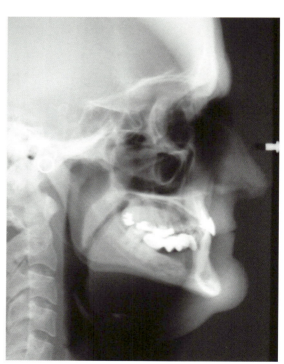
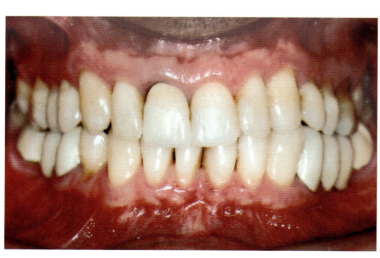
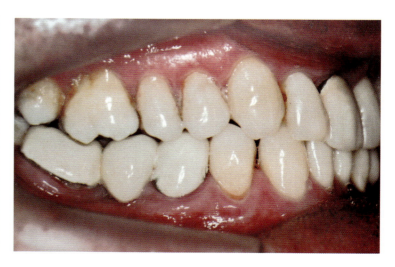

# Fase Pré-operatória

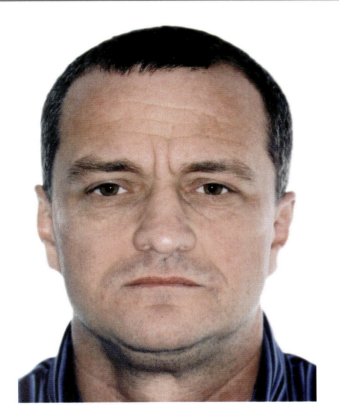
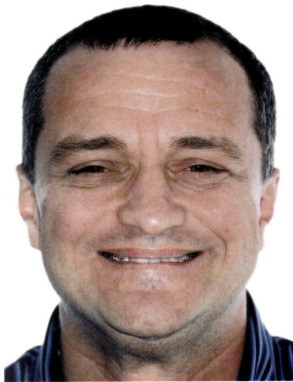

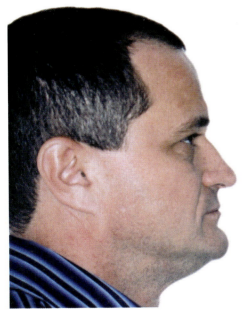
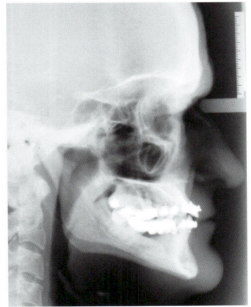
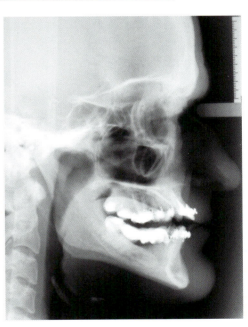

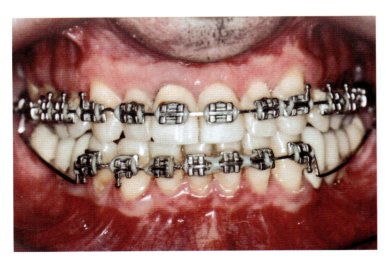
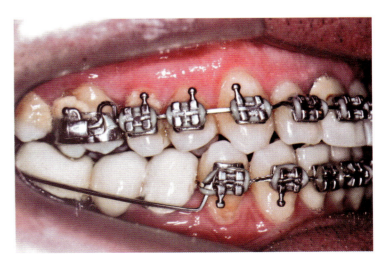

# Planejamento

Paciente: *F. A. M*      idade: *46 anos*

**Queixa Principal:** *Não mostra os dentes*
*Lábios muito fechados*
*Aspecto envelhecido*

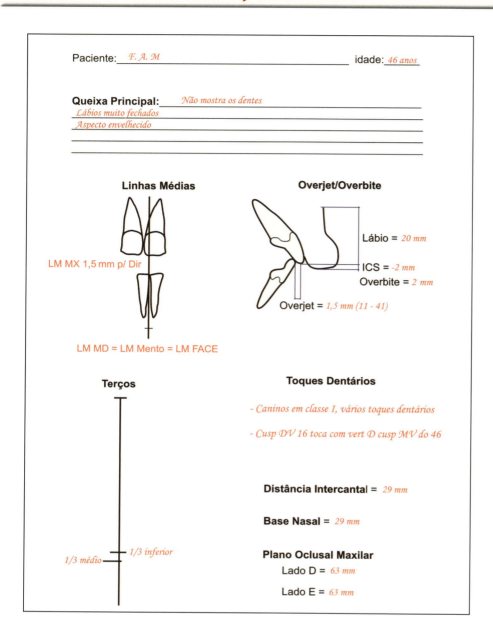

**Linhas Médias**

LM MX 1,5 mm p/ Dir

LM MD = LM Mento = LM FACE

**Overjet/Overbite**

Lábio = *20 mm*
ICS = *-2 mm*
Overbite = *2 mm*
Overjet = *1,5 mm (11 - 41)*

**Terços**

1/3 inferior
1/3 médio

**Toques Dentários**

- *Caninos em classe I, vários toques dentários*

- *Cusp DV 16 toca com vert D cusp MV do 46*

**Distância Intercantal** = *29 mm*

**Base Nasal** = *29 mm*

**Plano Oclusal Maxilar**
Lado D = *63 mm*
Lado E = *63 mm*

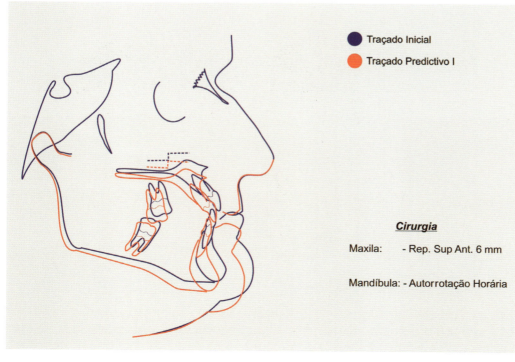

● Traçado Inicial
● Traçado Predictivo I

***Cirurgia***

Maxila:    - Rep. Sup Ant. 6 mm

Mandíbula: - Autorrotação Horária

# Fase Pós-operatória

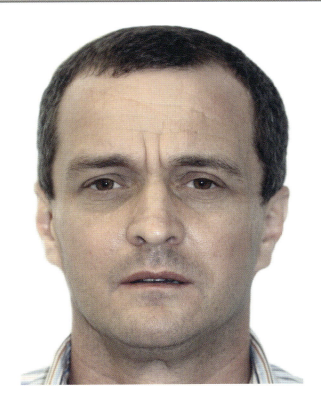

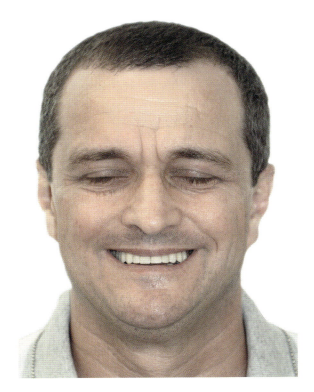

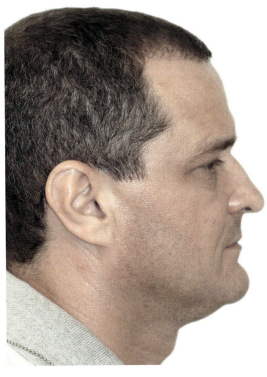

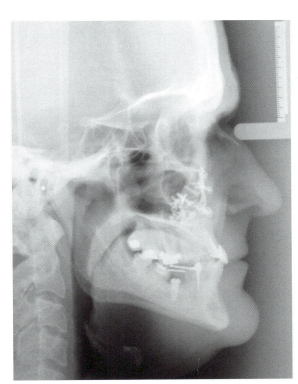

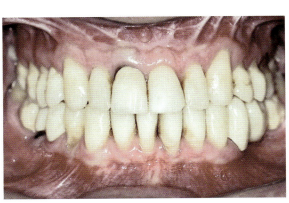

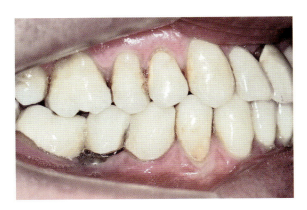

# Referências

1.  Bryan DC, Hunt NP: Surgical accuracy in orthognathic surgery. Br J Oral Maxillofac Surg. 1993; 31:343-9.
2.  Cohen AM. Uncertainty in cephalometrics. Br J Orthod. 1984; 11:44-8.
3.  Cottrell DA, Wolford LM. Altered orthognathic surgical sequencing and a modified approach to model surgery. J Oral Maxillofac Surg. 1994; 52:1010-21.
4.  Ellis E. Bimaxillary surgery using an intermediate splint to position the maxilla. J Oral Maxillofac Surg. 1999; 57:53-6.
5.  Ellis E, Tharanon W, Gambrell K. Accuracy of face-bow transfer: effect on surgical prediction and postsurgical result. J Oral Maxillofac Surg. 1992; 50:562-7.
6.  Ellis E. Accuracy of model surgery: evaluation of an old technique and introduction of a new one. J Oral Maxillofac Surg. 1990; 48:1161-7.
7.  Ellis E. Discussion: a comparison of 3 methods of face-bow transfer recording: implications for orthognathic surgery. J Oral Maxillofac Surg. 2001; 56:641-2.
8.  Gateno J, Forrest KK, Camp B. A comparison of 3 methods of face-bow transfer recording: implications for orthognathic surgery. J Oral Maxillofac Surg. 2001; 56:635-42.
9.  Gil JN, Claus JDP, Lima Jr SM. Avaliação do reposicionamento maxilar durante cirurgia ortognática combinada. Rev Colégio Bras CTBMF. 2006; 3:15-8.
10. Gil JN, Claus JDP, Manfro R, Lima Jr SM. Predictability of the maxillary repositioning during bimaxillary surgery – accuracy of a new technique. Int J Oral Maxillofac Surg. 2007; 36:296.
11. Krekmanov L, Lilja J, Rinqvist M. Simultaneous correction of maxillary and mandibular dentofacial deformities without the use of postoperative intermaxillary fixation: a clinical and cephalometric study. Int J Oral Maxillofac Surg. 1988; 17:363-70.
12. Kwon TG, Mori Y, Minami K, Lee SH. Reproducibility of maxillary positioning in Le Fort I osteotomy: a 3-dimensional evaluation. J Oral Maxillofac Surg. 2002; 60:287-93.
13. Polido WD, Ellis E, Sinn DP. An assessment of the predictability of the maxillary repositioning. Int J Oral Maxillofac Surg. 1992; 20:349-52.
14. Polido WD, Ellis E, Sinn DP. An assessment of the predictability of the maxillary surgery. J Oral Maxillofac Surg. 1990; 48:697-701.
15. Power G, Breckon J, Sherriff M, McDonald F. Dolphin image software: an analysis of the accuracy of cephalometric digitalization in orthognathic prediction. Int J Oral Maxillofac Surg. 2005; 34:619-26.
16. Stanchina R, Ellis III E, Gallo WJ, Fonseca RJ. A comparison of two measures for repositioning the maxilla during orthognathic surgery. Int J Adult Orthod Orthogn Surg. 1998; 3:149-54.
17. Van Sickels JK, Larsen AJ, Triplett RG. Predictability of maxillary surgery: a comparison of internal and external reference marks. Oral Surg. 1986; 61:542-45.

# Controle da Posição do Mento em Cirurgia Ortognática

## 1. Introdução

A projeção do mento constitui-se num importante componente da estética facial, que é comumente alterada pela cirurgia ortognática. Pacientes com deformidades dentofaciais comumente se queixam a respeito do tamanho, simetria e/ou da forma do queixo. A mentoplastia é um procedimento estético bastante útil e, em diversas situações, é indicado junto às cirurgias maxilares. Entretanto, as cirurgias combinadas de maxila e mandíbula podem gerar grandes alterações na posição do mento, sem necessitar realizar genioplastia. A rotação do plano oclusal durante as cirurgias bimaxilares promovem alterações faciais significativas, incluindo a projeção, retração e movimentos transversos do mento. Podemos dizer que toda cirurgia ortognática altera a posição do mento de alguma forma em relação à estética facial, daí a nossa preocupação em destinar um capítulo a esse tópico.

A previsibilidade da reposição maxilar durante cirurgias bimaxilares foi avaliada por vários estudos com diversas técnicas. Esses trabalhos avaliaram a posição do incisivo central superior como referência principal. A posição tridimensional do mento durante cirurgias bimaxilares é difícil de predizer; um erro durante a reposição maxilar ou mandibular pode acarretar em uma diferença entre a posição final e a posição planejada do mento. Não foi encontrado nenhum trabalho na literatura avaliando a previsibilidade da posição do mento após cirurgias ortognáticas bimaxilares.

O objetivo deste capítulo é apresentar o método que utilizamos, por meio da cirurgia de modelos, para prever as alterações horizontais e transversas do mento, em cirurgias bimaxilares, sem mentoplastia.

## 2. Técnica

Após montar os modelos em relação cêntrica (RC) no articulador semi-ajustável (ASA) damos início à cirurgia de modelos. Os modelos são levados à plataforma de Ericksson para realização das medidas, usando o paquímetro digital. Duas medidas são utilizadas para transferir a posição do mento para o modelo mandibular (Fig. 13.1).

Primeiro, na radiografia cefalométrica lateral, a distância entre a margem incisal do incisivo central inferior (Li) e o ponto cutâneo mais anterior do mento (Pog') é medida para determinar a altura do Pogônio. Segundo, durante a avaliação clínica pré-operatória do paciente, a distância entre o centro do Pogônio no tecido mole e a linha média da face é medida para determinar a posição transversa do mento. Essas duas medidas são transferidas para determinar a posição do mento no modelo mandibular (Fig. 13.1).

Então, os modelos montados em relação cêntrica no ASA são fixados um ao outro com cola quente. O complexo, com os modelos grudados, é removido do ASA e montado na plataforma de Ericksson pela base do modelo maxilar. Em seguida, as medidas pré-operatórias da posição anteroposterior e transversal do mento no modelo são estabelecidas e anotadas (Fig. 13.2). A partir deste momento temos a posição tridimensional do mento antes da cirurgia de modelos. Essas medidas iniciais são comparadas com as que serão obtidas após essa cirurgia de modelos. Assim teremos a real movimentação do mento.

Primeiro é realizada a cirurgia do modelo maxilar, com sua reposição nos três planos do espaço, de acordo com o traçado predictivo, usando a plataforma de Ericksson. Depois, o modelo maxilar operado é ocluído com o modelo mandibular, manualmente, de acordo com a oclusão final desejada. Os modelos são fixados nessa posição com cola quente, simulando a relação maxilomandibular final. Esse conjunto é novamente montado na plataforma de Ericksson e a posição planejada do mento é checada para confirmar se o deslocamento do mento foi o mesmo do traçado predictivo (Fig. 13.3).

Se a alteração da posição do mento na cirurgia de modelo for similar à planejada no traçado predictivo, os modelos são levados novamente ao ASA. Um guia cirúrgico é fabricado preenchendo o espaço criado entre os modelos para guiar a reposição da maxila durante a cirurgia. Em seguida, a cirurgia do modelo mandibular é procedida de maneira convencional.

Se a posição do mento na cirurgia de modelo ficar distante da planejada nos traçados predictivos, o modelo maxilar é novamente operado e colocado em outra posição. Nesses casos, uma pequena alteração no plano oclusal maxilar seria necessária para criar uma projeção maior ou menor do mento, indo em direção ao planejado no traçado predictivo. Se o problema estiver relacionado à posição transversa do mento, desviado da linha média, pequenas alterações na inclinação do plano oclusal maxilar são realizadas até se alcançar a posição desejada.

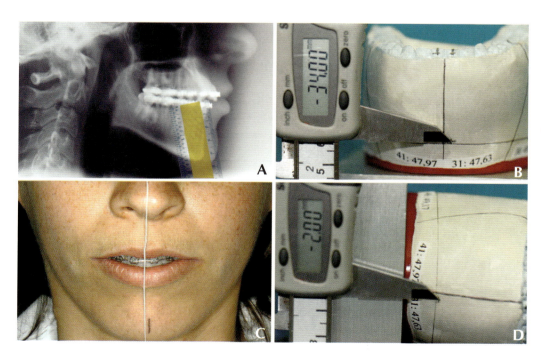

**Fig. 13.1** | *(A)* Altura do Pogônio em tecido mole (Pog') medido na radiografia cefalométrica a partir da margem incisal do ICI. *(B)* A altura do Pog' é transferida para o modelo de gesso mandibular na Plataforma de Ericksson. *(C)* A relação transversa do centro do mento com a linha média da face é medida clinicamente, com o paciente em RC. *(D)* A posição transversa do mento é transferida para o modelo mandibular.

**Fig. 13.2** | **(A)** ASA com os modelos fixados em RC. **(B)** Os modelos unidos são removidos do ASA e montados na Plataforma de Ericksson com o modelo maxilar na base. **(C e D)** As medidas iniciais horizontal e transversa do Pog', respectivamente, são registradas. Esta é a posição do mento antes da cirurgia de modelos (posição 1).

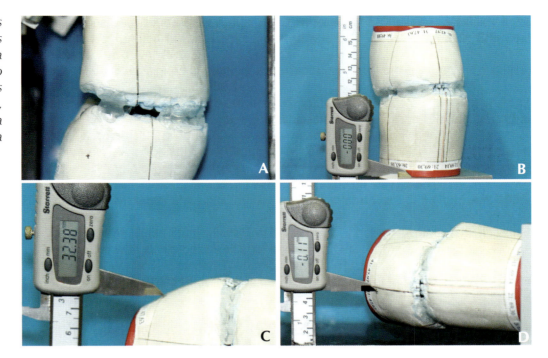

**Fig. 13.3** | **(A)** O modelo maxilar foi reposicionado de acordo com o planejamento. Os modelos são unidos na oclusão final (simulando o resultado após a cirurgia de mandíbula) e montados na Plataforma. **(B e C)** As medidas finais são anotadas e subtraídas da posição 1 para calcular a real movimentação do mento e comparar com o planejado no traçado predictivo.

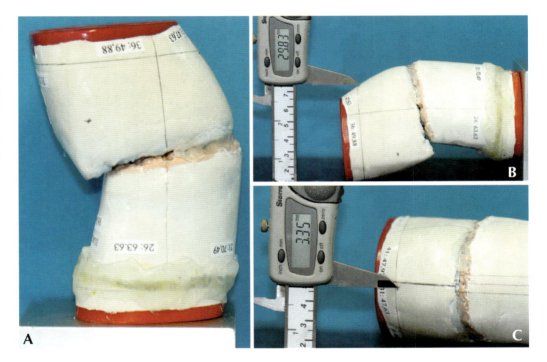

## 3. Avaliação

Recentemente publicamos um trabalho inédito (Gil et al., 2008) em que avaliamos a precisão dessa técnica no posicionamento anteroposterior e transverso do mento após cirurgias ortognáticas combinadas. A mentoplastia é um procedimento que deveria ser evitado sempre que possível. O resultado insatisfatório encontrado clinicamente na projeção do mento em um paciente foi a razão que encorajou os autores a elaborar esta pesquisa. O resumo do trabalho está a seguir:

Vinte e sete pacientes submetidos à cirurgia ortognática combinada foram incluídos nesse estudo. O critério de inclusão foi cirurgia combinada sem mentoplastia, documentação cefalométrica completa pré e pós-operatória, traçados predictivos, cirurgia de modelo, prontuário dos pacientes com os movimentos planejados do mento, ausência de anormalidades craniofaciais e sem cirurgia ortognática prévia.

Radiografias celafométricas foram obtidas uma semana antes e uma semana depois da cirurgia. As posições do mento na cefalometria pós-operatória e no traçado predictivo foram traçadas sobre o traçado original. Os movimentos pós-cirúrgicos foram registrados no plano horizontal.

A posição transversa final do mento foi avaliada clinicamente uma semana após a cirurgia pelo mesmo profissional em todos os pacientes. Clinicamente, o equilíbrio entre a linha média do mento com a linha média facial foi classificado como centrado ou desviado. Isso significa que nenhum mento ficou assimétrico após a cirurgia.

A diferença média na posição do mento no traçado predictivo para a posição final foi -0,76 mm (desvio padrão de 1,86 mm) e a diferença entre a cirurgia de modelo para a posição final do queixo foi -1,12 mm (desvio padrão de 2,27 mm) (Figs. 13.4 e 13.5). Ou seja, o mento do paciente no pós--operatório ficou discretamente mais para posterior do que o planejado.

As mudanças na posição final do mento apresentaram uma forte correlação estatística com a posição planejada na cirurgia de modelos ($r^2$ = 0,86; $p < 0,001$).

Durante a avaliação clínica pós-operatória dos vinte e sete pacientes, a posição transversa do mento em todos os pacientes foi classificada como centrada de acordo com a linha média facial.

**Tabela 13.1** | Distribuição dos pacientes de acordo com a variação entre traçado predictivo/cirurgia de modelos e as mudanças pós-operatórias do pogônio nos movimentos horizontais.

| Variação | Traçado Predictivo | Cirurgia de Modelos |
|---|---|---|
| -8,0 \|-- -6,0 mm | 1 (3,7%) | 1 (3,7%) |
| -6,0 \|-- -4,0 mm | 0 (0,0%) | 0 (0,0%) |
| -4,0 \|-- -2,0 mm | 2 (7,4%) | 7 (25,9%) |
| -2,0 \|-- 0,0 mm | 13 (48,1%) | 11 (40,7%) |
| 0,0 \|-- 2,0 mm | 11 (40,7%) | 6 (22,2%) |
| 2,0 \|-- 4,0 mm | 0 (0,0%) | 2 (7,4%) |

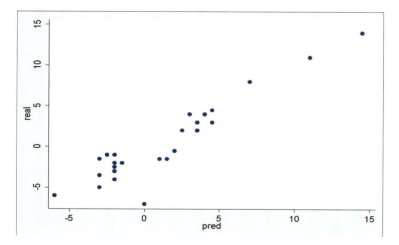

**Fig. 13.4** | *Relação entre a posição horizontal planejada do mento no traçado predictivo e o resultado pós-operatório.*

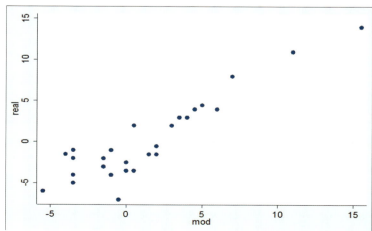

**Fig. 13.5** | *Relação entre a posição horizontal planejada do mento na cirurgia de modelos e o resultado pós-operatório.*

## 4. Considerações Finais

Na maioria dos casos, pacientes apresentando alterações ântero-posteriores, verticais e assimetrias faciais, com o mento desviado da linha média da face, podem ser tratados somente com cirurgias bimaxilares, sem mentoplastia. Isso é possível por meio da correção do desvio no plano oclusal maxilar associado a reposições mandibulares.

De acordo com Ellis (2001), se o cirurgião alinha o traçado predictivo com a cefalometria pós-operatória, o mento vai estar sempre posicionado posteriormente à posição planejada. A razão para isso pode não ter nada a ver com a execução da cirurgia, mas é mais relacionada ao fato do guia utilizado para posicionar a maxila ter sido fabricado em modelos montados com plano oclusal e relação cêntrica diferentes.

A correta montagem dos modelos no articulador, em conformidade com o traçado cefalométrico, é uma etapa essencial do planejamento e realização de cirurgias ortognáticas, principalmente durante procedimentos bimaxilares. Essa etapa tem início com a obtenção de um preciso registro de mordida em cera em relação cêntrica. A habilidade do cirurgião em transferir o que foi planejado para o paciente, na cirurgia ortognática, depende, principalmente, da precisão da confecção do guia cirúrgico, durante a cirurgia de modelos.

A posição da maxila guia o reposicionamento mandibular durante cirurgias bimaxilares. Erros durante a reposição da maxila irão conduzir a erros na posição final da mandíbula. O resultado pode ser uma assimetria no corpo ou ângulo goníaco e/ou uma pobre ou desviada projeção de mento.

Durante o tratamento de casos assimétricos é grande a dificuldade em controlar a posição transversa do mento. Em alguns casos, a mentoplastia é indicada somente por conta de desvio do mento em relação à linha mediana. Em outros, a mentoplastia é realizada em um segundo tempo para corrigir o pobre resultado obtido com a cirurgia ortognática. O problema é que o que ocorre nos traçados frontal e lateral não é necessariamente o que acontece nos pacientes, daí a necessidade de aplicação dessa técnica que apresentamos. Os autores deste livro acreditam que o mais importante benefício dessa técnica seja o de prever a posição tridimensional final do mento no planejamento.

# CASO CLÍNICO

MP, 19 anos, procurou-nos queixando-se de sua estética facial. Ela esperava correção de sua assimetria facial.

Clinicamente observamos assimetria facial importante determinada pelo crescimento mandibular aumentado do lado esquerdo. Esse crescimento desigual entre os lados da mandíbula levou a um desnível do plano oclusal da maxila e a uma dimensão vertical da hemiface esquerda maior que a da direita. Notamos que havia um desnível mandibular significativo, mas o mento estava pouco desviado. Na radiografia panorâmica é possível visualizar que o lado esquerdo da mandíbula é maior que o direito.

Diagnosticamos essa deformidade dentofacial como hipertrofia hemimandibular com desnível da maxila.

O objetivo da cirurgia foi nivelar o plano oclusal da maxila e diminuir o tamanho da mandíbula do lado esquerdo.

A cirurgia realizada foi reposição superior da maxila do lado esquerdo e inferior do lado direito, com enxerto ósseo no espaço criado nessa área de rebaixamento. Na mandíbula, realizamos rotação e para isso optamos pela osteotomia vertical do ramo, pois a paciente preferiu diminuir o risco de parestesia relacionado ao NAI. Para diminuir a altura vertical do corpo e ramo mandibular esquerdo, realizamos ostectomia da basilar desde o ângulo até o mento.

## Fase Pré-operatória

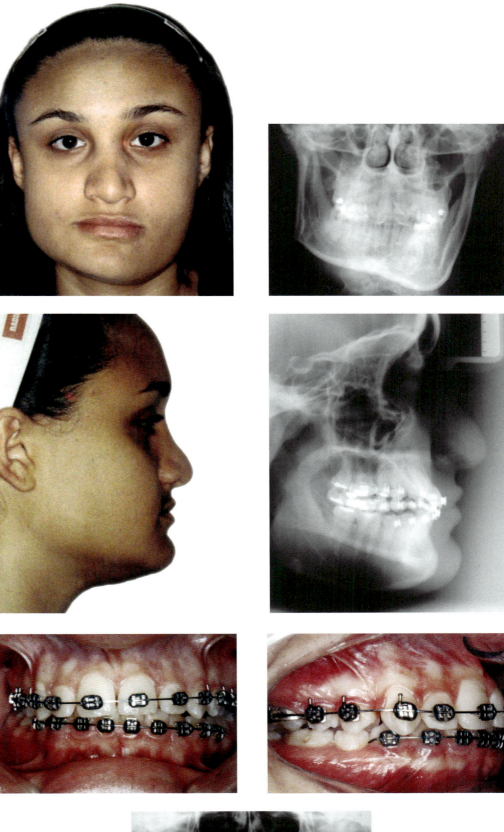

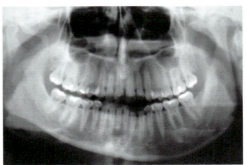

# Planejamento

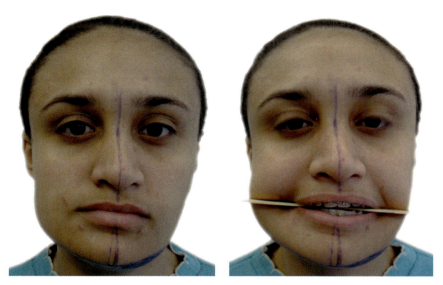

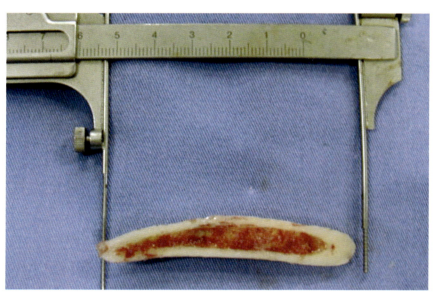

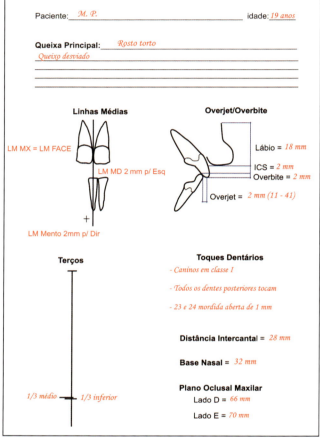

Paciente: *M. P.*                                    idade: *19 anos*

**Queixa Principal:** *Rosto torto*
*Queixo desviado*

**Linhas Médias**

LM MX = LM FACE
LM MD 2 mm p/ Esq

LM Mento 2mm p/ Dir

**Terços**

1/3 médio — 1/3 inferior

**Overjet/Overbite**

Lábio = *18 mm*
ICS = *2 mm*
Overbite = *2 mm*
Overjet = *2 mm (11 - 41)*

**Toques Dentários**

- *Caninos em classe I*
- *Todos os dentes posteriores tocam*
- *23 e 24 mordida aberta de 1 mm*

**Distância Intercantal =** *28 mm*

**Base Nasal =** *32 mm*

**Plano Oclusal Maxilar**
Lado D = *66 mm*
Lado E = *70 mm*

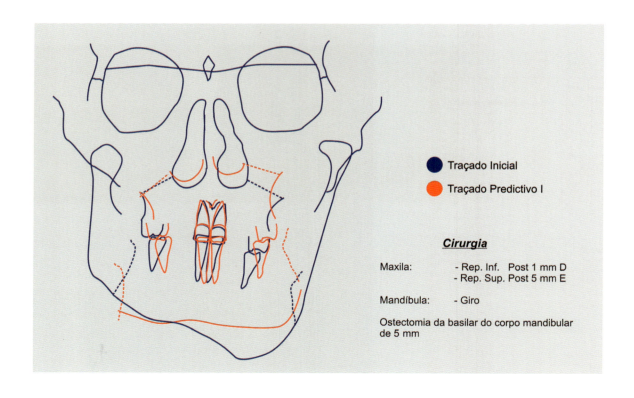

● Traçado Inicial
● Traçado Predictivo I

## Cirurgia

Maxila:      - Rep. Inf.  Post 1 mm D
             - Rep. Sup. Post 5 mm E

Mandíbula:   - Giro

Ostectomia da basilar do corpo mandibular
de 5 mm

## Fase Pós-operatória – 6 meses

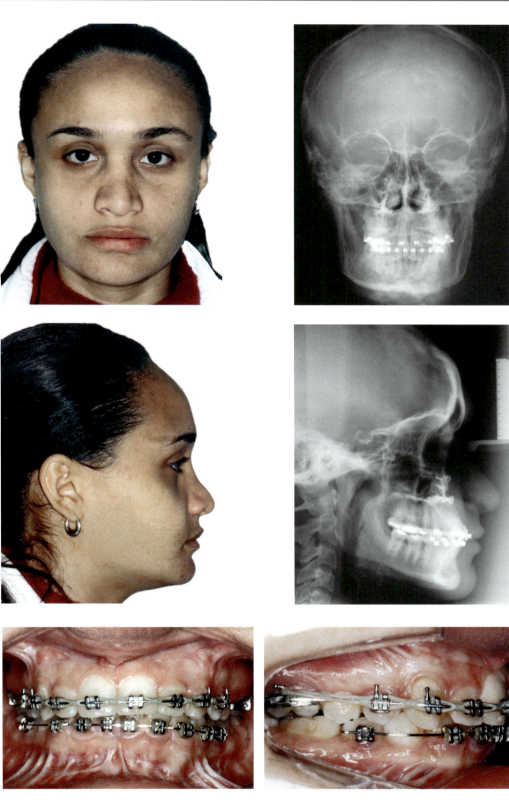

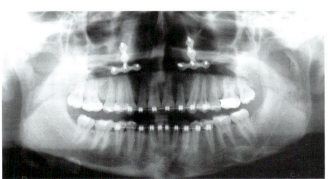

## Fase Pós-operatória – 2 anos

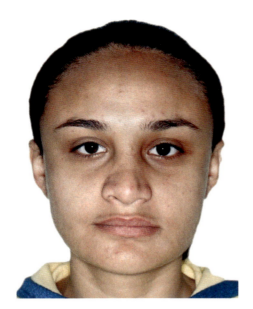
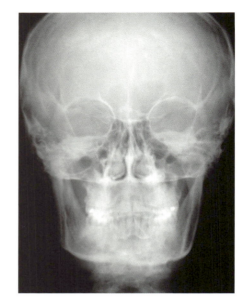
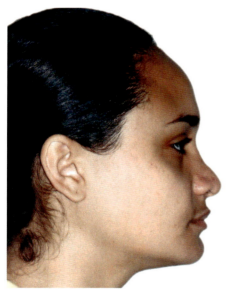
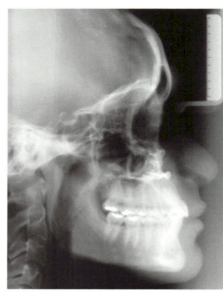
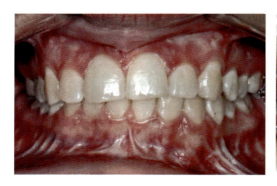
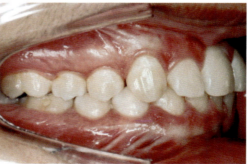
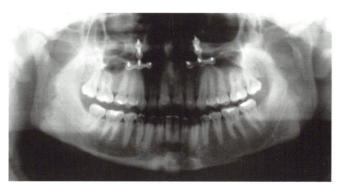

# Fase Pós-operatória – 5 anos

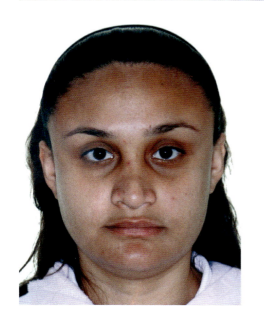
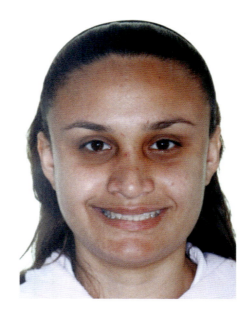
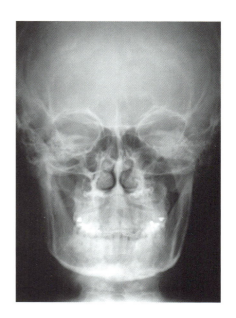

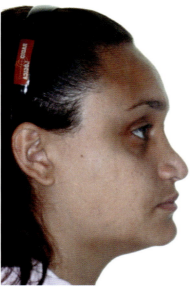
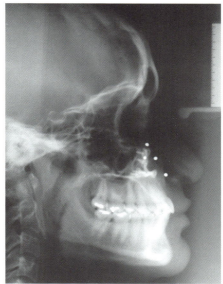

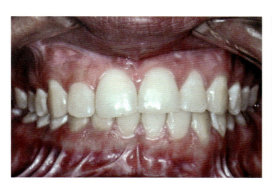
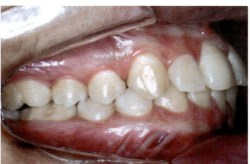

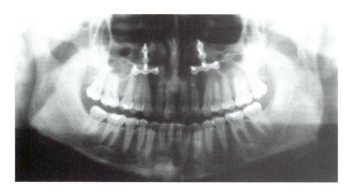

# Referências

1. Bryan DC, Hunt NP. Surgical accuracy in orthognathic surgery. Br J Oral Maxillofac Surg. 1993; 31:343.
2. Cohen AM. Uncertainty in cephalometrics. Br J Orthod. 1984; 11:44.
3. Cottrell DA, Wolford LM. Altered orthognathic surgical sequencing and a modified approach to model surgery. J Oral Maxillofac Surg. 1994; 52:1010.
4. Ellis E. Bimaxillary surgery using an intermediate splint to position the maxilla. J Oral Maxillofac Surg. 1999; 57:53.
5. Ellis E, Tharanon W, Gambrell K. Accuracy of face-bow transfer: effect on surgical prediction and postsurgical result. J Oral Maxillofac Surg. 1992; 50:562.
6. Ellis E. Accuracy of model surgery: evaluation of an old technique and introduction of a new one. J Oral Maxillofac Surg. 1990; 48:1161.
7. Ellis E. Discussion. A comparison of 3 methods of face-bow transfer recording: implications for orthognathic surgery. J Oral Maxillofac Surg. 2001; 56:641.
8. Gateno J, Forrest KK, Camp B. A comparison of 3 methods of face-bow transfer recording: Implications for orthognathic surgery. J Oral Maxillofac Surg. 2001; 56:635.
9. Gil JN, Claus JDP, Manfro R, Lima Jr SM. Predictability of maxillary repositioning during bimaxillary surgery – accuracy of a new technique. Int J Oral Maxillofac Surg. 2007; 36:296.
10. Gil JN, Claus JDP, Campos FEB, Marin C, Granato R, Righesso LAR. Predictability of chin position after bimaxillary surgery. J Oral and Maxillofacial Surgery. 2008; 66:99.
11. Krekmanov L, Lilja J, Rinqvist M. Simultaneous correction of maxillary and mandibular dentofacial deformities without the use of postoperative intermaxillary fixation: a clinical and cephalometric study. Int J Oral Maxillofac Surg. 1988; 17:363.
12. Kwon TG, Mori Y, Minami K, Lee SH. Reproducibility of maxillary positioning in Le Fort I osteotomy: a 3-dimensional evaluation. J Oral Maxillofac Surg. 2002; 60:287.
13. O'Malley AM, Milosevic A. Comparison of three facebow/semiadjustable articulator systems for planning orthognathic surgery. Br J Oral Maxillofac Surg. 2000; 38:185.
14. Ong TK, Banks RJ, Hildreth AJ. Surgical accuracy in Le Fort I maxillary osteotomies. Br J Oral Maxillofac Surg. 2001; 39:96.
15. Polido WD, Ellis E, Sinn DP. An assessment of the predictability of the maxillary repositioning. Int J Oral Maxillofac Surg. 1992; 20:349.
16. Polido WD, Ellis E, Sinn DP. An assessment of the predictability of the maxillary surgery. J Oral Maxillofac Surg. 1990; 48:697.
17. Posnick JC, Ricalde P, Ng P. A modified approach to model planning in orthognathic surgery for patient without a reliable centric relation. J Oral Maxillofac Surg. 2006; 64:347.
18. Power G, Breckon J, Sherriff M, McDonald F. Dolphin image software: an analysis of the accuracy of cephalometric digitalization in orthognathic prediction. Int J Oral Maxillofac Surg. 2005; 34:619.
19. Proffit WR, White RP Jr, Sarver DM. Contemporary treatment of dentofacial deformity. St Louis: C.V. Mosby. 2002.
20. Stanchina R, Ellis III E, Gallo WJ, Fonseca RJ. A comparison of two measures for repositioning the maxilla during orthognathic surgery. Int J Adult Orthod Orthogn Surg. 1998; 3:149.
21. Uechi J, Okayama M, Shibata T, Muguruma T, Hayashi K, Endo K, Mizoguchid I. A novel method for the 3-dimensional simulation of orthognathic surgery by using a multimodal image-fusion technique. Am J Orthod Dentofacial Orthop. 2006; 130:786.
22. Van Sickels JK, Larsen AJ, Triplett RG. Predictability of maxillary surgery: a comparison of internal and external reference marks. Oral Surg. 1986; 61:542.

# Cirurgia Ortognática no Tratamento da Maxila Severamente Reabsorvida

## 1. Introdução

Um dos objetivos primordiais da reabilitação protética da maxila totalmente edêntula através da terapia com implantes é a restituição da função mastigatória. São indiscutíveis as vantagens funcionais oferecidas por uma prótese implantorretida e/ou implantossuportada em comparação às convencionais próteses mucossuportadas. Além disso, a durabilidade do tratamento oferecido e a satisfação das exigências estéticas do paciente são fundamentais para se obter o sucesso no tratamento executado.

Existem requisitos necessários para se alcançar a tríade – função, durabilidade e estética – na reabilitação da maxila edêntula: o leito ósseo receptor (altura, distância das corticais vestibular e palatina); o posicionamento dos implantes (inclinação, distância interimplantes e paralelismo); e o relacionamento maxilomandibular (horizontal, vertical e transversal).

Os diferentes níveis de reabsorção maxilar determinam uma classificação proposta por Cawood & Howell (1988). A maxila que apresenta apenas o osso basal (perda óssea acentuada em altura e espessura), associada a uma relação maxilomandibular desfavorável, é classificada como severamente reabsorvida (classe VI). Nesses casos, além de a quantidade óssea deficiente para instalação dos implantes, a relação maxilomandibular desfavorável dificulta ainda mais a reabilitação protética.

Durante o plano de tratamento de um adulto-jovem apresentando maxila severamente reabsorvida, que não gostaria de usar prótese removível, a exigência é por uma reabilitação por meio de uma prótese fixa. A idade do paciente e seu desejo devem ser sempre considerados nesses tipos de tratamento. Algumas perguntas precisam ser feitas: Qual a expectativa de vida do paciente? O trabalho que executaremos oferece a longevidade que o paciente exige? A melhor opção de tratamento é a que melhor se encaixa ao perfil do paciente, que resolve suas exigências?

O objetivo deste capítulo é descrever um protocolo para o tratamento de pacientes com maxila severamente reabsorvida, incluindo um procedimento de reconstrução alveolar; um procedimento de colocação de implantes; e, por último, um procedimento de reposição maxilar. Ao término desses procedimentos, a posição tridimensional da maxila é corrigida e a reabilitação é realizada por meio de prótese de pouco volume com perfil de emergência gengival ou com uma quantidade bem pequena de gengiva na prótese.

## 2. Osteotomia Le Fort I para Reabilitação da Maxila Atrófica

Em 1989, Sailer descreveu a utilização da osteotomia Le Fort I para o reposicionamento ínfero-anterior da maxila com enxerto ósseo interposicional e a colocação simultânea de implantes como opção para pacientes com maxila severamente reabsorvida (classe VI). Em 1994, Cawood & Howeel (1988) relataram o mesmo procedimento, diferindo apenas na colocação dos implantes em um segundo estágio. Desde então, a literatura vem discutindo a utilização e os resultados de ambas as técnicas.

O propósito maior das técnicas descritas acima é aumentar a quantidade óssea e permitir a colocação de implantes, ao mesmo tempo em que melhora o posicionamento tridimensional da maxila. O problema desses procedimentos é que, durante a cirurgia, a reposição maxilar é realizada sem referência, já que nesse instante não há dentes para orientação. Assim, a obtenção da posição ortoalveolar fica comprometida ou dificilmente será atingida. O resultado final geralmente é a instalação de prótese *overdenture* ou fixa dentogengival, com muita compensação em acrílico. Ao longo do tempo, a biomecânica de uma *overdenture* com compensação horizontal, assim como a dificuldade de higiene de uma prótese dentogengival de grande volume podem prejudicar a estabilidade dos implantes e condenar o tratamento a longo prazo.

## 3. Protocolo

Este protocolo está indicado para maxilas severamente reabsorvidas de pacientes que são tem: adulto-jovens; boa saúde; alta exigência estética; disposição para enfrentar várias etapas cirúrgicas (maior tempo de tratamento e maior custo); ou deformidade esquelética dos maxilares.

O objetivo do protocolo é oferecer mais uma opção de tratamento. Para os pacientes que têm restrições à retirada de enxerto extraoral; com situação financeira limitante; estado físico que contraindica procedimentos cirúrgicos maiores; baixa exigência estética ou que aceitem uma *overdenture* ou uma prótese dentogengival, este protocolo não está indicado.

A seguir, descreve-se a sequência de procedimentos do protocolo oferecido (Quadro 14.1). Entretanto, essa filosofia pode ser aplicada em situações diferenciadas. Um paciente com maxila severamente reabsorvida pode apresentar um padrão esquelético compatível com uma relação de classe II dos maxilares, nesse caso a reposição maxilar pode ser desnecessária. Por outro lado, um paciente com maxila edêntula pode apresentar rebordo ósseo suficiente para colocação de implantes sem necessitar de procedimentos reconstrutivos, mas com relação desfavorável dos maxilares, neste caso o tratamento pode ser resolvido com a colocação de implantes e a posterior cirurgia ortognática.

### 3.1. Reconstrução alveolar

A maxila severamente reabsorvida é caracterizada pela acentuada reabsorção alveolar e discrepância maxilomandibular (Figs. 14.1 a 14.3). Assim, o primeiro passo do tratamento é a realização da reconstrução alveolar obje-

**Quadro 14.1** | *Esquema resumindo a sequência de tratamento para o paciente com maxila severamente reabsorvida.*

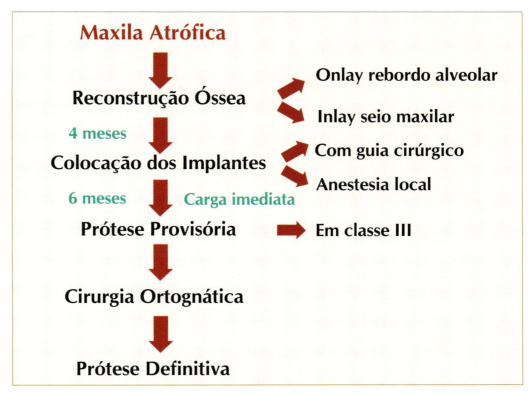

**Maxila Atrófica**

Reconstrução Óssea → Onlay rebordo alveolar

Inlay seio maxilar

4 meses

Colocação dos Implantes → Com guia cirúrgico

Anestesia local

6 meses — Carga imediata

Prótese Provisória → Em classe III

Cirurgia Ortognática

Prótese Definitiva

tivando permitir a colocação de implantes osseointegráveis em um rebordo que apresente quantidade e qualidade óssea suficientes para a estabilidade do tratamento.

Não é objetivo da reconstrução, nesse momento, corrigir a discrepância horizontal entre maxila e mandíbula ou a distância intermaxilar, já que serão todas corrigidas no procedimento final com a reposição maxilar.

Dentre as técnicas de reconstrução alveolar, a escolha deve basear-se principalmente na preferência do profissional e perfil do paciente (incluindo a necessidade ou não de anestesia geral para esse procedimento). Com

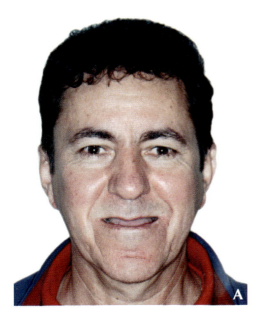
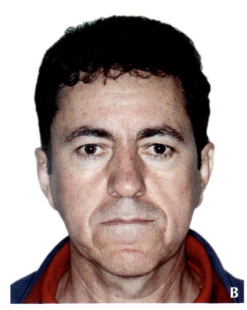
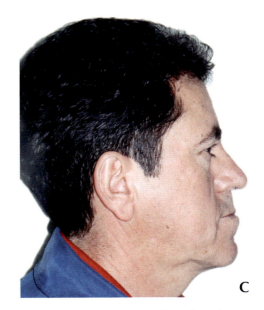

**Fig. 14.1** | *Pré-operatório de um paciente adulto-jovem, com alta exigência estética. **(A)** Visão sorrindo. O padrão facial associado ao processo de reabsorção da maxila caracterizam o aspecto facial envelhecido. **(B)** Visão frontal em repouso. **(C)** Vista de perfil. Note o afundamento da área paralateronasal.*

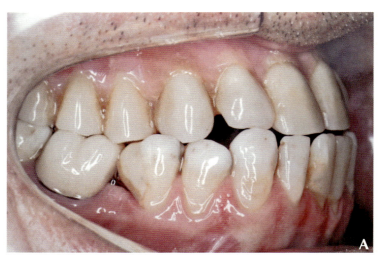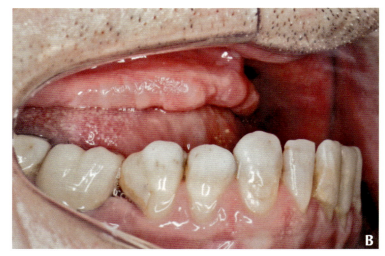

**Fig. 14.2** | *(A)* Visão da prótese total removível que não satisfazia o paciente. *(B)* Visão intrabucal, sem a prótese, evidenciando a discrepância ântero-posterior entre maxila e mandíbula.

frequência, técnicas de enxerto onlay associadas ao levantamento de seio maxilar são as mais utilizadas, e então se tornam necessários a utilização de enxertos extraorais (crista ilíaca), banco de ossos e/ou materiais sintéticos (Fig. 14.4).

Nossa preferência ao longo dos anos tem sido pelo enxerto autógeno de crista ilíaca. A experiência que temos em reconstrução total de maxila atrófica com blocos de osso ilíaco, para dar volume ao processo alveolar e para preencher o seio maxilar, credencia-nos a dizer que esse método de reconstrução é seguro, de prognóstico confiável em longo prazo. Estamos com um trabalho, que aguarda processo de publicação *(Journal of Oral and Maxillofacial Implants),* onde avaliamos o sucesso de 201 implantes colocados em 23 pacientes submetidos à reconstrução de maxila com osso de crista ilíaca. Após a instalação das próteses fixas, com um controle médio de dois anos, a taxa de sucesso dos implantes foi de 95,4%.

## 3.2. Inserção dos implantes

O momento da colocação dos implantes varia de acordo com a técnica de reconstrução utilizada, mas não se recomenda neste protocolo a colocação simultânea com o procedimento de reconstrução. Para Cawood e cols. (1994) a grande vantagem de realizar a inserção dos implantes em um segundo estágio é a possibilidade da confecção de um guia cirúrgico para se obter o correto alinhamento e paralelismo dos implantes. Em outro estágio, os implantes serão colocados em um osso que já sofreu o processo de remodelação, o que permite seu posicionamento, por inteiro, dentro de um tecido ósseo já vascularizado. Além disso, esse procedimento pode ser realizado sob anestesia local (Fig. 14.5).

A correta colocação dos implantes é o passo mais importante deste protocolo para obter a estética final da reabilitação protética. Como o objetivo final é a instalação de uma prótese com perfil de emergência gengival, o posicionamento dos implantes deve visar ao correto posicionamento na base óssea.

É importante o profissional estar consciente de que a reposição maxilar será realizada adiante, e que nenhuma inclinação de implante é necessária para compensar a relação maxilomandibular desfavorável. O principal objetivo nessa etapa é a correta inserção dos implantes na base óssea maxilar, utilizando guias cirúrgicos que orientam com exatidão suas posições. Assim

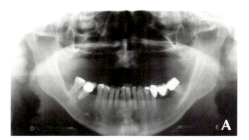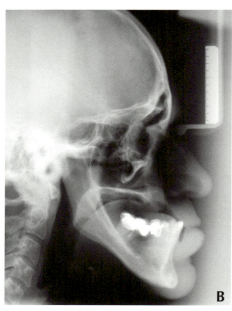

**Fig. 14.3** | *(A)* Radiografia panorâmica mostrando a reabsorção óssea na maxila. *(B)* Radiografia cefalométrica lateral, onde confirmamos a necessidade do reposicionamento da maxila.

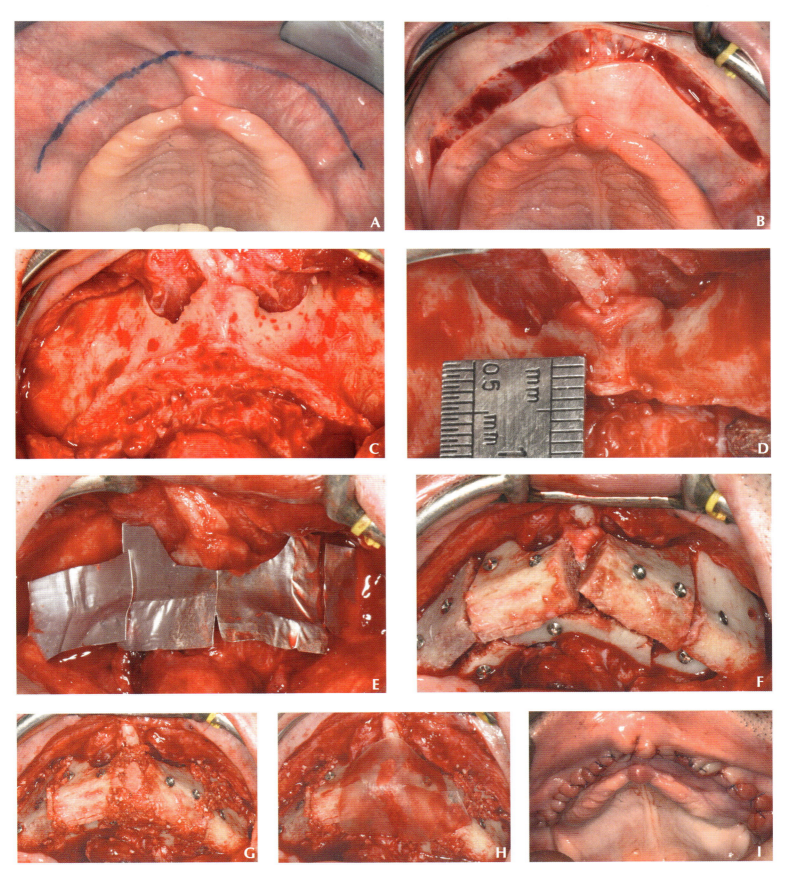

**Fig. 14.4** | Transoperatório da reconstrução da maxila com osso autógeno de crista ilíaca. (**A**) Desenho da incisão na mucosa alveolar. Esse é o melhor acesso para se conseguir grande volume de reconstrução com baixo risco de exposição do enxerto no pós-operatório. (**B**) Incisão em primeiro plano. (**C**) Descolamento mucoperiosteal com exposição de toda a parede lateral da maxila, cavidade nasal e rebordo alveolar. (**D**) Medida da altura do osso residual, inviável para colocação segura dos implantes. (**E**) Mapeamento do tamanho dos blocos. (**F**) Blocos ósseos de crista ilíaca adaptados e fixados aumentando a espessura e altura do rebordo. Um pequeno bloco é colocado sob a mucosa nasal e os seios maxilares são preenchidos com osso particulado. (**G**) Colocação de osso particulado entre os blocos. (**H**) Colocação de membrana reabsorvível sobre os enxertos. (**I**) Sutura em três planos.

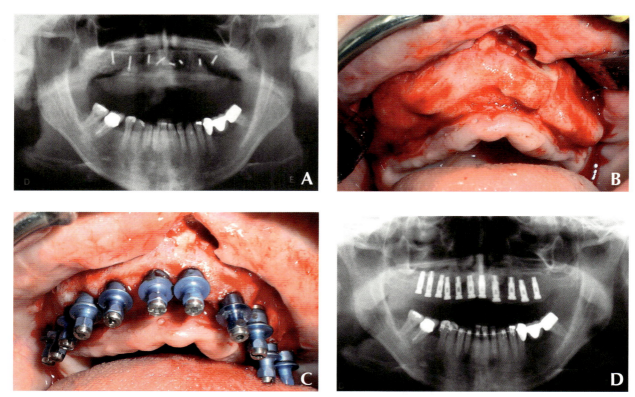

**Fig. 14.5** | *Colocação dos implantes quatro meses após a reconstrução da maxila. (A) Radiografia panorâmica para orientar a localização dos parafusos de fixação dos enxertos. (B) Visão do tecido ósseo após descolamento mucoperiosteal. Note que o enxerto está totalmente incorporado ao leito receptor, sangrante, essa é uma vantagem do osso autógeno de crista ilíaca. Compare com a figura 14.4C e observe o ganho de volume. (C) Implantes instalados. A quantidade de implantes para uma ponte fixa é uma opção profissional. A colocação de 6-8 implantes pode ser o suficiente para a estabilidade de uma prótese fixa, (D) Radiografia pós-operatória.*

como os dentes são alinhados de modo independente em suas bases ósseas para uma cirurgia ortognática convencional, os implantes devem estar corretamente alinhados com basilar da maxila, de modo independente de sua relação com o arco oposto.

## 3.3. Abertura dos implantes

O requisito principal para essa etapa é a obtenção do aspecto gengival mais natural possível: uma faixa de gengiva ceratinizada adequada e papila interimplantes – a técnica que utilizamos na reabertura está publicada (Gil et al., 2007). Esses aspectos dependem muito também da técnica de posição e distanciamento entre implantes (Figs. 14.6 a 14.9).

A opção entre a instalação de cicatrizadores ou a instalação dos intermediários fica a critério dos profissionais envolvidos no caso. É importante que os implantes sejam unidos por uma prótese fixa provisória no momento da abertura dos implantes.

## 3.4. Confecção da prótese

Todo o processo que decorre da escolha dos componentes, moldagens, fundições metálicas e cerâmicas depende da preferência de cada profissional. O grande diferencial, que requer atenção da equipe, é no estabelecimento da oclusão dentária. A oclusão a ser obtida na prótese provisória não será a definitiva. Enquanto o paciente aguarda a programação da cirurgia ortognática, nada impede que uma prótese fixa provisória compensada seja instalada para o conforto do paciente nesse período (Figs. 14.10 e 14.11).

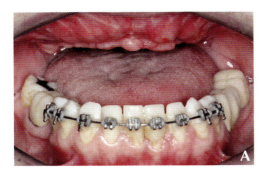 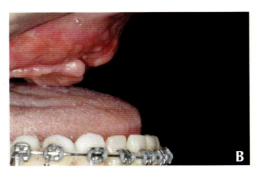 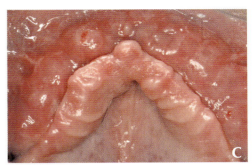

**Fig. 14.6** | *Pré-operatório da abertura dos implantes. (A) Vista frontal, com a dimensão vertical de repouso, mostrando a distância intermaxilar aumentada. (B) Vista lateral mostrando o ganho horizontal obtido com a reconstrução, mas ainda insuficiente para correção da relação maxilomandibular. (C) Vista oclusal. Note que o cordão gengival está deslocado para palatal dos implantes, uma faixa desta gengiva inserida será movida para vestibular após a reabertura.*

**Fig. 14.7** | *Abertura dos implantes. A incisão em ferradura dividiu o cordão de gengiva. Com duas incisões relaxantes na posterior é possível trazer o retalho até a vestibular dos implantes.*

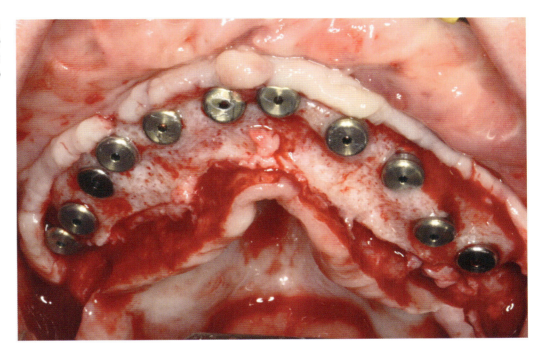

**Fig. 14.8** | *Após a colocação dos componentes e sutura, uma faixa de gengiva ceratinizada recobre toda a extensão vestibular e palatal dos implantes.*

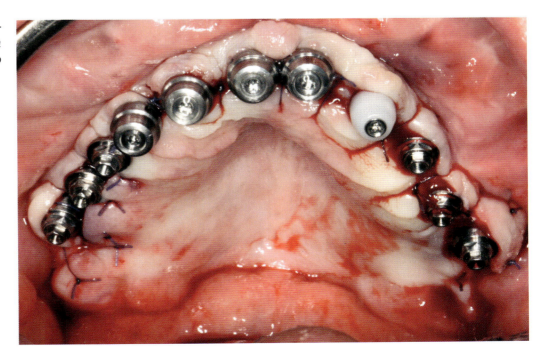

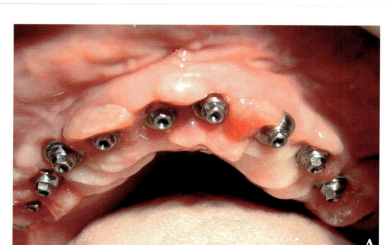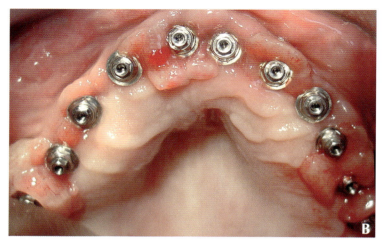

**Fig. 14.9** | *(A)* Pós-operatório de dez dias da reabertura dos implantes. *(B)* Vista oclusal mostrando a maturação da gengiva ceratinizada ao redor dos implantes.

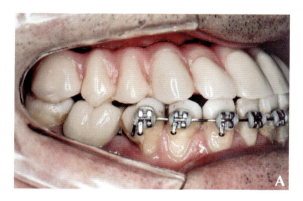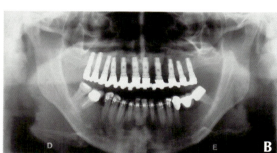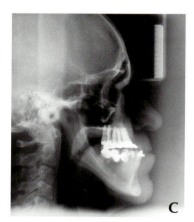

**Fig. 14.10** | *Intervalo entre a abertura dos implantes e realização da cirurgia ortognática. (A) Vista intrabucal da oclusão com a prótese fixa provisória instalada nesse intervalo. Esta prótese tenta compensar deficiência vertical e horizontal da maxila por meio da inclinação dos dentes. (B) Radiografia panorâmica. (C) Radiografia cefalométrica lateral.*

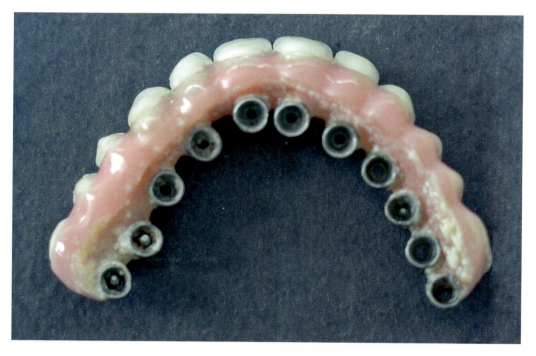

**Fig. 14.11** | *Visão da prótese após três meses de uso. Note o acúmulo de placa devido à dificuldade de higiene. Próteses com grandes compensações em acrílico apresentam dificuldade de higienização. Esta prótese foi confeccionada por solicitação do paciente, pois necessitou adiar a cirurgia ortognática.*

O protesista, o paciente e o responsável pela fabricação laboratorial da prótese para a cirurgia ortognática devem estar conscientes desde o início que no momento da instalação da prótese os maxilares estarão em uma relação desfavorável, ou seja, a prótese estará ocluindo em uma relação de classe III com o arco mandibular.

A prótese provisória para cirurgia ortognática deve ter quatro características:

■ Deve estar sem gengiva artificial (livre de compensações em acrílico), e com os dentes de tamanho normal emergindo da gengiva na melhor posição com relação ao tecido ósseo maxilar e aos implantes colocados (Fig. 14.12). Isso permitirá que os tecidos iniciem a adaptação à prótese para que no final se obtenha o aspecto mais natural.

■ Deve respeitar os princípios biomecânicos das próteses para que não ocorra nenhum excesso de carga que comprometa a integração de um ou mais implantes.

■ A oclusão deve obter o melhor engrenamento possível entre as arcadas, na futura relação oclusal de classe I, para que ocorra estabilidade oclusal no momento da reposição maxilar.

■ Deve ser instalado na prótese bráquetes, arco ortodôntico e esporões para o BMM transcirúrgico.

Quando a maxila for mobilizada, deve existir uma oclusão estável entre os maxilares para permitir a realização do bloqueio maxilomandibular transcirúrgico e colocação de placas e parafusos da fixação interna rígida, evitando instabilidade no pós-operatório.

Finalmente, é necessária a colagem dos bráquetes ortodônticos e colocação de arco para permitir o bloqueio maxilomandibular durante o transcirúrgico. De acordo com o cronograma de execução das etapas, a colagem pode ser feita laboratorialmente (quando for curto o intervalo entre a instalação da prótese e a reposição maxilar) ou nos dias que antecedem a cirurgia ortognática. Os bráquetes devem estar unidos por um arco pesado e passivo, com esporões soldados ou prensados.

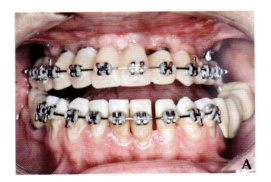
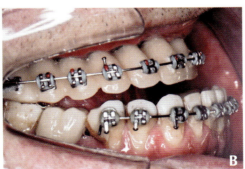
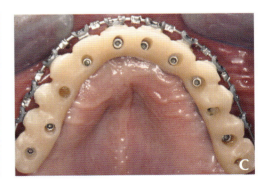

**Fig. 14.12** | *Instalação da prótese fixa para realização da cirurgia ortognática. Como haverão modificações e adaptação dos tecidos, aconselhamos que essa prótese seja com material provisório. (A) Vista intrabucal frontal do paciente em relação cêntrica. Note que a prótese respeita o tamanho médio normal dos dentes. A distância intermaxilar continua aumentada, isso será corrigido com a movimentação da maxila. (B) Vista lateral mostrando que os dentes seguem o perfil de emergência da gengiva, sem inclinações. (C) Vista oclusal evidenciando o posicionamento ideal dos implantes com relação às coroas dentárias, nos cíngulos e fossas centrais.*

## 3.5. Cirurgia ortognática

O uso da osteotomia Le Fort I no tratamento da maxila severamente reabsorvida foi primeiramente descrita por Sailer em 1989, com uma reposição inferoanterior da maxila associada ao enxerto interposicional com a colocação simultânea de implantes. Desde então, a literatura vem confrontando os resultados dessa técnica com a colocação simultânea ou tardia dos implantes. Dentre os critérios de comparação estão: número de tempos cirúrgicos; morbidade cirúrgica; risco de perda de enxertos; risco de perda de implantes; padrão de reabsorção dos enxertos; facilidade de colocação; e posicionamento dos implantes.

A principal razão do desenvolvimento deste protocolo adiando a osteotomia Le Fort I para depois da colocação dos implantes e prótese é a ausência de referência para a reposição maxilar quando esta é realizada antes mesmo da colocação dos implantes. Nas técnicas semelhantes preconizadas por Sailer (1989), no momento da reposição maxilar não havia dentes ou próteses que permitissem precisar a magnitude da movimentação maxilar. Consequentemente, o posicionamento é realizado "na mão livre", já que a ausência dentária não permite a confecção de guias cirúrgicos que orientem a posição horizontal, vertical e transversa da maxila como tradicionalmente é feito em cirurgias ortognáticas de pacientes dentados.

O risco de fratura da maxila atrófica, osteotomizada durante sua mobilização, existe devido à fragilidade das paredes ósseas. Isso aconteceu em um paciente atendido pelo nosso grupo. As paredes finas e fragilizadas dificultam muito a aplicação das placas e parafusos.

Seguindo as etapas, nesse momento o paciente já tem a maxila reconstruída, os implantes colocados e a prótese provisória instalada com os dentes na posição definitiva em relação à maxila e tecido gengival. A partir de agora, inicia-se o planejamento da cirurgia ortognática (Figs. 14.13 e 14.14). O planejamento é realizado de maneira semelhante aos casos ortocirúrgicos envolvendo traçados predictivos e cirurgia de modelos (Figs. 14.15 a 14.17).

Após 30-60 dias de controle pós-operatório, o paciente já está em condições de confeccionar a prótese definitiva (Figs. 14.18 a 14.20).

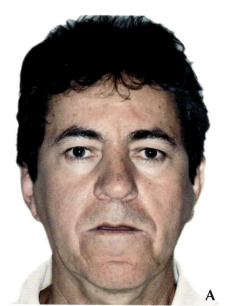 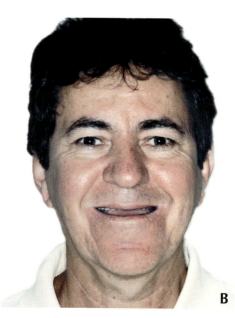 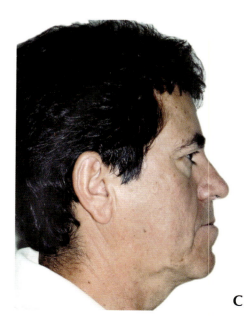

**Fig. 14.13** │ *Pré-operatório da cirurgia ortognática. **(A)** Posição em repouso com exposição negativa da coroa do ICS. Detalhe para o sulco nasogeniano bem demarcado. **(B)** Até mesmo no sorriso o paciente não mostra os dentes superiores. **(C)** Vista do perfil mostrando a deficiência da área paralateronasal e relação invertida dos lábios.*

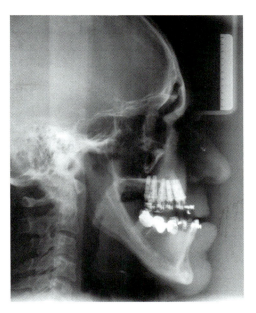

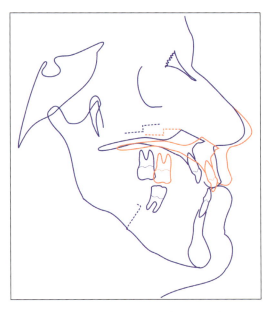

**Fig. 14.14** | *Radiografia cefalométrica lateral. A prótese sem compensações já está instalada. Esta é a radiografia utilizada para o planejamento da cirurgia ortognática. Os tecidos moles da face irão responder às movimentações da maxila com esta prótese.*

**Fig. 14.15** | *Superposição do traçado original com o traçado predictivo. As alterações dos tecidos moles estão em amarelo.*

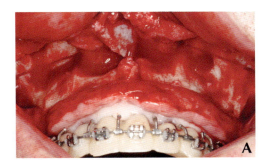

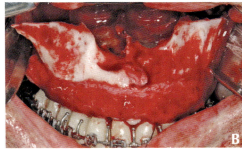

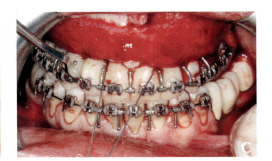

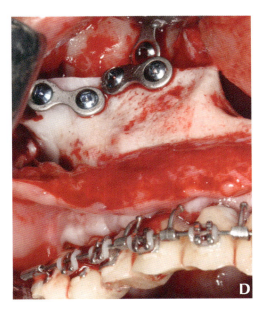

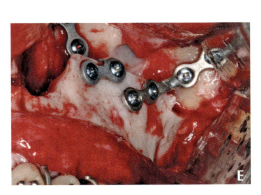

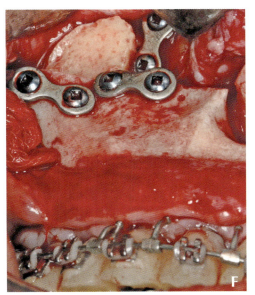

**Fig. 14.16** | *Cirurgia ortognática. (A) Desenho da osteotomia Le Fort I. (B) Downfracture maxilar. (C) Mobilização da maxila até atingir o overjet e overbite planejados. (D) Visão do posicionamento da maxila após a fixação interna rígida no lado direito. (E) Lado esquerdo. (F) Colocação de enxerto ósseo, um bloco removido do mento, para preencher o gap ósseo e prevenir a recidiva.*

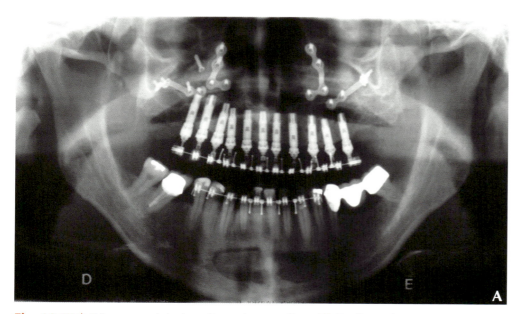
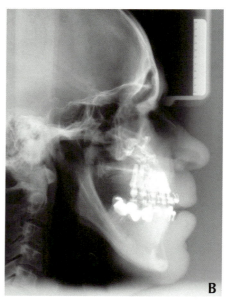

**Fig. 14.17** | *Pós-operatório imediato de sete dias. (**A**) Radiografia panorâmica. (**B**) Radiografia cefalométrica lateral.*

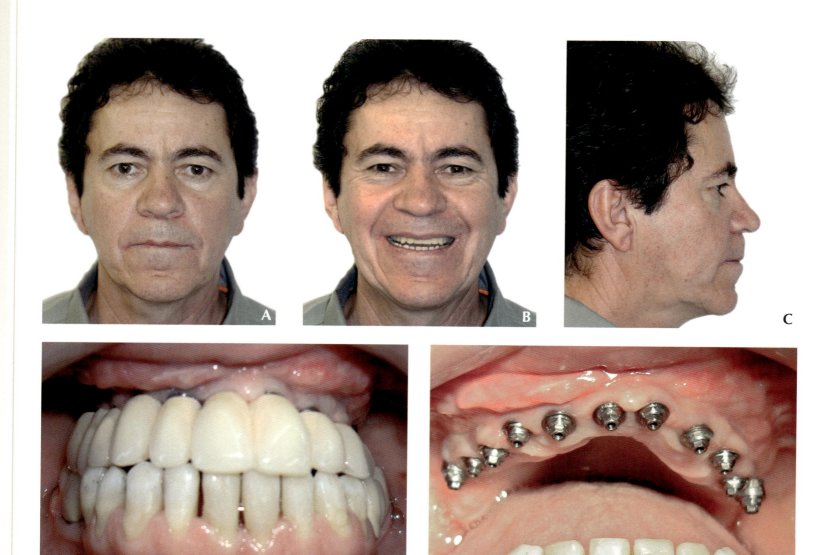

**Fig. 14.18** | *Pós-operatório de seis meses. (**A**) Visão extraoral em repouso. (**B**) Visão sorrindo. (**C**) Visão do perfil. (**D**) Vista intrabucal durante a fase de confecção da prótese definitiva. (**E**) Vista dos implantes sem a prótese. Note a presença de gengiva ceratinizada em quantidade e qualidade (aspecto saudável) que aumenta a estabilidade do trabalho a longo prazo.*

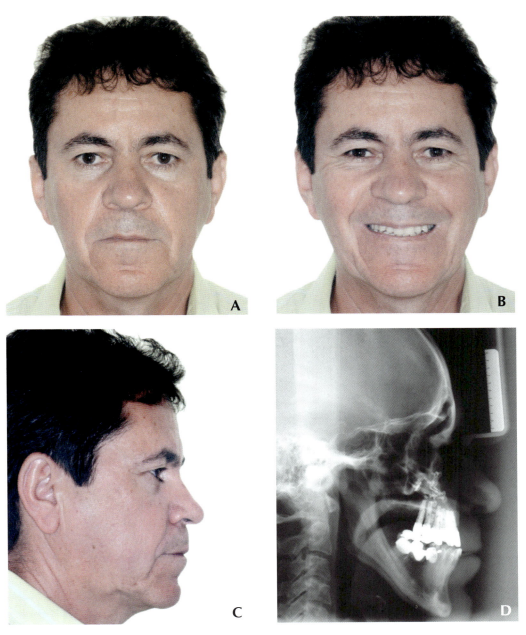

**Fig. 14.19** | *Pós-operatório de dois anos. (A) Visão extraoral em repouso. Repare a suavização do sulco nasogeniano, característica que traz um aspecto mais jovem. (B) Visão sorrindo em que o paciente expõe de 3-4 mm da coroa do ICS. (C) Visão de perfil mostrando uma relação harmônica entre os lábios e o preenchimento da área paralateronasal. (D) Radiografia cefalométrica lateral com a resposta dos tecidos moles à posição dos maxilares.*

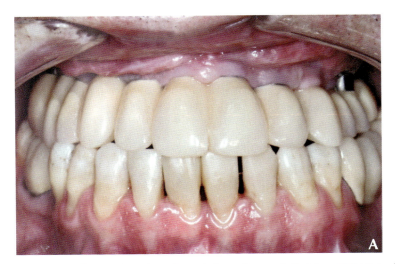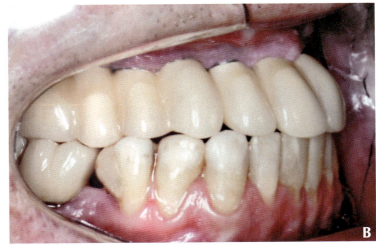

**Fig. 14.20** | *(A) Vista intrabucal da prótese definitiva. (B) Vista lateral evidenciando a estabilidade do resultado oclusal.*

## 4. Considerações Finais

Os autores desta obra acreditam que o protocolo apresentado neste capítulo é uma opção eficaz para o tratamento da maxila severamente reabsorvida. A principal vantagem é permitir a confecção de uma prótese fixa com perfil de emergência gengival, com pouco volume, de mais fácil higienização e com prognóstico de sucesso a longo prazo.

## Referências

1. Boyne PT, James RA. Grafting of the maxillary sinus with autogenous marrow and bone. J Oral Surg. 1980; 38:613.
2. Cawood JI, Howell RA. A classification of the edentulous jaw. Int J Oral Maxillofac Surg. 1988; 17:232.
3. Cawood JI, Stoelinga PJW, Brouns JJA. Reconstruction of the severely resorbed (Class VI) maxilla: a two step procedure. Int J Oral Maxillofac Surg. 1994; 23:219.
4. Choquet V, Hermans M, Adriaenssens P, Daelemans P, Tarnow DP, Malevez C. Clinical and radiographic evaluation of the papilla level adjacent to single-tooth dental implants. A retrospective study in the maxillary anterior region. J Periodontol. 2001; 72:1364-71.
5. Elian N, Jalbout ZN, Cho SC, Froum S, Tarnow DP. Realities and limitations in the management of the interdental papilla between implants: three case reports. Pract Proced Aesthet Dent. 2003; 15:737-44.
6. Esposito M, Hirsch JM, Lekholm U, Thomsen P. Biological factors contributing to failures of osseointegrated implants. Success criteria and epidemiology. Eur J Oral Sci. 1998; 106:527.
7. Ferrara ED, Stella JP. Restoration of the edentulous maxilla: the case for the zygomatic implants. J Oral Maxillofac Surg. 2004; 62:1418.
8. Gil JN, Claus JDP, Lima Jr SM, Campos FEB. Reconstrução de maxila severamente reabsorvida usando a cirurgia ortognática – Relato de caso. Revista Implant News. 2007; 4:529.
9. Gil JN, Claus JDP, Campos FEB, Lima Jr SM. Management of the severely resorbed maxilla using Le Fort I osteotomy. Int J Oral Maxillofac Surg. 2008; 37:1153.
10. Hürzeler M, Kirsch A, Ackermann KL, Quinones C. Reconstruction of the severely resorbed maxilla with dental implants in the augmented maxillary sinus. A 5-year clinical investigation. J Oral Maxillofac Implants. 1996; 11:466.
11. Isaksson S, Alberius P. Maxillary alveolar ridge augmentation with onlay bone-graft and immediate endosseous implants. J Craniomaxillofac Surg. 1992; 20:2.
12. Isaksson S, Edfelvdt A, Alberius P, et al. Early results from reconstruction of severely atrophic (Class VI) maxillas by immediate endosseous implants in conjunction with bone grafting and Le Fort I osteotomy. Int J Oral Maxillofac Surg. 1993; 22:144.
13. Jensen J, Dimonsen EK, Sindet-Pederson S. Reconstruction of the severely resorbed maxilla with bone grafting and osseointegrated implants: a preliminary report. J Oral Maxillofac Surg. 1990; 48:27.
14. Jensen OT, Ueda M, Laster Z, et al. Distraction osteogenesis. Selected Readings Oral Maxillofac Surg. 2002; 1:1.
15. Jensen OT, Leopardi A, Gallegos E. The case for bone graft reconstruction including sinus grafting and distraction osteogenesis for the atrophic edentulous maxilla. J Oral Maxillofac Surg. 2004; 62:1423.
16. Kent JN, Block MS. Simultaneous maxillary sinus floor bone grafting and placement of hydroxylapatite-coated implants. J Oral Maxillofac Surg. 1989; 47:238.
17. Li KK, Stephens WL, Gliklich R. Reconstruction of the severely atrophic edentulous maxilla using Le Fort I osteotomy with simultaneous bone graft and implant placement. J Oral Maxillofac Surg. 1996; 54:542.
18. Locher MC, Sailer HF. Results after Le Fort I osteotomy in combination with titanium implants: Sinus inlay method. Oral Maxillofac Surg Clin North Am. 1994; 6:679.
19. Nystrom E, Kahnberg K-E, Gunne J. Bone grafts and Branemark implants in the treatment of severely resorbed maxilla: a 2-year longitudinal study. Int J Oral Maxillofac Surg. 1993; 8:45.
20. Nyström E, Ahlqvist J, Gunne J, Kahnberg KE. 10-year follow-up of onlay bone grafts and implants in severely resorbed maxillae. Int J Oral Maxillofac Surg. 2004; 33:258.

21. Raghoebar GM, Timmenga NM, Reintsema H, Stegenga B, Vissink A. Maxillary bone grafting for insertion of endosseous implants: results after 12-124 months. Clin Oral Implants Res. 2001; 12:279.

22. Sailer HF. A new method of inserting endosseous implants in totally atrophic maxillae. J Cranio-Max-Fac Surg. 1989; 30:299.

23. Sailer HF. Reconstruction of the severely atrophic edentulous maxilla using Le Fort I osteotomy with simultaneous bone graft and implant placement: Discussion. J Oral Maxillofac Surg. 1996; 54:547.

24. Tarnow D, Elian N, Fletcher P, Froum S, Magner A, Cho SC, Salama M, Salama H, Garber DA. Vertical distance from the crest of bone to the height of the interproximal papilla between adjacent implants. J Periodontol. 2003; 74:1785-8.

25. Tatum H Jr. Maxillary and sinus implant reconstructions. Dent Clin North Am. 1986; 30:207.

26. Van den Bergh JP, ten Bruggenkate CM, Krekeler G, Tuinzing DB. Sinus floor elevation and grafting with autogenous iliac crest bone. Clin Oral Implants Res. 1998; 9:429.

27. Watzek G, Weber R, Bernhart T, Ulm C, Haas R. Treatment of patients with extreme maxillary atrophy using sinus floor augmentation and implants: preliminary results. Int J Oral Maxillofac Surg. 1998; 27:428.

28. Widmark G, Andersson B, Carlsson GE, Lindvall AM, Ivanoff CJ. Rehabilitation of patients with severely resorbed maxillae by means of implants with or without bone grafts: a 3- to 5-year follow-up clinical report. Int J Oral Maxillofac Implants. 2001; 16:73.

29. Yerit KC, Posch M, Guserl U, Turhani D, Schopper C, Wanschitz F, Wagner A, Watzinger F, Ewers R. Rehabilitation of the atrophied maxilla by horseshoe Le Fort I osteotomy (HLFO). Oral Surg Oral Med Oral Pathol Oral Radiol Endod. 2004; 97:683.

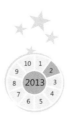

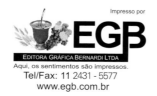

Impresso por

EDITORA GRÁFICA BERNARDI LTDA

Aqui, os sentimentos são impressos.

Tel/Fax: 11 2431 - 5577

www.egb.com.br